U0339090

Principles of Vascular
and Intravascular Ultrasound

血管与血管内超声纲要

主编　〔加拿大〕　斯图亚特·J·哈奇森
　　　　　　　　凯瑟琳·C·福尔摩斯

主译　　何　文

天津出版传媒集团
天津科技翻译出版有限公司

著作权合同登记号:图字:02-2012-169

图书在版编目(CIP)数据

血管与血管内超声纲要 / (加) 哈奇森 (Hutchison,S.J.) , (加) 福尔摩斯 (Holmes,K.C.)
主编;何文等译. —天津:天津科技翻译出版有限公司,2013.9
书名原文:Principles of Vascular and Intravascular Ultrasound
ISBN 978-7-5433-3271-3

Ⅰ.①血… Ⅱ.①哈… ②福… ③何… Ⅲ.①血管疾病−超声波诊断 Ⅳ.①R543.04

中国版本图书馆 CIP 数据核字(2013)第 154168 号

Principles of Vascular and Intravascular Ultrasound, 1/E
Stuart J. Hutchison , Katherine C. Holmes
ISBN-13: 978-1-4377-0404-4
ISBN-10: 1-4377-0404-2

授权单位:Elsevier(Singapore) Pte Ltd
出 版 人:刘 庆
出   版:天津科技翻译出版有限公司
地   址:天津市南开区白堤路 244 号
邮政编码:300192
电   话:(022)87894896
传   真:(022)87895650
网   址:www.tsttpc.com
印   刷:山东鸿杰印务集团有限公司
发   行:全国新华书店
版本记录:787×1092 16 开本 19 印张 140 千字 配图 302 幅
        2013 年 9 月第 1 版 2013 年 9 月第 1 次印刷
        定价:150.00 元

(如发现印装问题,可与出版社调换)

译者名单

主　译　何　文

主　审　李治安

译　者　（按姓氏笔画排序）

田　津　首都医科大学附属北京安贞医院

何　文　首都医科大学附属北京天坛医院

杜丽娟　首都医科大学附属北京天坛医院

张红霞　首都医科大学附属北京天坛医院

张惠琴　首都医科大学附属北京天坛医院

段凤霞　首都医科大学附属北京天坛医院

秦　淮　首都医科大学附属北京安贞医院

程　颐　首都医科大学附属北京安贞医院

编者名单

Junya Ako, MD
Center for Research in Cardiovascular
　Interventions
Stanford University Medical Center
Stanford, California

Joe Chauvapun, MD
Department of Surgery
Harbor-UCLA Medical Center
Torrance, California

Katherine C. Holmes, RVT, RT(R)
Team Leader, Vascular Ultrasound Laboratory
Division of Cardiology
St. Michael's Hospital
Toronto, Ontario
Canada

Stuart J. Hutchison, MD, FRCPC, FACC, FAHA
Clinical Professor of Medicine
University of Calgary
Departments of Cardiac Sciences, Medicine,
　and Radiology
Director of Echocardiography
Foothills Medical Center
Calgary, Ontario
Canada

George E. Kopchok, BS
Los Angeles Biomedical Research Institute
Harbor-UCLA Medical Center
Torrance, California

Katsuhisa Waseda, MD
Center for Research in Cardiovascular
　Interventions
Stanford University Medical Center
Stanford, California

Rodney A. White, MD
Vascular Surgery Division Chief
Vascular Surgery Fellowship Program Director
Vice Chairman of Research
Harbor-UCLA Medical Center
David Geffen School of Medicine
University of California, Los Angeles
Torrance, California

译者前言

经过全体译者的不懈努力,《血管和血管内超声纲要》一书即将与广大读者见面了。本书原著主编斯图亚特·J·哈奇森、凯瑟琳·C·福尔摩斯以及他们的同道们具有丰富的血管超声临床经验,希望通过此书,使各位读者在掌握血管超声技术的同时,更能领略到国外同道们的诊断思维与技巧。

《血管和血管内超声纲要》共 14 章,约 14 万字,图片 300 余幅,涵盖范围广泛、实用,既反映了当代新发展,又重视基础理论和基本技能知识;同时各章都详叙解剖概要,使读者对超声解剖有正确的立体构思,图文并茂,使不同水平的医生均能受益,做到普及和提高相结合。由于时间仓促,编译过程中的疏漏和错误在所难免,不尽如人意之处恳请各位同行和读者批评指正。

在本书即将出版印刷之际,衷心感谢全体译者为本书所付出的艰辛!感谢天津科技翻译出版有限公司为本书问世所做的努力!承蒙首都医科大学附属北京安贞医院李治安教授对本书进行主审,同时翻译过程中得到首都医科大学附属北京天坛医院超声科姚文芳、时传迎、王芳、黄文燕及王立淑等医师的大力支持和帮助,谨此一并感谢!最后,衷心希望此书能够对各位读者有所帮助,促进我国血管超声的普及和发展。

何 文

2013 年 3 月 26 日

前　言

血管超声是多普勒超声最先成功应用于临床的代表之一，现在已经发展成为全方位评估动静脉血管的工具。考虑到动静脉血管的数量较多，且有时存在潜在的复杂性及先天变异，血管超声虽有其自身的局限性，但是如果运用得当，它仍然是一个很好的诊断工具。注意技术的运用与细节，尽可能掌握解剖及其变异、血管疾病的类型，了解介入及手术治疗方式，可以扩大血管超声的应用范围。

人们常常拿传统的动静脉成像同血管超声作比较。CT 及 MRI 也以传统的血管成像为基础，随着它们的发展，血管超声、CT 血管成像、MRI 血管成像各自的角色也在不断变化，并且渐渐地有了划分，每种成像方式各有利弊。CT 和 MRI 血管成像仅仅是解剖成像，血管超声则是解剖及功能成像的合集。血管超声现在仍然是静脉疾病的无创检查的首选，CT 静脉成像竞争力则小很多。CT 动脉成像在动脉疾病的评估中越来越重要，但是血管超声因其不存在放射性，仍然作为最初评估动脉疾病的手段。

在本书中，总结了我们的经验，归纳了操作守则以及在动静脉疾病中的应用范围。同时，它也是一个平台，让我们来交流技术手段以及疾病谱。

我们希望这本书可以对致力血管超声临床应用的医师们有所帮助！

Stuart J. Hutchison

Katherine C. Holmes

目　录

第1章

血管超声检查中的技术问题

本章要点

■ 轻松获得最佳图像,需要:
　■ 熟悉血管解剖、疾病、仪器调节和超声扫查技巧。
　■ 认真仔细扫查。

基本检查规范

最佳设置:调节出厂设置

仪器出厂设置和计算法则均以正常人平均体形的最佳图像为标准,出厂设置虽然可供常规使用,但不能进行精确描述或测量。要获得特定研究或特殊部位的满意图像和彩色多普勒频谱,需要依经验手动调整仪器设置。认识和了解仪器的设置可以增加诊断信息,避免一些伪像。

了解解剖变异:和了解正常解剖一样重要

人体血管可有很大范围的解剖变异,尤其是静脉。不了解这些解剖变异可能会做出错误的诊断。例如,正常情况下股浅静脉位于股浅动脉后方,但是约有30%的人群股浅静脉或腘静脉出现二支甚至三支变异。通常血栓仅发生于一个分支内,如果位于后方的分支发生血栓,那么检查时如果只看到前方通畅的分支静脉而没有发现后方分支静脉的血栓,会造成漏诊。因此,应进行全面扫查以避免变异静脉血栓的漏诊。

血流方向:应该是确定,而不是假定

千万不要假定血管内的血流方向。因为几种病理状态下(如近端血管出现重度狭窄或闭塞时,远端血管可能会出现侧支循环或复杂的血管再通),动脉内血流可能会出现反向。例如,颈总动脉完全或部分闭塞时,分叉处血运重新分配,颈外动脉血流反流入颈内动脉。

遇到技术难题

如果扫查过程中遇到技术难题,可以尝试以下方法:①改变患者体位或身体局部位置;②改变扫查角度;③改变探头频率;④请其他医师会诊。有时不同检查者的不同手法对诊断是有益的。如果这些方法仍不能解决问题,可以先扫查另一支血管或该血管的其他节段,再回来继续扫查。

颈动脉超声检查者的最佳姿势

检查者应在条件允许的情况下,以扫查手臂的肘部或手的一部分(如一个手指)作为支点,最大限度增加手的稳定性,减少肌肉和关节紧张。每天超声检查前进行手臂伸展锻炼可以最大限度地减少劳损。建议应用左右手分别进行超声检查,同时学会在患者足侧和头侧进行检查,这些方法更适用于床旁检查需要避开一些监测仪器时使用。

应用非优势手进行检查

经过一段时间超声操作后再练习非优势手检查要相对容易一些,一般可在一周内学会。双手交替行超声操作有利于缓解上肢和脊柱的劳损。床旁便携式检查时,灵活应用双手进行检查尤其有用,如重症监护室床边会有许多医疗设备,通常不能在理想或常规位置进行检查。这种情况下不能面向患者头部进行颈动脉检查,只能面对患者足部,即与常规检查相反的位置进行颈动脉超声检查。此外应用一个三角形海绵垫或毛巾支撑扫查臂也会避免肌肉过度拉伸。

超声检查中患者最佳体位

超声检查中保持患者体位舒适很重要,而且要求整个过程中都应当很舒适。患者不舒服可能会导致:①检查过程中矫正姿势,移动身体;②四肢肌肉处于紧张状态;③不能完整配合一项检查。颈动脉超声检查时,不需要患者颈部伸直,这种姿势会让患者感觉不舒适,因此该体位一直存在着争议。同样,检查腘窝时也不需要患者腿部外展,这种姿势对于老年患

者、臀部整形患者以及患有腿部其他疾病的患者来说都不舒适,我们可以从腿后方检查股浅静脉远段和腘静脉。

检查方法的一致性检验

应该对疾病的所有检查有整体的认识——有的检查项目适合组合在一起诊断某种疾病,有些检查却不适合。例如下肢研究包括踝肱指数和下肢动脉超声检查,如果这两部分检查得出的结论不一致,应考虑:①重复或部分重复某一检查方法;②可以解释出现这种差异的疾病病因;③进一步检查。

标准化的实验室诊断标准

每一实验室应该有标准化的诊断标准并严格执行。诊断方法的标准化同样很重要,诊断标准和诊断方法的标准化会使患者的每次随访、不同患者间及不同检查者间都具有较好的一致性。

临床资料和辅助检查

查看可获得的患者资料,收集病史,尽可能随访以后的检查结果,从而建立完整的临床病例诊断。

解剖学上超声检查血管长度

为尽可能全面识别动脉或静脉疾病,应尽量从血管开口处全程探查至末端。通常检查血管近端和末端部分要困难些,但这两个部位必须检查。例如,动脉粥样硬化偶尔发生在颈总动脉起始处,椎动脉和无名动脉开口。开口处病变虽常见,但不易直接发现,如果在远端血管内检测到湍流信号而无法合理解释其起源,则很可能是近端血管病变传导至远端引起。当开口处狭窄造成的高速血流传导至远端血管时,很难准确诊断同时合并的远端血管狭窄,除非病变前血流速度已恢复正常水平。

避免关注点和结果的片面性

当心仅注意某一病变而漏诊其他病变,这种情况在图像质量差时更容易发生。通常包括:①发现一处内漏而忽略了别处;②发现了医源性假性动脉瘤却漏掉了动-静脉瘘;③发现一处深静脉血栓而忽略了同时存在的浅静脉血栓。

应用解剖标记定位病变

使用解剖标记定位病变在进行超声和放射学检查结果对比中很有用。例如,为了方便与血管造影、CT或磁共振血管造影成像进行对比研究,股浅动脉病变一般以腹股沟韧带、腹股沟皱褶或者髌骨(膝关节)下缘来定位,颈内动脉病变以下颌骨来定位。利用浅表或深处的解剖结构定位病变有利于进行介入治疗前后的对比研究。

鉴别血管主干及其分支

外周血管检查时,注意不要将侧支血管误认为狭窄的主干血管(侧支血管是主干血管出现严重梗阻时侧支循环的第一段)。通常主干血管分叉处表现为高速血流(在分叉处测量血流时,很可能取样角度超出了正常范围,从而导致测得的血流速度过高,而误认为是远端血管狭窄)和湍流。

同样很可能将一条直的侧支血管误认为是要检查的主干血管,尤其当侧支血管接近或平行于闭塞血管时,更容易误诊。低频探头视野较宽,可以在一个切面同时看到侧支血管和主干血管,易于鉴别。熟悉主干动脉走行和与其伴行的静脉有助于鉴别主干动脉和侧支动脉,因为侧支动脉一般无静脉伴行。

沿血流方向确定血管起源有助于一些重要、复杂疾病的诊断。在对这些疾病的检查中,从血管起始处追踪病变来源,可以减少误诊。例如,主动脉远端闭塞时,肠系膜上动脉通常扩张,闭塞动脉段周围出现一些平行走行的侧枝血管向髂动脉供血。

灰阶成像

灰阶设置

为了优化灰阶图像,除了调节增益外,还应调节以下设置或参数:

(1) 余辉。优化余辉可以使图像光滑,减少斑点伪像。

(2) 谐波。优化谐波频率可以加强深部结构的扫查,改善灰阶对比。尽管增加谐波会减少帧频,但仍应尝试。例如当颈内动脉远端图像质量差时,换用低频探头前可尝试谐波技术。

(3)伪彩。可以看到单纯二维灰阶图像上不能清晰显示的细节。

(4)仅在获取最佳灰阶图像基础上才应用彩色多普勒,这是基本原则,否则灰阶图像中的一些细微差异可能会被彩色掩盖。

灰阶成像技术见图 1-1 至图 1-5。

识别伪像

应用灰阶图像鉴别真正病变与伪像,伪像一般会延伸至血管腔外且不随血管运动。

彩色多普勒问题:彩色多普勒设置

为了达到彩色多普勒血流成像最佳状态,调整下面的设置会提高色彩饱和度:

(1)彩色写入。当灰阶在彩色多普勒血流图像中外溢时,这个功能可以提高彩色像素,从而同时影响彩色多普勒和灰阶背景显像。

(2)彩色标尺。

(3)选择不同的彩色多普勒标尺。这种改变有助于检查者识别细小病变(如狭窄处的高速射流使用绿色编码表示而不必完全依赖混杂血流)。

当存在明显的阻塞性疾病或血管血栓时,主干及分支血管很可能出现复杂血流频谱和血流方向改变,为了减少误诊,在检查开始时就要清楚理解彩色框反转代表的血流颜色和方向。

彩色多普勒成像问题见图 1-6 至图 1-14。

频谱多普勒取样和显示问题

频谱多普勒设置

频谱图像中,通过调整参数及增加频谱增益有助于显示不清晰的波峰,但不增加背景中的"雪花"噪声,后者可能会导致高估病变严重程度。此外,依据彩色显示的不同,每个人对频谱轮廓的识别能力也不同。

此外,彩色多普勒可指导频谱多普勒取样线的放置,但它有可能影响多普勒取样和取样容积显像。检查同一病变时取样位置的轻微变化,可能对病变严重程度产生不同诊断。彩色多普勒血流成像可以提示取样容积的放置部位。在灰阶图像的基础上加载彩色多普勒可以更精确地定位取样线位置,同时调整取样线角度使其尽量平行于血管壁,可以提高测量的准确性。

关于多普勒最佳取样角度的问题(矫正至平行于血管壁还是平行于血流)一直存在很大争议,但无论用哪种方法,每个病例整个检查过程中都应用同样的方法,获得可重复性。例如,计算颈内动脉-颈总动脉收缩期峰值流速比,需要应用相同的角度矫正方法,精确地在同一取样角度记录颈总动脉和颈内动脉峰值流速。

取样容积的影响

取样容积对频谱多普勒测量的影响较大。例如,当取样容积放在闭塞的颈内动脉管腔内时,往往获取了邻近的颈内静脉血流信号。取样容积稍微偏离目标区就会产生"取样误差"。在某些更加复杂病例中,颈内静脉血流会误导医生产生错误判断。例如,在严重三尖瓣反流时颈内静脉内会出现搏动性血流信号,基线上下会出现双向频谱。虽然采取多普勒和灰阶超声同步模式会使彩色帧频及灰阶图像质量下降,但这样却可以保证取样容积始终在理想位置。一些运动会引起静脉血流频谱变化,如患者深呼吸时血流频谱发生改变(最初是血流加速随后是短暂的血流中断)则提示扫查的血管是静脉而不是动脉。

频谱多普勒取样在图 1-15 至图 1-32 中讲述。

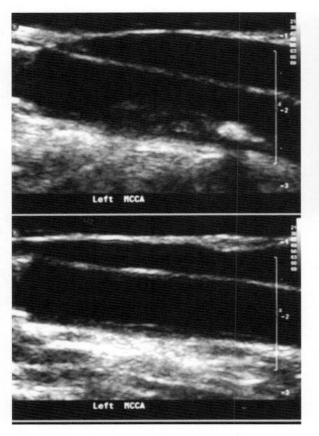

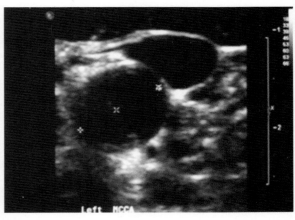

图 1-1 灰阶图像上扫查(声束的)角度的影响。左上图,可以看到位于颈总动脉的一个明显斑块。左下图,尽管几乎在相同水平扫查,斑块却不明显。右上图,短轴显示位于颈总动脉偏心斑块,这就是与左下图相对应部位探查显示的斑块,显示了短轴的优势。

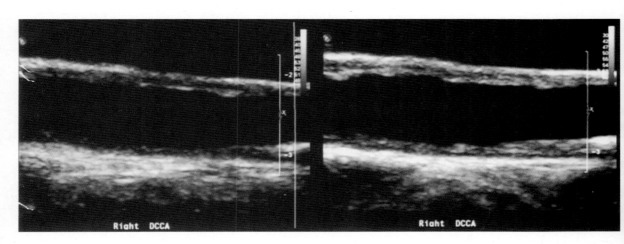

图 1-2 灰阶调节对管腔成像的影响。左图,灰阶增益较低时,血管壁显示不清晰。右图,提高增益后可以看到连续的血管壁、内膜及管腔内结构。

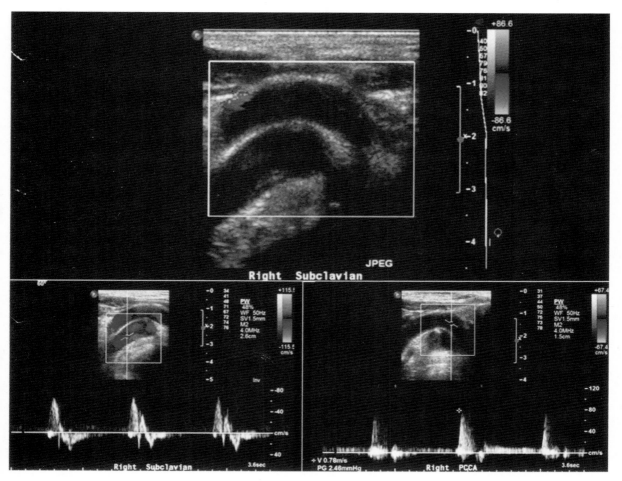

图 1-3 真实图像。上图,灰阶超声提示可能是一个血管假象,这种现象常见于锁骨下动脉附近,由于超声束经过很多浅表结构(如锁骨等)反射后形成。下图,显示管腔内血流,证实是真正的颈总动脉和右锁骨下动脉。

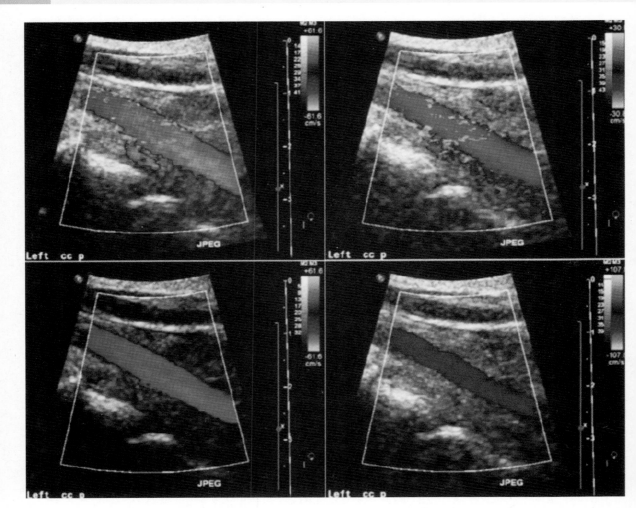

图 1-4 彩色多普勒增益、脉冲重复频率(PRF)、灰阶增益和彩色写入设置对优化灰阶和彩色多普勒图像的作用。左上图,彩色多普勒增益和灰阶增益调节过高,导致彩色外溢到邻近组织,而灰阶又覆盖在彩色图像上。右上图,通过降低彩色多普勒 PRF 来优化彩色血流图像并减少灰阶增益伪像。但保证彩色血流成像质量的同时,灰阶图像质量会下降,并有更多彩色外溢。左下图,优化灰阶增益(降低),灰阶外溢消失,在没有调整 PRF 和彩色血流增益条件下,彩色外溢也得到很大改善。彩色多普勒图像虽然不很细腻,但更饱满。右下图,彩色写入或 PRF 矫正初始状态的灰阶和彩色增益,彩色多普勒成像很好地显示了层流血流和内膜表面。第二排的两幅图虽然模糊,但是更真实地显示了和血流一致的血管内膜。

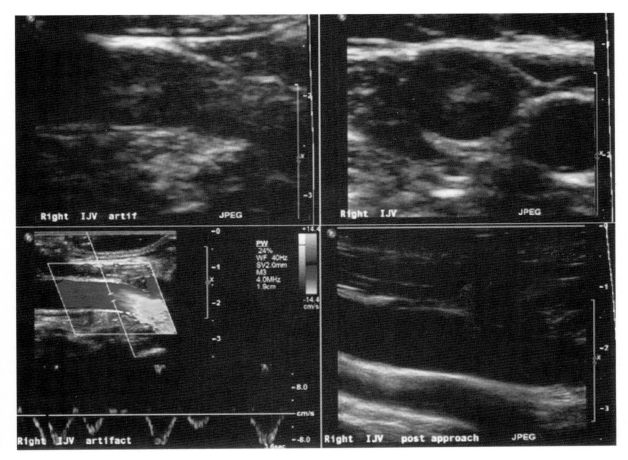

图 1-5　灰阶伪像似血管腔内物质。左上图和右上图,显示颈内静脉内软组织伪像。左下图,彩色多普勒和频谱多普勒证实不是腔内物质。右下图,从更靠后位置扫查,伪像消失。

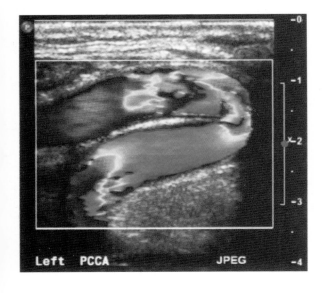

图 1-6　调整入射角度对彩色多普勒血流成像的影响。图像右侧血管弯曲部位,显示血流会聚(等速区),取样容积置于此处会测到高速血流,原因可能是由于此处血管弯曲或有一个真正的血管狭窄。近心端血管内出现复杂血流频谱,很可能是由于远心端血管弯曲或轻度狭窄造成的湍流而引起的,或是因为入射声束角度接近 90°,轻微调整取样角度就会造成血流方向改变。血管弯曲处将取样角度调至与血管壁平行并保证在 60° 以内较为困难。多数颈动脉粥样硬化病变发生在颈内动脉起始 1~3 cm 内,而血管扭曲也通常在其近端或远端。

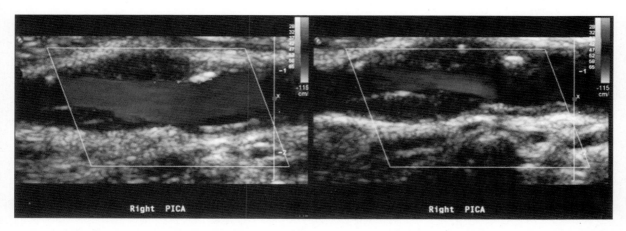

图 1-7 受多普勒增益影响的典型颈内动脉图像。左图,增益过高,彩色血流信号溢出并掩盖斑块,造成高估管腔内径。右图,降低彩色多普勒增益后真实管腔。

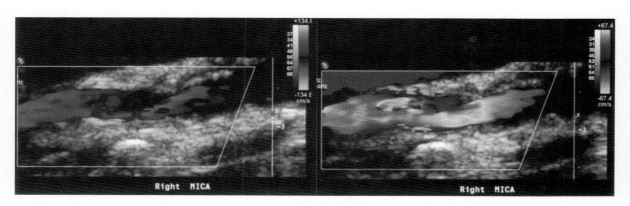

图 1-8 脉冲重复频率(PRF)对血流成像、管腔显示和狭窄程度评估的影响。左图,显示管腔内血流且没有血流伪像,但是管腔内血流未完全充盈,部分灰阶图像外溢,覆盖部分管腔,可疑腔内有高回声斑块。右图,降低 PRF 获取低速血流。低 PRF 在显示近场颈内静脉血流的同时也会导致彩色外溢至血管外。

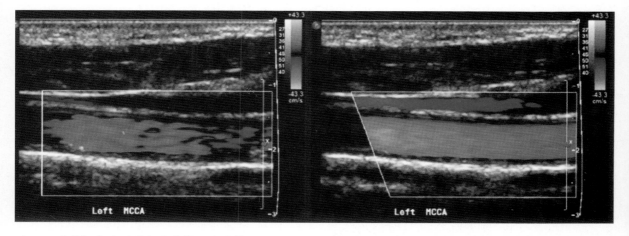

图 1-9 取样框角度对彩色多普勒血流成像的影响。左图,没有调整取样框角度时的血流成像。右图,调整取样框角度后优化了彩色血流成像。

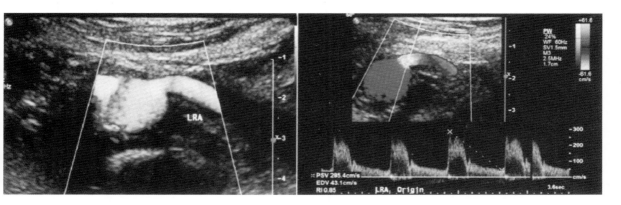

图 1-10 能量多普勒血流成像对血流显示和血流汇聚的影响。左图,能量多普勒血流图清楚地显示左肾动脉起始处和近段部分。右图,彩色多普勒血流成像显示狭窄处血流汇聚,脉冲多普勒证实为高速血流。两种彩色多普勒成像模式各有优点并相互补充。

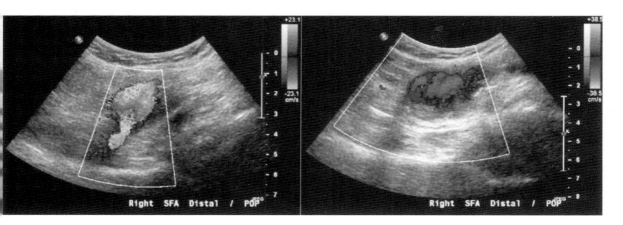

图 1-11 脉冲重复频率(PRF)对彩色多普勒血流成像的影响。左图,降低 PRF 时可以显示动脉瘤内的湍流信号。右图,增加 PRF 后动脉瘤内血流显示正常。

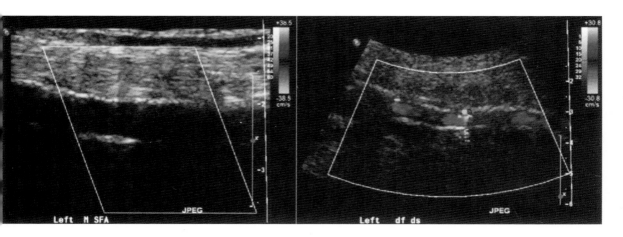

图 1-12 动脉中层钙化声影和探头选择对血流成像的影响。左图,因中层钙化声影的影响,应用线阵探头并调整取样框角度,血管腔内均未检测到血流信号。右图,应用弧形线阵探头从偏后位置获得的图像,虽然受近场管壁钙化声影影响血流充盈不全,但管腔内仍可见血流信号。

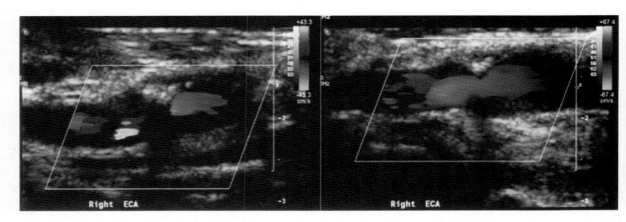

图 1-13 扫查位置对管腔显示和血流成像的影响。左图,前壁钙化斑块声影使管腔内的彩色血流显示不清晰。右图,变换角度避开前壁斑块声影扫查,使灰阶和彩色血流成像清楚显示管腔。

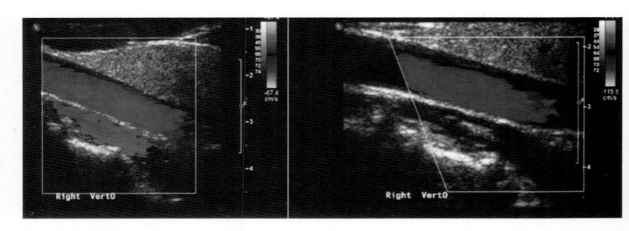

图 1-14 灰阶和彩色多普勒伪像。左图,调节脉冲重复频率(PRF)、彩色增益和取样框后,可以显示椎动脉深方平行于椎动脉的血管内的血流,但椎动脉旁并没有类似的层流血管。右图,增加 PRF 和调整取样框角度后,深方的血管假象消失。

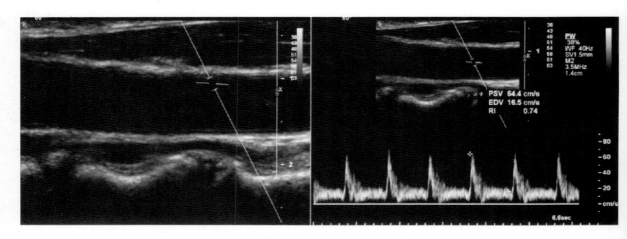

图 1-15 最佳脉冲多普勒取样。角度矫正(设到 60°)后的取样容积应尽量与血管壁和血流方向平行。为获得理想取样,先将取样线放在管壁附近以确保平行于管壁,然后换成取样容积,满意后置于血流中部。当血流方向和血管壁不平行时,首选和血流方向平行。

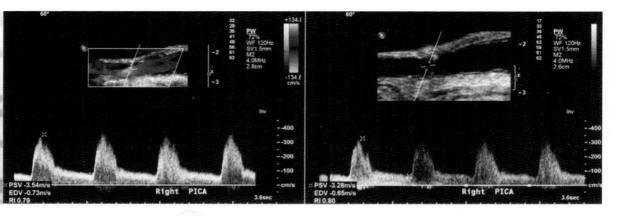

图 1-16 彩色多普勒取样对颈内动脉频谱的影响。取样位置固定有利于随访研究中直接对比,随访时最好在灰阶超声的引导下进行。右图,应用彩色多普勒显像时记录的频谱,彩色血流信号遮挡了斑块的大部分和细节。右图,频谱是在灰阶图像的基础上获得的,可看到斑块位置和细节。

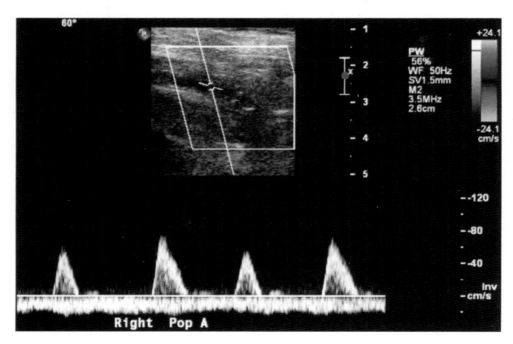

图 1-17 取样容积的影响。取样容积看起来位于腘动脉内(预期目标),但频谱显示取样包含了邻近的腘静脉。脉冲多普勒取样内容可能多于实际显示图像,因为取样容积可能在 Z 轴上超出显示平面,取样血流会深于或浅于所显示的图像。

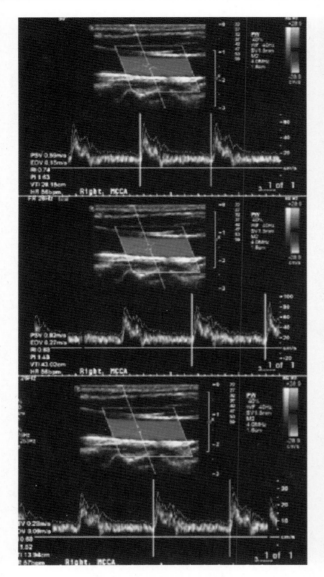

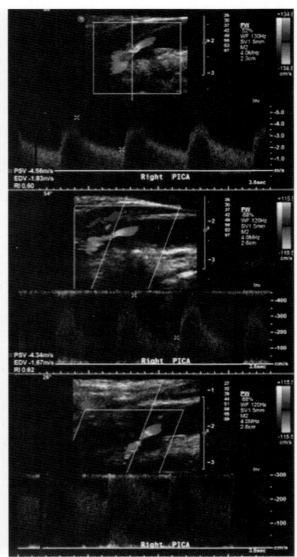

图1-18 矫正取样线与血管壁夹角对血流速度测量的影响。上图,取样角度为60°。中图,取样角度为70°。下图,取样角度为0°。按照常规,取样角度应该在45°和60°之间。

图1-19 角度矫正对血流速度的影响。上图,血流取样平行于血管壁和血流,角度矫正至60°。中图,角度矫正至54°,显示血流速度和量程(标尺)也都发生了改变。下图,角度矫正进一步减少至26°,显示不同的血流速度和量程。

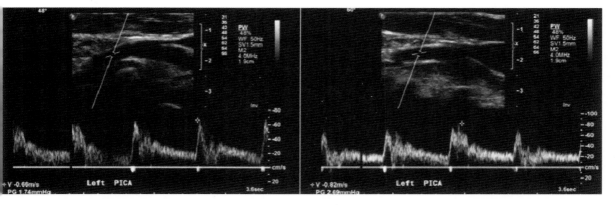

图 1-20 控制探头扫查角度的必要性。尽管两幅图像的多普勒取样角度均在规定的范围内,但得出的速度数值却不同。

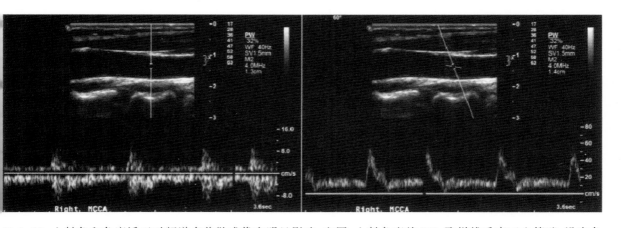

图 1-21 入射角和角度矫正对频谱多普勒成像有明显影响。左图,入射角度约 90°,取样线垂直于血管壁,没有角度矫正,频谱显示湍流甚至反向血流。右图,取样线平行于血管壁,角度矫正为 60°,显示一个生理性层流双期血流图像。

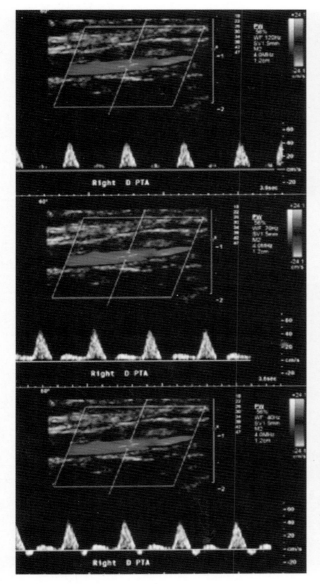

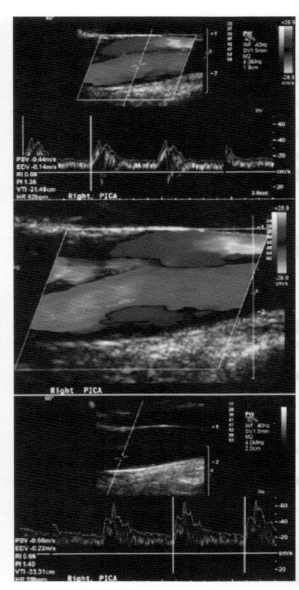

图1-22 下肢动脉检查中优化多普勒滤波设置对脉冲频谱波形的影响。上图,滤波设置过高,显示为单相血流。中图,滤波设置仍很高,显示双相血流。下图,优化滤波设置后显示真正的三相血流。

图1-23 颈内动脉(ICA)近膨大处血流脉冲多普勒血流取样的要求。ICA近端膨大处(颈总动脉远端)产生涡流,对血流取样产生要求。上图,脉冲取样部位看起来是理想的,但频谱显示血流流速低于正常。中图,膨大处血流成像显示侧壁的涡流,并显示如何在非最佳部位取样获取ICA膨大处不同的血流。下图,取样部位远离膨大处远端,显示侧壁涡流。因取样离开了膨大处涡流,与膨大处近端相比,频谱显示更高流速,但显示较少湍流、更多层流。

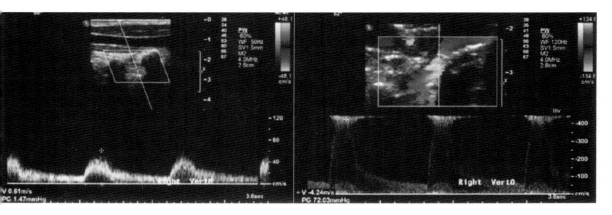

图 1-24　左图,因为椎间段最容易显示血管内血流,所有椎动脉常在此段取样测量。现在的探头技术可以探查到椎动脉起始处的血流—这在以前是不可能的。右图,频谱显示与起始处狭窄相一致的高速血流,但是尽管起始处有明显狭窄,椎动脉椎间段血流仍无明显改变。椎动脉起始处狭窄时,椎间段血流频谱是否会出现延迟改变仍存在争议。

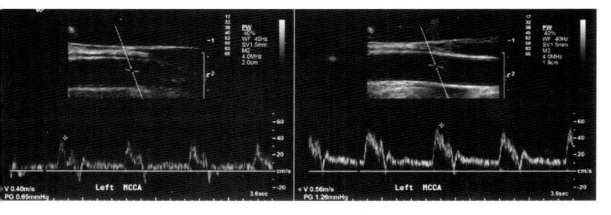

图 1-25　偏心取样对血流频谱测量的影响。左图,近血管壁取样,频谱显示低于平均值的流速和周期性反流。右图,取样于管腔中心,显示较高的流速,湍流和反向血流减少。

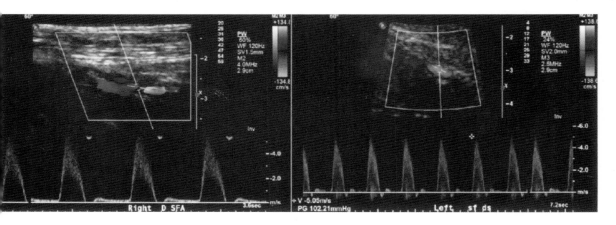

图 1-26　探头选择对血流频谱的影响。左图,应用线阵探头获得高速血流频谱,标尺显示受限。右图,应用一个环形线阵探头可以获得更高的血流标尺,得到更确切可靠的峰值流速。

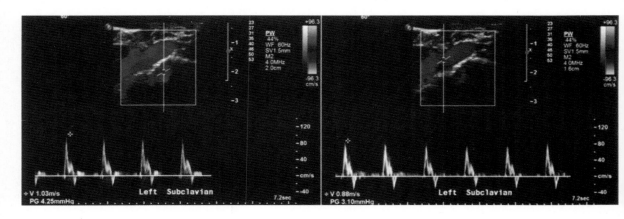

图1-27 频谱多普勒伪像。左图,脉冲重复频率(PRF)、彩色增益和取样框角度设置不合理导致平行于锁骨下动脉的管腔假象,位置较深,内有血流。但是锁骨下动脉旁没有具有同样层流的血管。右图,增加PRF及将取样框角度调节至与血流平行时,深处的血管假象消失。

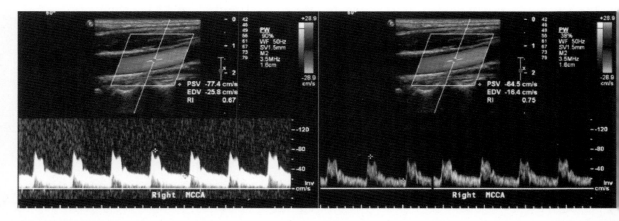

图1-28 增益调节过高对频谱的影响。左图,图像显示频谱增益调节过高。右图,最佳增益。增益调节不合理可导致收缩期峰值流速出现20%差异。

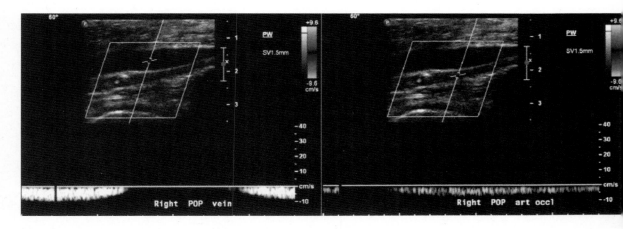

图1-29 取样容积的影响。左图,取样容积看起来位于腘动脉内,但包含了附近腘静脉的频谱。右图,腘动脉是闭塞的。脉冲多普勒取样内容可能多于显示的图像,因为取样容积可能在Z轴上超出显示平面,导致取样血流深于或浅于所显示图像。

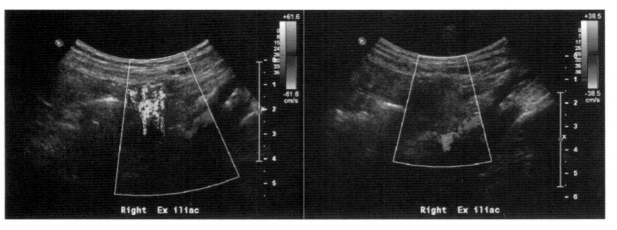

图 1-30 左图,图像显示闪烁伪像以及髂外动脉管腔充盈不完全。右图,解决这个问题需要降低脉冲重复频率来更好显示动脉走行,并下调彩色写入设置(细绿线),增加灰阶细节显示。

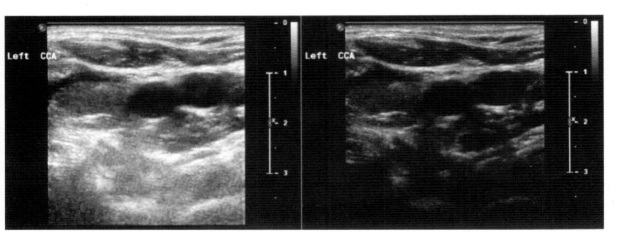

图 1-31 现在大多数超声仪器可以通过单一按钮调节增益,提高灰阶超声的细节显示。左图,未校正的"原始"图像,细节显示受限。右图,应用单钮增益调节后的图像。

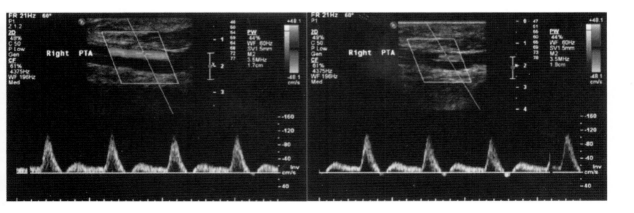

图 1-32 极小的探头角度变化会影响多普勒波形的精确性。左图,探头未调整到最佳状态前获取的图像,显示反向血流消失。右图,调整探头角度后,舒张早期正常反向血流。

第2章

颈动脉疾病和颅外脑血管病

本章要点

■ 评估颈动脉颅外段是血管超声检查的最主要应用之一。

■ 通过仔细和全面的双功检查，超声可以准确评估颈动脉疾病。

■ 了解疾病潜在的复杂程度，并清楚如何应用超声进行准确评估以及超声在检查中的局限性很重要。

颈动脉和解剖变异

大约 1/3 的病例会在主动脉弓部分发生变异[1]。无名动脉先后分出右侧颈总动脉和右侧椎动脉，发出椎动脉之后移行为右锁骨下动脉。正常情况下，左侧颈总动脉和左侧锁骨下动脉先后分别自主动脉弓远端发出。少数情况下，两者起自左侧头臂干。通常左侧椎动脉起自左侧锁骨下动脉。

正常情况下，颈总动脉没有分支，在近甲状软骨上缘水平分成颈内动脉和颈外动脉。颈外动脉的主要分支由下而上包括甲状腺上动脉、咽升动脉、舌动脉、枕动脉、面动脉，耳后动脉、上颌动脉、面横动脉和颞浅动脉。

颈外动脉的前三个分支（甲状腺上动脉、咽升动脉和舌动脉）常常在双功扫描中显示。在颈内动脉闭塞时常常更容易显示出来，因为它们通常会代偿增宽而成为重要的侧支血管，经眼动脉与椎动脉和颈内动脉连接。面动脉和颞浅动脉是供应闭塞的颈内动脉周围的侧支血流的主要血管。面动脉沿下颌骨外侧缘和颊部走行，最终经鼻动脉汇入眼动脉。颞浅动脉在耳屏前走行，分支为两支血管，跨过前额与眼动脉终末支交通。

在灰阶扫描中，颈外动脉和颈内动脉在解剖学上不易分辨，且它们的血流频谱形态在疾病状态下可能相似，颈外动脉的颞浅动脉分支有时被用来辨别颈内、外动脉。颞浅动脉叩击技术被广泛应用，检查时轻叩颞浅动脉，同步记录颈外动脉的血流频谱波形并且观察有无与叩击频率同步的波形伪像。这些伪像在血流的舒张期较容易辨识。然而，此技术不能清晰显示伪像，因此鉴别颈内动脉和颈外动脉不够可靠（参见"常见技术问题"）。

颈内动脉在颅外段没有分支，它可以分为四个节段。走行与颈总动脉分叉和颈动脉管之间的是颅外/颈段，之后走行为岩段。岩段颈内动脉穿过岩骨进入海绵窦，移行为海绵窦段。在穿过硬脑膜之后，移行为鞍上段，至分叉处分为大脑前动脉和大脑后动脉。鞍上段有三个分支（眼动脉、后交通动脉和脉络膜前动脉）。在有些情况下，颈内动脉远端闭塞（眼动脉以远）时眼动脉可能作为重要的侧支循环。

通常情况下，左侧椎动脉起自左侧锁骨下动脉，右侧椎动脉起自无名动脉，然后穿过环枕膜和硬脑膜与对侧椎动脉相连，成为基底动脉。在它的走行过程中发出众多分支。

常见的解剖变异包括：①无名动脉和左侧颈总动脉相邻或共同发出（16%）[2]；②左侧颈总动脉自无名动脉发出（13%）；③左侧椎动脉自主动脉弓发出，居左侧颈总动脉和左侧锁骨下动脉之间（6%）；④先天性单侧或者双侧颈总动脉缺如，此型非常罕见，仅有 25 例报道（当右侧颈总动脉缺如时，颈总动脉起自锁骨下动脉，颈外动脉起自无名动脉；当左侧颈总动脉缺如时，颈内、外动脉均起自主动脉弓）[3]；⑤颈内动脉缺如，非常罕见，据推测发生率为 0.01% 以下。此型中的侧支血流可能经 Willis 环、原始胚胎分支，或者通过经颅血管与颈外动脉的分支相连（图 2-1）[4]。

颈动脉疾病

颈动脉疾病在脑卒中患者中发病率约 25%，是缺血性卒中的第二大病因（图 2-2）。虽然在过去的四十年中卒中的发生率显著减少（> 40%），但由于人口老龄化，每年卒中的总数仍在增加。

体格检查很难发现颈动脉狭窄。血管闭塞、轻度狭窄和经验不足可能导致颈动脉疾病检测中出现假阴性结果。颈内静脉血流，颈外动脉狭窄和颈内动脉走行迁曲，以及传导性主动脉狭窄杂音，均会导致颈内动脉狭窄检测中出现假阳性结果。据报道，体格检查检测颈动脉狭窄的敏感性为 36%~79%，特异性为 61%~98%，因而需要更加准确的影像学评估[5-8]。虽然双功超声检查的结果受到颈动脉疾病本身及检查部位影响，但是它仍然是筛查颈动脉疾病常用的一种检查方法[9]。

病理和病理生理

人们认识到，颈动脉斑块脱落栓塞至颅内循环或视网膜会导致脑卒中。如果 Willis 环完整并且有足够的血流量，单纯的颈动脉闭塞并不会导致卒中。但是闭塞的颈动脉远端血栓脱落形成栓子时，将可能导致卒中。

颈动脉粥样硬化性病变的常见部位是颈内动脉近段，特别是后壁。然而，斑块位置和长度可有较大的差异。颈内动脉的颅内段发生病变时，可能同时出现颈总动脉的狭窄和闭塞。除需要描述颈动脉狭窄程度之外，对颈动脉狭窄的形态学进行描述也很重要，因为成功的动脉内膜切除术需要移除整个颈动脉斑块。如果在手术范围外还留有残余斑块，则在血流冲刷作用下，残余斑块可能会脱落。

治疗

颈动脉疾病，特别是有症状的颈动脉疾病，使用药物治疗疗效有限（表 2-1 和附表 A-2）[10-17]。在使用阿司匹林（50~650 mg），或阿司匹林（50 mg）联用双嘧达莫（400 mg）的二级预防下，药物治疗可使卒中相对风险降低 15%~20%。使用阿司匹林（每日 325 mg）的一级预防作用甚微或没有作用[18,19]。对未行血运重建术的颅外颈动脉粥样硬化性疾病患者的抗血栓治疗建议见表框 2-1，级别依据指南见附表 A-1（见附录 269 页）。

血运重建术对于颈动脉疾病的疗效显著，但用于治疗时需要考虑以下情况：①患者症状；②病变动脉的狭窄程度；③患者的并发疾病，手术引起卒中和心脏疾病风险；④外科手术相关的并发症和死亡率[20,27]。

目前对动脉内膜切除术和颈动脉支架置入术二者的优势说法各异。以往一些研究显示，两种手术的总体治疗效果相近，包括一些年龄的影响（图 2-3）；动脉内膜切除术会增加心肌梗死的发生率，而支架置入术会增加卒中的风险。

在患者没有致残症状、严重动脉狭窄（但未出现动脉闭塞时）、无明显并发疾病和出现外科手术并发症及死亡率较低时，采用颈动脉内膜切除术（CEA）会使卒中症状和死亡率降低 70%~85%[20,21]。理想情况下进行的 CEA 手术可以将同侧卒中的发生概率降低：两年内降低 97%，五年内降低 93%，十年内降低 92%[28]。对狭窄程度大于 60% 的无症状颈动脉狭窄患者可以进行动脉内膜切除术，但仍有争议[25]。无症状患者的动脉内膜切除术的风险中，10% 的风险是由患者风险和外科术者风险组成的。理想情况下，对有症状患者行 CEA 后，卒中和死亡率应在 6% 以下，对无症状患者应在 3% 以下[29]。当并发症发生率高于 6%~7% 时，每提高两个百分点 CEA 手术的 5 年疗效会降低 20%。如果并发症的发生率超过 6%~7%，只有严重的有症状的病变才

表 2-1 药物治疗颈动脉疾病

研 究	样本大小(N)	疗 法	结 果	降低风险(与 ASA 比较)
Merta 分析[10]	73247	抗血小板治疗	卒中、死亡、非致死性卒中	27%、25%
Merta 分析[11]		ASA	卒中	−16%
CATS[12],Hassle[13]		噻氯匹定	卒中	−23%
CAPRIE[14]		ASA/噻氯匹定与不治疗	卒中、MI、血管源性死亡	−9%
ESPS-1[15]		ASA/双嘧达莫	卒中	−33%
ESPS-2[16]	6602	ASA/双嘧达莫	卒中	−21%
PRoFESS[17]	20332	双嘧达莫与氯吡格雷	卒中、MI、血管源性死亡	−

能通过 CEA 获得良好疗效(图 2-4)[30,31]。

附表 A-3 显示的是 CEA 和其他治疗模式疗效的比较。

附表 A-4,A-5 和 A-6 显示的是 CEA 和颈动脉支架疗效的比较。

附表 A-7 列出 ASA/ACCF/AHA/AANN/AANS/ACR/ASNR/CNS/SAIP/SCAI/SIR/SNIS/SVMSVS 关于颈动脉狭窄患者选择血管重建术的指导建议。

表框 2-2 列出对有颅外颈动脉疾病患者的诊断试验建议。

表框 2-3 列出对行心脏手术前颈动脉检查和血运重建术的建议。

表框 2-4 列出对患者选择颈动脉血运重建术的建议。

扫查方法

双侧颈动脉、锁骨下动脉、椎动脉及头臂动脉均需要扫查。一侧颈动脉的血流模式可能受对侧动脉病变的影响。椎动脉的血流模式(和方向)可能受锁骨下动脉病变影响(图 2-5 至 2-9)。扫查方法汇总见表 2-2。右边的方框内给出了扫查要点。

颈总动脉的扫查

当颈总动脉出现严重的病理改变时(例如狭窄或夹层),需要对其进行扫查,通常采用颈总动脉与颈内动脉收缩期峰值流速的比值(ICA/CCA)作为参考值。评估颈内动脉狭窄的常用标准(流速标准)是建立在狭窄前血流动力学未出现改变时(颈内动脉血流特征不被颈总动脉狭窄引起的高速血流影响)。当颈总动脉狭窄程度大于 50% 时灰阶图像上才会明显表现出来,这时局部管腔的 PSV 会增加 50% 到 100%。充血性心力衰竭时颈总动脉和颈内动脉的收缩期峰值流速(PSV)会降低。主动脉狭窄的射流通常会影响到颈总动脉,听诊时可以闻及杂音。颈内动脉的高位阻塞可能会导致颈总动脉搏动增强(由于脉冲波反射),同时引起舒张期速度减低或收缩期后血流反向,导致颈总动脉的血流阻力增高。

表框 2-5 列出用多普勒超声评估确诊或疑似颈动脉狭窄无症状患者的建议。

颈总动脉的扫查要从起始处至分叉处(右颈总动脉起自头臂动脉;左颈总动脉起自主动脉弓)。可记录全程 IMT 情况、斑块和其他病变。当用彩色多普勒血流成像对颈总动脉进行检查时,

---

颈动脉扫查要点

- 凸阵探头较线阵探头具有更好的穿透力,并且视角宽,当颈内动脉位置较深或走行弯曲时能更好地显示颅外颈内动脉末端。

- 也可能存在这种情况:由于颈外动脉分支的开口位置和排列不同,可能会出现有别于通常情况的低阻波形。如果图像不清晰,分支动脉可能无法显示。这样可能将无法区别 ECA 和 ICA。(这在扫描股深动脉近段时也适用)

- 最合适的检查位置是在患者头侧,右手检查右颈动脉,左手检查左颈动脉,如章节 1 中利用肘部和检查仪器的一部分作为支点来支撑检查侧手臂。

- 应根据检查位置的不同不断调整扫查角度(例如,如果从后部扫查,角度应当向前,反之亦然)

- 扫查路径发生变化时,ICA 和 ECA 的彼此位置会发生相应改变。(例如,如果从前面/侧面扫描时 ECA 位于 ICA 的前面,如果从后面扫描时 ECA 会位于 ICA 的后面)

- 当存在偏心钙化斑时,首先在短轴上扫查动脉来确定最好的扫查角度,然后在长轴上寻找最清晰的声窗,使得血管内彩色充盈良好,频谱形态清晰。

- 为便于显示椎动脉,首先在长轴上找到颈总动脉(CCA),然后侧向滑动探头但不改变角度或保持探头位置不变将声束的角度向左或右偏转,来寻找椎间隙间的椎动脉。

- 注意当 ICA 延伸到颈部远端时,内径会变小而且血流速度将增加。

- 另外,对颅外颈内动脉远段进行频谱多普勒取样时,因为取样容积/管腔内径的比值变大,取样容积包含了更多的血流信息,导致出现湍流频谱。

应该将解剖特点与血流动力学联系起来。长轴和短轴方向都要进行扫查,根据灰阶图像对管腔狭窄部位进行定位并对严重程度进行评估,来验证多普勒结果。同时,记录长轴灰阶图像,颈总动脉的近段、中段、远段的彩色多普勒和脉冲多普勒图像。狭窄可能发生在颈总动脉的任何部分,特别是起始处—因此需要评估颈总动脉各水平的灰阶和多普勒检查结果。

头臂动脉的扫查

扫查头臂动脉可以用以评估其是否存在严重病变(例如夹层或狭窄)。头臂动脉病变影响了右侧颈总动脉的血流动力学特征,因此,对于右侧颈总动脉血流动力学的评估必须要建立在对其流入道血流特征了解的基础上。在一些病例中,可能存在双侧头臂动脉(图 2-10)。

表 2-2 扫描方法

解剖节段	技术	超声方法
颈总动脉	SAX	灰阶、彩色多普勒
	LAX	灰阶、彩色多普勒
	LAX	
	近段	灰阶、彩色多普勒、脉冲频谱
	中段	灰阶、彩色多普勒、脉冲频谱
	远段	灰阶、彩色多普勒、脉冲频谱
颈内动脉	LAX	
	近段	灰阶、彩色多普勒、脉冲频谱
	中段	灰阶、彩色多普勒、脉冲频谱
	远段	灰阶、彩色多普勒、脉冲频谱
颈外动脉	LAX	灰阶、彩色多普勒、脉冲频谱
头臂干	LAX	灰阶、彩色多普勒、脉冲频谱
锁骨下动脉	LAX	灰阶、彩色多普勒、脉冲频谱
椎动脉	LAX	
	开口	彩色多普勒、脉冲频谱
	中段	彩色多普勒、脉冲频谱

肱动脉血压记录

LAX, 长轴显像；SAX,短轴显像

表框 2-1 推荐未行血运重建手术的颅外颈动脉粥样硬化患者的抗血栓疗法

Ⅰ级

1. 运用阿司匹林抗血小板疗法,每天 75~325 mg,推荐用于治疗颅外颈动脉和/或椎动脉的阻塞性或非阻塞性动脉粥样硬化,防止心肌梗死和其他缺血性心血管疾病,虽然该方法在预防无症状患者卒中方面暂时还没有明确临床依据(证据等级 A)。

2. 对于由于阻塞或非阻塞性颅外颈动脉或椎动脉粥样硬化而导致局部缺血或 TIA 的患者, 推荐下列抗血小板疗法:单独服用阿司匹林每天 75~325 mg;单独服用氯吡格雷每天 75 mg;或阿司匹林与缓释剂双嘧达莫联合服用(每天两次分别服用,每次 25~200 mg)(证据等级 B)。如果阿司匹林与氯吡格雷联合服用,效果更佳(证据等级 B)。选择抗血小板疗法需根据患者个人的风险因素、费用、耐药性和其他临床特点,以及其他监管机构的指导意见。

3. 抗血小板药较口服抗凝药更适用于缺血性(证据等级 B)或非缺血性(证据等级 C)颅外颈动脉或椎动脉粥样硬化的患者(对阿司匹林有过敏或禁忌证的患者可参考Ⅱa 级中的第 2 条建议)。

Ⅱa 级

1. 对于有抗凝需要的颅外血管动脉粥样硬化患者,比如心房颤动或机械人工心脏瓣膜,建议服用维生素 K 拮抗剂(比如华法林抗凝剂),调整剂量达到国际标准化比值(INR)2.5(范围:2.0~3.0),以更好地预防血栓阻塞的缺血性症状(证据等级 C)。

2. 对于那些因活动性出血包括过敏反应,而无法服用阿司匹林的颅外颈动脉或椎动脉动脉粥样硬化的患者,可以选择氯吡格雷(每天 75 mg)或噻氯匹定(每天两次,每次 250 mg)。

Ⅲ级:无效

1. 对于颅外血管动脉粥样硬化导致短暂性脑缺血或急性缺血性卒中的患者不适合采用肝素或低分子肝素的全肠外抗凝疗法(证据等级 B)。

2. 卒中或 TIA 后的三个月之内不建议使用阿司匹林与氯吡格雷的联合疗法(证据等级 B)。

From 2011 ASA/ACCF/AHA/AANN/AANS/ACR/ASNR/CNS/SAIP/SCAI/SIR/SNIS/SVM/SVS guideline on the management of patients with extracranial carotid and vertebralartery disease. *J A m Coll Cardiol*. 2011; 57:16–94.

表框 2-2 对有颅外颈动脉疾病患者的诊断试验建议

Ⅰ级

1. 对可疑短暂性视网膜或脑神经缺血性疾病患者的初始评估应包括 ECVD 的无创成像检测(证据等级 C)。
2. 当颈动脉狭窄导致左或右颈内动脉供血区域出现局灶性神经缺血症状时，建议采用多普勒超声检查其颈动脉(证据等级 C)。
3. 对于有急性、左颈或右颈内动脉供血区域的局灶性脑神经缺血症状的患者，当采用超声检查不能获取或产生模棱两可的或非诊断结果时可采用核磁共振血管成像术(MRA)或计算机断层扫描血管造影(CTA)检查颈动脉狭窄(证据等级 C)。
4. 当颅内或颅外脑血管疾病没有严重到引起可疑缺血并产生相应的神经系统症状时，可用超声心动描记术来寻找心源性栓塞的病灶。
5. 在诊断科室，由几种颈动脉成像方式得到的相关结果应作为确诊的一部分资料(证据等级 C)。

Ⅱa级

1. 对疑似短暂性视网膜或脑神经缺血疾病患者如果不能确定颅外缺血原因,可用 CTA、MRA 或选择性脑血管造影来寻找颅内血管疾病(证据等级 C)。
2. 无创成像的结果无法确定时,应采用其他的成像方法。当颈动脉多普勒超声不可靠或不确定时可以采用血管造影术、MRA 或 CTA(证据等级 C)。
3. 当颈动脉多普勒超声检测出严重颈动脉狭窄并计划行介入手术时,MRA、CTA 或导管血管造影术可用来评估血管狭窄程度和确诊不能被多普勒超声检测到的胸内或颅内血管病变(证据等级 C)。
4. 因技术限制或患者有短暂性视网膜或脑神经缺血的禁忌证导致无创检查不可行时，或无创成像诊断结果不一致时,需要进行导管血管造影术来检查颅外或/和颅内脑血管疾病(证据等级 C)。
5. 无增强的 MRA 可以显示症状性颈动脉粥样硬化和肾功能不全或广泛血管钙化患者的病变范围。
6. 避开不能得到准确结果的低场系统,MRI 系统就能够持续生成高质量图片(证据等级 C)。
7. CTA 可用于评估临床疑似严重颈动脉粥样硬化的患者,这类患者因为幽闭恐惧症、埋藏式心脏起搏器或其他不相容的设备原因不适合行 MRA 检查(证据等级 C)。

Ⅱb级

1. 颈动脉多普勒超声可能适用于疑似脑缺血、有非特异性症状的患者(证据等级 C)。
2. 用多普勒超声、MRA、或者 CTA 检查疑似短暂性视网膜或脑神经缺血疾病的患者颈内动脉是否完全闭塞。血管造影术可用来确定动脉管腔是否能够允许进行颈动脉血运重建术(证据等级 C)。
3. 血管造影术可以用于肾功能不全患者单一血管区域的病变,这样可以减少肾脏负荷,因为放射性的造影剂是通过肾脏代谢的(证据等级 C)。

From 2011 ASA/ACCF/AHA/AANN/AANS/ACR/ASNR/CNS/SAIP/SCAI/SIR/SNIS/SVM/SVS guideline on the management of patients with extracranial carotid and vertebralartery disease. *J A m Coll Cardiol.* 2011; 57:16–94.

颈内动脉的扫查

颈总动脉的长轴和短轴切面可以观察到颈内动脉近段。和颈总动脉一样，颈内动脉的扫查要应用灰阶、彩色多普勒和脉冲多普勒,扫查范围包括近段、中段和远段。尽管大多数粥样硬化性狭窄累及了颈内动脉近段，一些狭窄会沿着颈内动脉延伸，这种狭窄不能行动脉内膜切除术治疗。一些病变，如自发性动脉夹层，病变位置高于或超过颈内动脉近段，这些位置常常很难显示。必须观察颈内动脉颅外段全程的解剖和生理学特征。颈内动脉近段大于 50% 的狭窄会引起中段血流紊乱,且常常会影响到远段。颈内动脉近段的严重狭窄使远段血流频谱呈"小慢波"改变。

远段或颅内段颈内动脉重度狭窄或闭塞会引起近段或中段血流频谱呈高阻波形。评估颈内动脉近段的狭窄程度要根据以下几点：灰阶图像,颈内动脉的收缩期峰值流速,颈内动脉舒张末期流速,以及颈总动脉的收缩期峰值流速。

长轴切面的灰阶图像可以对斑块进行定位并判断狭窄严重程度：① < 50%；② ≥ 50%；③闭塞。通常要根据清晰的彩色多普勒图像来界定管腔的边缘，因为低回声的斑块和再狭窄在常规的灰阶图像上显示不清(图 2-11)。

颈外动脉的扫查

扫查颈外动脉要应用灰阶、彩色多普勒和脉冲多普勒模式,扫查范围包括近段、中段和远段。

表框 2-3 行心脏手术前颈动脉检查和血运重建术的建议

Ⅱa 级

1. 对 65 岁以上和冠状动脉左主干狭窄、PAD、有吸烟史、卒中史或 TIA、颈动脉血管杂音的选择冠状动脉搭桥手术的患者推荐进行颈动脉超声检查(证据等级 C)。

2. 对狭窄程度 80% 以上的 6 个月以内出现过同侧视网膜或脑缺血症状的颈动脉狭窄患者建议在心肌血运重建术之前或同时进行有拴塞防护措施的颈动脉血运重建术(证据等级 C)。

Ⅱb 级

1. 对无症状颈动脉狭窄的患者,即使严重,在心肌血运重建术之前或同时进行颈动脉重建术的安全和效率也是值得商榷的(证据等级 C)。

From 2011 ASA/ACCF/AHA/AANN/AANS/ACR/ASNR/CNS/SAIP/SCAI/SIR/SNIS/SVM/SVS guideline on the management of patients with extracranial carotid and vertebralartery disease. *J Am Coll Cardiol*. 2011; 57:16-94.

表框 2-4 对患者选择颈动脉血运重建术的建议

Ⅰ 级

1. 对 6 个月之内出现过非致残性缺血性卒中或短暂性脑缺血症状的患者,包括脑缺血或一过性黑蒙,进行平均或低风险手术时,如果无创检查显示同侧颈内动脉的内径缩小 70% 以上(证据等级 A)或者血管造影显示内径缩小 50% 以上,而且预测手术期间的卒中发生率或死亡率小于 6%,应进行 CEA。(证据等级 B)

2. 对于有平均或低风险的与血管内介入相关联的并发症的带症患者,如果无创检查显示颈内动脉的内径缩小了 70% 以上或血管造影显示缩小 50% 以上,而且预测手术期间的卒中发生率或死亡率小于 6%,CAS 可以作为 CEA 的有效选择。(证据等级 B)。

3. 对无症状患者进行颈动脉血运重建术时,应在下列因素指导下进行共条件评估:预期寿命、其他个体因素,以及在了解患者具体情况的前提下对手术的利弊进行深入讨论(证据等级 C)。

Ⅱa 级

1. 对于颈内动脉狭窄超过 70% 的患者,如果手术期间卒中、MI 和死亡率很低,就可以进行 CEA(证据等级 A)。

2. 当用血运重建术治疗老年患者尤其当动脉病理解剖学不利于血管内调节时,CEA 优于 CAS(证据等级 B)。

3. 当用血运重建术治疗颈部动脉不利于进行颈部手术的患者时,CAS 优于 CEA(证据等级 B)。

4. 当用血运重建术治疗对新生血管无禁忌证反应的 TIA 或卒中患者时,两周内进行治疗要优于延期手术(证据等级 B)。

Ⅱb 级

1. 对无症状颈动脉狭窄患者(血管造影显示狭窄 60% 以上,多普勒超声显示狭窄 70% 以上)应优选进行预防性 CAS,但与此种条件下的单纯药物治疗相比,其显著效果还没有得到证实(证据等级 B)。

2. 对有症状或无症状的高危并发症患者,采用 CEA 或 CAS 进行血运重建术时,与单纯药物治疗相比,其显著效果还没有得到验证(证据等级 B)

Ⅲ 级:无效

1. 除非特殊情况,不推荐对动脉粥样硬化管腔狭窄小于 50% 的患者利用 CEA 或 CAS 进行颈动脉血运重建术(证据等级 A)。

2. 颈动脉血运重建术不推荐用于慢性完全闭塞的颈内动脉(证据等级 C)。

3. 因脑梗死导致严重残疾的患者不推荐进行颈动脉血运重建术(证据等级 C)。

From 2011 ASA/ACCF/AHA/AANN/AANS/ACR/ASNR/CNS/SAIP/SCAI/SIR/SNIS/SVM/SVS guideline on the management of patients with extracranial carotid and vertebralartery disease. *J Am Coll Cardiol*. 2011; 57:16-94.

狭窄通常位于近段,邻近颈总动脉和颈内动脉的斑块。目前没有像颈内动脉狭窄一样对其狭窄程度进行分类。颈外动脉的 PSV 超过颈总动脉的两倍时提示出现血流动力学上的显著狭窄。在一倍和两倍之间时,提示非血流动力学上的显著狭窄。没有血流充盈提示闭塞。颞浅动脉叩击试验可以用于鉴别颈内动脉和颈外动脉(图 2-12)。

椎动脉扫查

椎动脉扫查要采用灰阶、彩色多普勒和脉冲多普勒模式,重点扫查开口处及椎间隙段,开口处是常见的狭窄部位。当 PSV 增加一倍时血流动力学上会表现出明显异常(图 2-13)。记录椎间隙段血流动力学特征和方向。前向血流是正常的,反向血流提示锁骨下动脉窃血综合征。高阻模式提示远段高度狭窄或闭塞,或者是发育不全、闭锁。在灰阶图像上测量的内径通常是有差异的(图 2-14 至图 2-16)。

表框 2-6 列出椎动脉疾病检查的建议。

锁骨下动脉扫查

锁骨下动脉扫查要采用灰阶、彩色多普勒和脉冲多普勒模式,正常情况下,由锁骨下动脉发出椎动脉。当 PSV 增加一倍时,可以诊断血流动力学上的锁骨下动脉狭窄和锁骨下动脉窃血(来源于椎动脉循环)。

记录肱动脉血压

记录双侧肱动脉血压,可以用来鉴定单侧锁骨下动脉狭窄的病例。

狭窄的评估

应用双功超声和其他显像模式不难区分轻度和重度狭窄,而且组内和组间差异都很小。可以对中重度狭窄病变以 10% 的间隔进行分类(50%~60%、60%~70%),但是需要仔细探查,而且组内和组间差异较大。

对于几近闭塞的血管,很难检查和准确记录到血流量,双功超声常检测不到。少量的血流信号常被误认为没有血流信号。现在的显像设备和技术上的不断进步可以区分完全闭塞的和接近闭塞的颈动脉病变。颈动脉完全闭塞时不适合做颈动脉内膜切除术,也不适合做支架术,因为导丝很难通过病变处,而且会有风险。相反,

颈动脉内膜切除术适用于有临床症状(非致残性卒中,短暂性缺血发作,一过性黑矇)且可以承受手术风险的同侧颈动脉重度狭窄患者。

斑块的特征

斑块的超声表现也可以预测临床事件。在有症状的患者中,低回声斑块发生卒中的风险是等或高回声斑块的 2~4 倍[19,32,33]。

斑块狭窄程度的分类标准

最初,传统的造影术是确定颈动脉狭窄严重程度的金标准,而且将其进行了细化,施行动脉内膜切除术也是以此为依据。随着双功超声技术不断发展,在一些医学中心,双功超声比传统的造影术更具有优势,因为超声可以实时显像,为手术提供相关资料。双功超声是无创性检查,能够提供充分、可靠的术前资料;而传统的造影术会导致 1% 的卒中或死亡的风险。在其他一些医学中心,双功超声并没有作为一种独立的检查方法。而其他的影像检查包括 MRA、CTA,已经被临床广泛应用于评估颈动脉疾病。

评估颈动脉疾病的方法各不相同,这取决于各研究中心的感兴趣程度、经验和实验方法的不同。将双功超声和 MRA 或 CTA 进行对照研究,已经成为一种趋势。如果两种检查方法对病变的诊断结果不一致,应该进一步进行传统造影术以评估病变。

双功超声和传统的血管造影术在评估血管狭窄的参考标准上存在差异,血管狭窄参考标准用来明确血管狭窄程度。而通常颈动脉窦部的内径在解剖学上要大于颈内动脉远段。北美症状性颈动脉内膜剥脱试验(NASCET)标准是首先规定颈内动脉远段的标准。不同于 NASCET,欧洲颈动脉外科试验(ECST)标准使用直接方法评估颈动脉窦部管腔。起初,双功超声标准是在与颈动脉窦(用高分辨 X 光测量)相关流速的基础上发展的,后来,为了取得与血管造影术更好的相关性,因此在颈内动脉远段相关的流速基础上得到发展。

最初的双功超声分类(Washington)和造影分类有所不同,前者采用颈动脉窦标准,后者和颈动脉内膜切除术均采用颈内动脉远段标准。Washington 分类如下:正常,<50%,51%~79%,80%~99%,100%。外科分类是 70%~99%

（NASCET），60%~99%（无症状颈动脉粥样硬化研究，ACAS），>50%（图 2-17 至图 2-20）。血管造影需要一定的技术要求（图 2-21 和图 2-22）。

当前双功超声采用的标准并不统一，各实验室间采用的标准不同。为了将双功超声分类标准统一化，2003 年出版了共识性会议文件，该文件已经逐渐被采纳（表 2-3 至 2-5）[34]。分类的原则是遵循标准的外科手术指征和相应的验证性研究（表 2-6 和 2-7）。目前颈动脉支架术后残余狭窄率大于 20% 的诊断标准是 PSV ≥ 150 cm/s，ICA/CCA ≥ 2.16（敏感性 100%，特异性 98%，阳性预测值 75%，阴性预测值 100%）[35]，例如图 2-23 至图 2-31。

双功超声、CTA 评估狭窄程度的敏感性和特异性分别见附录的表 A-8，A-9。

常见技术问题

颅外颈动脉和外周血管病变会导致出现一些特殊形态的频谱。了解引起这些特殊血流频谱的疾病本质有助于正确对超声图像做出合理诊断。如果对部分疾病仍无法准确诊断，应该进一步进行其他无创性检查或传统造影检查。

主动脉瓣关闭不全

当有主动脉瓣关闭不全或反流存在时，舒张期反流的血液由主动脉流向左室。轻度和中度关闭不全时不会引起颈动脉频谱改变。然而，中重度和重度主动脉瓣关闭不全会引起正常颈动脉血流频谱发生以下两种改变：

（1）大约 50% 的病例颈动脉会出现如下波形：一个双搏动峰，两个突出的收缩期峰，收缩期峰之间有一个短暂的收缩中期速度减低。在许多心动周期中均会出现这种波形[36]。这种波形在颈总动脉、颈外动脉和颈内动脉中均可出现。

（2）舒张期反流。是指在整个舒张期反流时间大于 50%（图 2-32）。主动脉瓣轻度反流时，反流持续时间较短。舒张期反流[37]仅在颈总动脉和

表框 2-5 多普勒超声评估确诊或疑似颈动脉狭窄无症状患者的建议

Ⅰ级

1. 具有医师资格证的医师对确诊或疑似颈动脉狭窄的无症状患者推荐进行多普勒超声作为检测血流动力学显著的颈动脉狭窄的最初诊断测试（证据等级 C）。

Ⅱa 级

1. 行多普勒超声检测血流动力学显著改变、有颈动脉血管杂音的颈动脉狭窄的无症状患者（证据等级 C）。
2. 对动脉粥样硬化且狭窄程度超过 50% 的患者，具有医师资格证的合格医师应适当的每年进行多普勒超声重复检测来评估病情进展或恢复情况和进行介入治疗。如果在一个较长期内可以确定病情稳定或患者的干预治疗预选方案已经改变，可以适当的延长监测时间间隔或终止监测（证据等级 C）。

Ⅱb 级

1. 用于诊察血流动力学改变明显的颈动脉狭窄无症状患者的多普勒超声也可用于有症状的 PAD、冠心病（CAD）或者动脉粥样硬化主动脉瘤的无症状患者。但因为这些患者已经有针对缺血性症状的药物治疗适应证，还不清楚给这些没有颈动脉血管杂音的患者增加一个 ECVD 的诊断，是否会影响其临床预后（证据等级 C）。
2. 多普勒超声可以考虑用来诊断无动脉粥样硬化临床证据的无症状患者的颈动脉狭窄，但该类患者可能有以下两种或多种危险因素：高血压，高血脂，吸烟，家族病史中一级亲属在 60 岁前出现动脉粥样硬化，或缺血性卒中的家族病史。但是不能确定作出 ECVD 的诊断，是否会影响其临床预后（证据等级 C）。

Ⅲ级：无效

1. 对于没有临床症状或动脉粥样硬化的危险因素的无症状患者不推荐采用颈动脉多普勒超声作为常规检查（证据等级 C）。
2. 对于与局灶性脑缺血无关的神经或精神疾病患者，例如脑肿瘤、家族性或退行性脑或运动神经元疾病、传染病和炎症影响大脑、精神疾病或癫痫，不推荐将颈动脉多普勒超声作为常规检查（证据等级 C）。
3. 颅外颈动脉的常规连续扫查方法对无颈动脉粥样硬化的危险因素和在最初测试中无症状的患者不建议使用（证据等级 C）。

From 2011 ASA/ACCF/AHA/AANN/AANS/ACR/ASNR/CNS/SAIP/SCAI/SIR/SNIS/SVM/SVS guideline on the management of patients with extracranial carotid and vertebralartery disease. *J Am Coll Cardiol.* 2011; 57:16-94.

表框 2-6 椎动脉疾病检查的建议

Ⅰ级

1. 检测椎动脉疾病的 CTA 或 MRA 无创显像方法应作为与后循环相关的神经系统症状患者和锁骨下动脉盗血综合征患者的初始诊断的一部分(证据等级 C)。

2. 无症状颈动脉双侧闭塞或单侧颈动脉闭塞和 Willis 环不完整的患者应进行无创检查来诊断椎动脉阻塞性疾病(证据等级 C)。

3. 对于临床症状提示大脑后或小脑缺血的患者,建议行 MRA 或 CTA 来诊断椎动脉疾病,而不是多普勒超声(证据等级 C)。

Ⅱa级

1. 对于有大脑后或小脑缺血症状的患者,椎动脉颅外段的连续无创显像可以用来评估动脉粥样硬化的进展和排除新病灶的发展(证据等级 C)。

2. 对于有大脑后或小脑缺血症状的患者,这类患者可能会行血运重建术,当无创成像无法确定狭窄位置或严重程度时,血管造影术可显示椎动脉的病理解剖结构(证据等级 C)。

3. 对已进行椎动脉血运重建术的患者,对椎动脉颅外段进行间断的、连续无创显像是合理的,这与颈动脉血运重建术是相似的(证据等级 C)。

From 2011 ASA/ACCF/AHA/AANN/AANS/ACR/ASNR/CNS/SAIP/SCAI/SIR/SNIS/SVM/SVS guideline on the management of patients with extracranial carotid and vertebralartery disease. *J A m Coll Cardiol*. 2011; 57:16−94.

表 2-3 颈动脉多普勒共识性标准精度

狭窄程度	PSV(cm/s)	敏感性	特异性	总准确度
50%~69%	125~230	93%	68%	85%
	140~230	94%	92%	92%
>70%	>230	99%	86%	95%

From AbuRahma AF, Srivastava, M, Stone PA, Mouse AY, Jain A, Dean LS, Keiffer T, Emmett M, Critical appraisal of the Carotid Duplex Consensus criteria in the diagnosis of carotid artery stenosis. *J Vaso Surg*,2011;53(1);53−59;discussion 59−60.

表 2-4 ROC 曲线下面积

	PSV	EDV	ICA/CCA 比率
ROC AUC(曲线下面积)	0.97	0.94	0.84

From AbuRahma AF, Srivastava, M, Stone PA, Mouse AY, Jain A, Dean LS, Keiffer T, Emmett M, Critical appraisal of the Carotid Duplex Consensus criteria in the diagnosis of carotid artery stenosis. *J Vaso Surg*,2011;53(1);53−59;discussion 59−60.

表 2-5 灰阶和多普勒超声对颈内动脉狭窄的评估标准

狭窄程度	主要参数		次要参数	
	ICA PSV(cm/s)	斑块估计(%)	ICA/CCA PSV 比值	ICA EDV(cm/s)
正常	<125	无	<2.0	<40
<50%	<125	<50	<2.0	<40
50%~69%	125~230	≥50	>4.0	40~100
≥70%但未近闭塞	>230	≥50	>4.0	>100
近闭塞	高、低或者检测不到	可见的	变异较大	变异较大
完全闭塞	无法检测出	可见的,但是管腔检测不到	不适用	不适用

备注:斑块估计(内径减少率)是用灰阶和彩色多普勒超声进行评估。

CCA,颈总动脉;EDV,舒张末流速;ICA,颈内动脉;PSV,最大收缩流速。

Form Grant EG, Benson CB, Moneta GL, et al. Carotid artery stenosis:gray−scale and Doppler US diagnosis−Society of Rsdiologists in Ultrasound Congerence.*Radiology*.2003;229;(2):340−346; used with permission.

表 2-6 关于多普勒超声诊断颈内动脉窄狭阈值和性能的文献评论

作者和时间	阈值				性能				
	狭窄(%)	PSV(cm/s)	EDV(cm/s)	比率	敏感性(%)	特异性(%)	PPV(%)	NPV(%)	准确性(%)
Huston 等,2000	50	130	—	1.6	92	90	90	91	91
	70	230	—	3.2	86	90	83	92	89
Grant 等,1999	60	200	—	3	AP	AP	AP	AP	AP
	70	175	—	2.5	SP	SP	SP	SP	SP
AbuRahma 等,1998	50	140	—	—	92	95	97	89	93
	60	150	65	—	82	97	96	86	90
	70	150	90	—	85	95	91	92	92
Carpenter 等,1995	70	210	—	—	94	77	68	96	83
	70	—	70	—	92	60	73	86	77
	70	—	—	3.3	100	65	65	100	79
Hood 等,1996	70	130	100	—	78	97	88	94	93
Carpenter 等,1995	60	170	—	—	98	87	88	98	92
	60	—	40	—	97	52	86	86	86
	60	—	40	2.0	97	73	78	96	76
Browerman 等,1995	60	230	40	2.0	100	100	100	100	100
	70	175	—	—	91	60	—	—	—
Moneta 等,1995	60	260	70	3.2~3.5	84	94	92	88	90
Neale 等,1994	70	270	110	—	96	91	—	—	93
Moneta 等,1993	70	325	130	—	83	90	80	92	88

Form Grant EG,Benson CB,Moneta GL,et al.Carotid artery stenosis:gray-scale and Doppler US diagnosis-Society of Radiologists in Ultrasound Consensus Conference.*Radiology.*2003;229 (2):340-346.

Studies cited in this table:

Huston J 3rd,James EM, Brown RD Jr, et al. Redefined duplex ultrasonographic criteria for diagnosis of carotid artery.*Mayo Clin Proc.*2000;75(11):1133-1140.

Grant EG, Duerinckx AJ, El Saden S, et al. Doppler sonographic parameters for detection of carotid stenosis: is there an optimum method for their selection? *AJR Am J Roengenol.* 1999; 1123-1129.

AbuRahma AF, Robinson PA, Strickler DL, et al. Proposed new duplex classification for threshold stenoses used in various symptomatic and asymptomatic carotid endarterectomy trials. *Ann Vasc Surg.* 1998;12(4):349-358.

Carpenter JP,Lexa FJ, Davis JT. Determination of sixty percent or greater carotid artery stenosis by duplex Doppler ultrasonography. *J Vasc Surg.* 1995;22(6):697-703; discussion 703-705.

Hood DB, Mattos MA,Mansour A.et al. Prospectibr evaluation of new duplex criteria to identify 70% internal carotid artery stenosis. *J Vasc Surv.*1996;23(2):254-261;discussion 261-262.

Browerman MW,Cooperberg PL,Harrison PB, et al.Duplex ultrasonography criteria for internal carotidstenosis of more than 70% diameter:angiographic correlation and receiver operating characteristic curve analysis. *Can Assoc Radiol J.*1995;46:291-295.

Moneta GL, Edwards JM, Papanicolaou G, et al.Screening for asymptomatic internal carotid artery stenosis:duplex criteria for discriminating 60% to 99% stenosis. *J Vasc Surg.*1995;21 (6):989-994.

Neale ML,Chambers JL,Kelly AT,et al.Reappraisal of duplex criteria to assess significant carotid stenosis with special reference to reports from the North American Symptomatic Carotid Endarterectomy Trial and the European Carotid Surgery Trial. *J Vasc Surg.*1994;20:642-649.

Moneta GL. Edwards JM, Chitwood RW,et al. Correlation of North American Symptomatic Carotid Endarterectomy Trial(NASCET)angiogarphic definition of 70% to 99% internal carotid artery stenosis with duplex scanning.*J Vasc Surg.*1993;17:152-159.

表 2-7 其他关于颈内动脉狭窄的文献

学者和时间	阈值选择			评估和结果
	狭窄(%)	PSV(cm/s)	比值*	
Umemura 和 Yamada,2001	NA	NA	NA	B 型血流显像的评估结果(没有多普勒)
Perkins 等, 2000	NA	NA	NA	调查结果表明实验室使用不一致的阈值
Grant 等, 2000	NA	NA	NA	多普勒超声不能被用来估计一个单一的狭窄程度,但有助于鉴别对该狭窄程度是高估还是低估了
Beebe 等, 1999	NA	NA	NA	彩色和灰阶均显像好,多普勒超声有助于诊断临界病变
Soulez 等, 1999	70,60	NA	3.4,2.9	ICA 狭窄处与狭窄远段 PSV 的比值高于 ICA 与 CCA 的比值
Ranke 等, 1999	70	NA	NA	ICA 狭窄处与狭窄远段 PSV 的比值:灵敏性:97%;特异性:98%
Derdeyn 和 Powers,1996	60	230	NA	无症状筛查的成本效益评估
Griewing 等, 1996	NA	NA	NA	多普勒超声对于鉴别<50%的狭窄有局限性
Srinivasan 等, 1995	NA	NA	NA	多普勒超声对于鉴别<50%的狭窄有局限性
Hunink 等, 1993	70	230	NA	PSV 是预测>70%的狭窄的最好的参数
Bluth 等, 1988	NA	NA	NA	舒张末期容积的最佳多普勒参数,不用 NASCET 的血管造影标准

比值★:颈内动脉 PSV/颈总动脉远段 PSV

NA:不适用

From Grant EG, Benson CB, Moneta GL, et al.Carotid artery stenosis: gray−scale and Doppler US diagnosis—Society of Radiologists in Ultrasound Conference.*Radiology*.2003;229(2):340−346.

Studies cited in this table:

Umemura A, Yamada K. B−mode flow imaging of the carotid artery .*Stroke*. 2001;32(2):2055−2057.

Perkins JM, Galland RB, Simmons MJ, Magee TR. Carotid duplex imaging:variation and validation.*BR J Surg*.2000;87(3):320−322.

Grant EG, Duerinckx AJ, EI Saden SM, et al.Ability to use duplex US to quantify internal carotid arterial stenoses:fact or riction? Radiology.2000;214(1):247−252.

Beebe HG,Salles−Cunha SX, Scissons RP, et al. Carotid arterial ultrasound scan imaging: a direct approach to stenosis measurement. *J Vasc Surg*. 1999;29(5):838−844.

Soulez G,Therasse E, Robillard P,et al.The value of internal carotid systolic velocity ratio for assessing carotid artery stenosis with Doppler sonography.*AJR AM J Roentgenol*. 1999;30(2):207−212.

Ranke C, Creutzig A,Becker H,Trappe HJ.Standardization of carotid ultrasund: a hemodynamic method to normalize for interindividual and interequipment variability.Stroke.1999;30(2):402−406.

Derdeyn CP, Powers WJ. Cost−effectiveness of screening for asymptomatic carotid atherosclerotic disease.*Stroke*.1996;27(11): 1944−1950.

Griewing B, Morgenstern C, Driesner F, et al. Cerebrovascular disease assessed by color−flow and power Doppler ultrasonography. Comparison with digital subtraction angiography in internal carotid artery stenosis.*Stroke*.1996;27(1):95−100.

Srinivasan J, Mayberg MR, Weiss DG, Eskridge J. Duplex accuracy compared with angiography in the Veterans Affairs Cooperative Studies Trial for Symptomatic Carotid Stenosis.*Neurosurgery*.1995;36(4):648−653;discussion 653−655.

Hunink MG, PolakJF, Barlan MM, O′Leary DH. Detection and quantification of carotid artery stenosis: efficacy of various Doppler velocity parameters.*AJR Am J Roentgenol*.1993;160(3):619−625.

Bluth El,Stavros AT, Marich KW, et al. Carotid duplex sonography: a multicenter recommendation for standardized imaging and Doppler criteria. *Radiographics*.1998;8(3):487−506.

颈外动脉中出现,可能是因为两者的远端均有高阻力的血管床,而颈内动脉远端是由低阻力的微动脉组成。

源于主动脉瓣关闭不全的反向血流在颈内动脉中很少见,这种反流不会影响对颈内动脉疾病的评估。

主动脉瓣狭窄和关闭不全并存

主动脉瓣狭窄和关闭不全并存时,颈动脉血流频谱较为复杂 (图 2-33 显示复杂的波形改变)。

主动脉瓣狭窄

轻度和中度主动脉瓣狭窄不会影响颈动脉血流频谱。重度狭窄时,可能会影响颈总动脉和颈外动脉的血流频谱,但一般不会影响颈内动脉频谱[38]。伴发主动脉瓣关闭不全时,频谱形态会出现相应的改变。

主动脉瓣狭窄时颈动脉频谱波形会出现一些变化:①加速时间延长(例如上升支的角度),呈"小慢波";②收缩峰圆钝。重度主动脉狭窄会引起颈总动脉和颈外动脉的 PSV 降低。

颈内动脉远端病变

到目前为止,双功超声仍很难鉴别极重度狭窄和完全闭塞。随着高分辨率数字闪烁计数器和波束成型技术的发展,双功超声的敏感性提高了,而且可以扫查颅外颈内动脉远端。当存在眼动脉 (颈内动脉的第一个主要分支)闭塞或者动脉夹层时,多普勒检测到颅外颈内动脉呈高阻低速血流频谱改变。当颈内动脉闭塞时,血液可以通过侧支血管进入闭塞动脉远端(如图 2-26)[39]。

主动脉夹层时,由于假腔内血栓形成或者壁内血肿而常无法清晰显示假腔。夹层和壁内血肿都会造成颈内动脉管腔突然明显变细(图 2-34)[40]。如果流速较低,可以采用能量多普勒超声(如图 2-28)。

主动脉内球囊反搏术

主动脉内球囊反搏术(IABP)期间形成的血流频谱包括两个峰:一个出现在收缩期,另一个出现在舒张期。舒张期峰值更高,这是由于舒张期主动脉内球囊的膨胀和主动脉内压力的上升(压力增加)引起的。IABP 明显地降低了收缩期压力和流速。IABP 可设置成固定频率,但是应该和心动周期呈一定比例,如 1:1、1:2 或者 1:3,这些不同比例会影响舒张期放大的循环模式(如图 2-35)。IABP 影响颈总动脉的血流模式,并使颈内动脉血流模式变得紊乱[41]。可以用收缩期速度比值来鉴别这种特殊波形,或者在保证患者安全的前提下,在取样过程中停止 IABP 而使用备用泵来替代以简化动脉波形。

双侧颈内动脉显著狭窄

双侧颈内动脉重度狭窄或闭塞时,无症状侧颈内动脉会出现代偿性血流速度增加,当然这并不绝对,而且速度的增加程度完全依赖于侧支循环的建立。双侧颈内动脉重度狭窄时,应该重视应用收缩期速度比值诊断标准。

串联病变

串联病变很少见,是指病变同时累及颈总动脉远段和颈内动脉近段。近段病变引起的血流紊乱会影响远段血管的血流模式,因而单独应用 PSV 评估血流情况并不可靠。在这种情况下,应用 ICA:CCA 收缩期速度比[42]判定动脉是否存在 70% 以上的狭窄更为可靠。在存在串联病变的情况下,建议联合使用多种检查方法。

心律失常

心律失常,比如房颤,造成了心动周期长短不一,也会引起收缩期峰值高低不一。导致很难准确测量 PSV。一般在测量局部血流速度时(如图 2-36),取至少 4~5 个连续血流频谱的平均值。

副神经节瘤

最初被称为化学感受器瘤。副神经节瘤十分罕见(占颈部肿瘤的 1% 以下)[43],这些肿瘤生长缓慢,95% 的病例为单发[40,44]。好发于颈动脉体部(图 2-37)[43]。大约有 6%~12.5% 为恶性[41,45]。首发症状是可触及的无痛性肿块。超声表现为边界清楚、不均质、血供丰富的肿块,可能导致颈内动脉和颈外动脉分叉处角度变大,以及颈内动脉和颈外动脉的位置发生变化[46]。通过它们位于颈动脉分叉处的特殊位置以及独有的性质,可以将神经节瘤与其他颈部肿瘤区别开来。在大部分病例中,肿瘤的血供来自咽升动脉[44],双功超声能够检测到颈外动脉舒张末期流速增加[45]。

其他颈动脉和椎动脉疾病

纤维肌性发育不良

纤维肌性发育不良是一种非动脉粥样硬化性疾病,好发于年轻女性,首发表现是高血压,常常累及肾脏和颈内动脉远段(25%~30%)[47]。其中颈动脉疾病的7%~51%病例与颅内动脉瘤相关。没有临床症状的病例通常在闻及颈动脉杂音时才能被发现。纤维肌性发育不良也可能导致短暂性脑缺血发作或者脑血管意外。

颅外颈内动脉的远段通过双功超声检查一般可以检测到。必要时可以使用非线阵探头检查,虽然灰阶分辨率可能降低,但通过观察颈内动脉远段彩色多普勒血流速度增加的典型表现,也可以较容易与典型的粥样硬化病变鉴别(图2-38)。

走行迂曲

颈内动脉中段和远段走行迂曲较为常见,迂曲部位管腔内血流紊乱,但其远段血流模式正常。走行迂曲部位的颈动脉血流紊乱复杂,呈涡流,很难将声束角度控制到60°以内,因此应用频谱多普勒超声很难准确测量流速。

有文献提出应该在紧邻颈动脉迂曲部分的远段测量流速比较可靠[48],并且要控制声束角度,这一建议在后来的研究中被采纳。

Hoskins及其同事做了一项研究[49],他们连续收集了220个患者(共440根血管),研究显示:颈内动脉闭塞性疾病最常发生在颈内动脉近段第一个3.0 cm处,而迂曲常发生在颈动脉远段,表明迂曲节段发生显著粥样硬化比较少见。但是需要强调的是当前的诊断标准仅仅对于判定颈内动脉近段第一个2~3 cm处的病变是可靠的。

颈动脉内膜切除术后

多普勒超声检查最好是在手术几周后进行,此时水肿和切口压痛已经消失,内皮细胞已经开始进行修复。CEA是指通过动脉切开术将斑块从近端开始切除至斑块的远端。行CEA术后,超声图像上表现为内膜明显的凹凸不平(图2-39)。再狭窄是由内膜增生引起,而不是粥样硬化,而且常常发生在动脉切开术部位的近端或远端[48]。再狭窄的发生率是10%~20%,而且一般发生在术后2年内。典型的病变主要由纤维组织构成,表面光滑、固定;造成的狭窄程度很少超过80%;常常不伴有临床症状(图2-40)。双功超声病变表现为非钙化的病灶,表面光滑。根据病变狭窄的程度,流速可以不同程度加快,但狭窄后并不会出现涡流现象,因为涡流通常是由表面不光滑的小的粥样硬化斑块引起(图2-41和图2-42)。再狭窄引起的完全闭塞十分罕见。在重塑过程中,动脉切开术部位可以看到双层管壁,这不应该被认为是再发病变。

颈动脉支架植入术后

行颈动脉支架术后出现的再狭窄,可能是由于内膜增生并向内生长穿过支架支撑物而导致的。尽管支架支撑物的材料是强反射的,除非支架重叠形成障碍物遮挡了视野,否则网格线之间的部分仍可以清楚显示。大多数引起颈动脉再狭窄的成分是非钙化性质的,并且病变很少超过临近的支架壁。和CEA术后斑块被切除不同,支架植入术后斑块仍然存在,钙化的斑块因其后方伴有声影而可能无法清晰显示(图2-43)。一些研究人员表明一些支架在没有任何其他病变的情况下,支架处PSV值仍然增快(图2-44)[50]。因此有学者提出评估正常血管的传统标准不能用于评估支架,因为斑块依然贴在血管壁上,所以支架处的血管顺应性是降低的。支架术后应该重点关注的是中心点流速升高以及支架后湍流,而不是单纯看PSV。

颈动脉瘘

大多数颈动脉瘘是由贯通伤引起的,特别是沿中轴线的贯通伤。大多数颈动脉瘘发生在颈总动脉和颈内静脉之间。颈动脉瘘的血流是来自于颈动脉的低阻血流。彩色血流显像描述了颈动脉瘘处的血流特征,脉冲多普勒显示该处是连续性的血流频谱。如果瘘管的容积很大,它会将低阻的血流模式传递给临近它的颈总动脉,而使颈总动脉远端的血流速度减低(图2-45)。

颈动脉内中膜厚度

测量颈动脉内中膜厚度(IMT)可以用来对

心血管疾病危险性进行分类[51]。IMT 的界值 > 1 mm 或 <1 mm 对危险性有不同的预测。IMT 增厚的本质是动脉粥样硬化还是平滑肌目前还没有确定。目前最常采用的是颈总动脉的 IMT，而不是颈内动脉或分叉处的 IMT，因为颈总动脉最容易显示。测量远侧壁的 IMT 优于近侧壁。可以同时使用灰阶显像和 M 型超声测量，并且应该测量心动周期不同时相的 IMT。

一般来说，在预测动脉粥样硬化的风险上（如心肌梗死），颈动脉斑块比 IMT 更有预测价值。[52]

在鉴别缺血性和非缺血性心肌病方面，颈动脉斑块、狭窄或 IMT 提供了一些预测价值（敏感性 96%，特异性 89%）。相似地，对行心脏瓣膜手术的患者，颈动脉 IMT 大于 0.55 mm 对于预测冠心病有一定价值[54]。

自发性颈动脉和椎动脉夹层

自发性颈动脉夹层每年的发病率是十万分之一至十万分之三。自发性颈动脉和椎动脉夹层共占卒中病例的 2%，但是 10%~25% 的卒中发生于青年人和中年人。该病的发病没有性别差异，但是女性发病的平均年龄比男性早 5 年。

通过显像或镜下观察，颈动脉夹层病例中的内膜撕裂，比主动脉夹层更难识别。病例中一个显著的部分是自发壁内血肿。假腔中的血流很难显示。

当伴有主动脉夹层时，特别是年轻患者，自发性颈动脉夹层作为一个遗传性退化或合成缺陷的表现很常见。比如 Ehlers-Danlos 综合征、马方综合征以及其他的遗传性综合征，5% 的病例都有颈动脉夹层的家族史。

临床表现各不相同。在许多病例发病之前发生过轻微的创伤。据估计，约两万分之一的颈椎摇晃和颈椎挤压疗法会引起卒中。在颈动脉夹层患者中，面部、颈部或头部疼痛很常见。约 50% 的患者会出现眼交感神经麻痹和部分性霍纳综合征表现（瞳孔缩小，上睑下垂）。50% 的患者会出现脑部或视网膜缺血综合征。椎动脉夹层与后颈部、头部疼痛以及后循环问题相关。

造影术（传统的 MRA 和 CTA）是诊断的金标准。影像学检查很难发现撕脱的内膜。颈动脉夹层通常开始于颈动脉分叉以远 2~3 cm 处，向上延伸，但不会超过颅底。"烛尖样"开始和结束是其特点。和颈动脉夹层相比，椎动脉夹层造影效果不很理想。多根动脉也可以同时出现夹层。

在颈动脉夹层的患者中，超声检查能够发现颈动脉形态和血流的异常，但是直接和具体地证实夹层（内膜片或真腔，假腔或壁内血肿）比主动脉夹层更为困难。超过 90% 的病例其血流出现异常，呈典型的高阻，低速三相波模式。血管造影技术是诊断的金标准（图 2-46 和 2-47）[55]。2007 年血管实验室国际认证委员会（ICAVL）推荐了一个关于颅外颈动脉试验的标准（见表 2-8）[56]。

源于主动脉夹层的颈动脉和椎动脉夹层

累及主动脉弓的内膜片和假腔可以延伸到颈动脉的分支或者椎动脉。在一些病例中，这种情况可能导致脑缺血。晕厥、昏迷，以及伴有颈动脉或椎动脉延伸的"无痛性"主动脉夹层更加常见；延误诊断、和其他一些造成缺血性卒中的常见病因相混淆和急性主动脉夹层会造成更坏的结果，表现为脑血管分支血管损害。夹层延伸到颈总动脉比颈内动脉更为常见。右侧颈动脉可能通过头臂干夹层累及，左侧颈动脉可能通过主动脉夹层直接延伸累及。

颞动脉炎

血管超声可以检查颞动脉炎（巨细胞动脉炎）活动期。常表现为管壁呈低回声，弥漫性增厚。通常可以观察到中心流速增加，整个节段内血流速度增加也很常见，这是由狭窄处病变引起的（图 2-48）。

伴发病变

颈动脉超声可以同时检查出许多颈部其他病变，包括甲状腺囊肿、甲状腺结节和肿瘤，颈静脉疾病和淋巴结（图 2-4，2-9）。

表 2-8 2007 ICAVL* 认证标准:颅外颈动脉试验

- 进行脑血管试验是为了获得合理的临床适应证。
- 必须记录试验的适应证。
- 一个完整的颅外血管研究是双侧的,而且需要评估可探查到的颈总动脉和颈内动脉的全程。颈外动脉和椎动脉可以通过多普勒频谱分析来识别。
- 实验室必须有一个书面草案来决定研究的解剖学范围。
- 推荐将测量双臂收缩压和/或记录锁骨下动脉频谱作为完整诊断的一部分。
- 颅外脑血管检查时必须有实验报告。必须检查可探及的颈总动脉和颈内动脉的全程。
- 需用文档记录如何利用彩色多普勒作为灰阶显像和频谱多普勒的补充。如果利用了其他成像方式(如能量多普勒),也需在文档中进行记录。
- 要记录有代表性的长轴灰阶图像,而且一个图像中至少包括:
  - CCA。
  - ICA。
  - 颈动脉分叉。
- 要记录有代表性的频谱波形,而且至少包括以下波形:
  - CCA 近段。
  - CCA 中段/远段。
  - ICA 近段。
  - ICA 远段,取样越靠近远端越好。
  - ECA 的一个部位。
  - 椎动脉的一个部位。
- 可疑狭窄部位的资料需包括狭窄部位以及狭窄远端的有代表性的波形。
- 要记录有代表性的彩色多普勒图像。
- 当灰阶图像、频谱多普勒的诊断标准被报道时,在文档中需要对斑块进行描述,并记录彩色多普勒图像。这些标准需建立在已发表或内部形成的或内部证实的报告的基础之上。
- 检查结果和诊断标准得出的诊断报告必须记录血管是否存在异常。如果存在病变必须记录位置、病因、范围和严重程度。
- 一般来讲,一个实验室一个季度要至少完成 100 例完整检查。
- 实验室必须记录下颈动脉多普勒检查与数字减影血管造影术、增强 CT、或磁共振血管造影术之间的相关性。而且应该按照狭窄程度报道相关性,狭窄程度是用实验室标准判定的。当血管造影的相关性无效时,可以使用外科手术的相关性。
- 每 3 年至少 30 根颈内动脉进行相关性研究。
- 相关矩阵需论证一致性大于 70%。

*ICAVL,血管实验室国际认证委员会

From the lntersocietal Commission for the Accreditation of Vascular Laboratories (ICAVL). ICAVL standards. <http://www.icavl.org/icavl/main/standards.htm>

参考文献

1. Strandness Jr DE. *Collateral Circulation in Clinical Surgery*. Philadelphia: WB Saunders; 1969.
2. Layton KF, Kallmes DF, Cloft HJ, Lindell EP, Cox VS. Bovine aortic arch variant in humans: clarification of a common misnomer. *AJNR Am J Neuroradiol*. 2006;27(7):1541-1542.
3. Maybody M, Uszynski M, Morton E, Vitek JJ. Absence of the common carotid artery: a rare vascular anomaly. *AJNR Am J Neuroradiol*. 2003;24(4):711-713.
4. Given CA, Baker MD, Chepuri NB, Morris PP. Congenital absence of the internal carotid artery: case reports and review of the collateral circulation. *AJNR Am J Neuroradiol*. 2001;22(10):1953-1959.
5. Ghilardi G. The preliminary experience of the OPI program. The Obiettivo prevenzione ictus (stroke prevention objective). *Minerva Cardioangiol*. 1994;42(6):269-273.
6. Keagy BA, Battaglini JW, Lucas CL, Thomas DD, Wilcox BR. Identification of internal carotid artery stenosis in coronary artery bypass candidates. *South Med J*. 1983;76(8):996-999.
7. Sauve JS, Thorpe KE, Sackett DL, et al. Can bruits distinguish high-grade from moderate symptomatic carotid stenosis? The North American Symptomatic Carotid Endarterectomy Trial. *Ann Intern Med*. 1994;120(8):633-637.
8. de Virgilio C, Arnell T, Lewis RJ, et al. Asymptomatic carotid artery stenosis screening in patients with lower extremity atherosclerosis: a prospective study. *Ann Vasc Surg*. 1997;11(4):374-377.
9. Qureshi AI, Alexandrov AV, Tegeler CH, Hobson RW, Dennis BJ, Hopkins LN. Guidelines for screening of extracranial carotid artery disease: a statement for healthcare professionals for the multidisciplinary practice guidelines committee of the American Society of Neuroimaging: cosponsored by the Society of Vascular and Interventional Neurology. *J Neuroimaging*. 2007;17(1):19-47.
10. Collaborative overview of randomized trials of antiplatelet therapy—I: Prevention of death, myocardial infarction, and stroke by prolonged antiplatet therapy in various categories of patients. Antiplatelet Trialists' Collaboration. *BMJ*. 1994;308(6921):81-106.
11. Algra A, van Gign J. Aspirin at any dose above 30 mg offers only modest protection after cerebral ischaemia. *J Neurol Neurosurg Psychiatry*. 1996;60(2):197-199.
12. Gent M, Blakely JA, Easton JD, et al. The Canadian American Ticlopidine Study (CATS) in thromboembolic stroke. *Lancet*. 1989;1(8649):1215-1220.
13. Hass WK, Easton JD, Adams HPJ, et al. A randomized trial comparing ticlopidine hydrochloride with aspirin for the prevention of stroke in high-risk patients. Ticlopidine Aspirin Stroke Study Group. *N Engl J Med*. 1989;321(8):501-507.
14. A randomized, blinded trial of clopidogrel versus aspirin in patients at risk of ischaemic events (CAPRIE). CAPRIE Steering Committee. *Lancet*. 1996;348(9038):1329-1339.
15. The European Stroke Prevention Study (ESPS). Principal end-points. The ESPE Group. *Lancet*. 1987;2(8572):1351-1354.
16. Diener HC, Cunha L, Forbes C, Sivenius J, Smets P, Lowenthal A. European Stroke Prevention Study 2. Dipyridamole and acetylsalicyclic acid in the secondary prevention of stroke. *J Neurol Sci*. 1996;143(1-2):1-13.
17. Sacco RL, Diener HC, Yusef S, et al. Aspirin and extended-release dipyridamole versus clopidogrel for recurrent stroke. For the PRoFESS study group. *N Engl J Med*. 2008;359:1238-1251.
18. Cote R, Battista R, Abrahamowicz M, Langlois Y, Bourque F, Mackey A. Lack of effect of aspirin in asymptomatic patients with carotid bruits and substantial carotid narrowing. *Ann Intern Med*. 1995;123(9):649-655.
19. Bock RW, Gray-Waele AC, Mock PA, et al. The natural history of asymptomatic carotid artery disease. *J Vasc Surg*. 1993;17(1):160-169.
20. Beneficial effect of carotid endarterectomy in symptomatic patients with high-grade carotid stenosis. North American Symptomatic Carotid Endarterectomy Trial Collaborators. *N Engl J Med*. 1991;325(7):445-453.
21. MRC European Carotid Surgery Trial: interim results for symptomatic patients with severe (70-99%) or with mild (0-29%) carotid stenosis. European Carotid Surgery Trialists' Collaborative Group. *Lancet*. 1991;337(8752):1235-1243.
22. Mayberg MR, Wilson SE, Yatsu F, et al. Carotid endarterectomy and prevention of cerebral ischemia in symptomatic carotid stenosis. Veterans Affairs Cooperative Studies Program 309 Trialist Group. *JAMA*. 1991;266(23):3289-3294.
23. Carotid surgery versus medical therapy in asymptomatic carotid stenosis. The CASANOVA study group. *Stroke*. 1991;10:1229-1235.
24. Hobson RW, Weiss DG, Fields WS, et al. Efficacy of carotid endarterectomy for asymptomatic carotid stenosis. The Veterans Affairs Cooperative Study Group. *N Engl J Med*. 1993;328(4):221-227.
25. Endarterectomy for asymptomatic carotid artery stenosis. Executive Committee for the Asymptomatic Carotid Atherosclerosis Study. *JAMA*. 1995;273(18):1421-1428.
26. Yadev JS, Wholey MH, Kuntz RE, et al. Protected carotid-artery stenting versus endarterectomy in high-risk patients. *N Engl J Med*. 2004;351(15):1493-1501.
27. McPhee JT, Schanzer A, Messina L, Eslami M. Carotid artery stenting has increased rates of postprocedure stroke, death and resource utilization than does carotid endarterectomy in the United States, 2005. *J Vasc Surg*. 2008;48(6):1442-1450.
28. Hallett Jr JW, Pietropaoli Jr JA, Ilstrup DM, Gayari MM, Williams JA, Meyer FB. Comparison of North American Symptomatic Carotid Endarterectomy Trial and population-based outcomes for carotid endarterectomy. *J Vasc Surg*. 1998;27(5):845-850:discussion 851.
29. Gorelick PB. Carotid endarterectomy: where do we

draw the line? *Stroke*. 1999;30(9):1745-1750.

30. Chassin MR. Appropriate use of carotid endarterectomy. *N Engl J Med*. 1998;339(20):1468-1471.

31. Morey SS. AHA updates guidelines for carotid endarterectomy. *Am Fam Physician*. 1998;58(8):1898:1903-1894.

32. Mathiesen EB, Bonaa KH, Joakimsen O. Echolucent plaques are associated with high risk of ischemic cerebrovascular events in carotid stenosis: the Tromso study. *Circulation*. 2001;103(17):2171-2175.

33. Gronholdt ML, Nordestgaard BG, Schroeder TV, Vorstrup S, Sillesen H. Ultrasonic echolucent carotid plaques predict future strokes. *Circulation*. 2001;104(1):68-73.

34. Grant EG, Benson CB, Moneta GL, et al. Carotid artery stenosis: gray-scale and Doppler US diagnosis—Society of Radiologists in Ultrasound Consensus Conference. *Radiology*. 2003;229(2):340-346.

35. Lal BK, Hobson RW, Goldstein J, Chakhtoura EY, Duran WN. Carotid artery stenting: is there a need to revise ultrasound velocity criteria? *J Vasc Surg*. 2004;39(1):58-66.

36. Kallman CE, Gosink BB, Gardner DJ. Carotid duplex sonography: bisferious pulse contour in patients with aortic valvular disease. *AJR Am J Roentgenol*. 1991;157(2):403-407.

37. Kervancioglu S, Davutoglu V, Ozkur A, et al. Duplex sonography of the carotid arteries in patients with pure aortic regurgitation: pulse waveform and hemodynamic changes and a new indicator of the severity of aortic regurgitation. *Acta Radiol*. 2004;45(4):411-416.

38. O'Boyle MK, Vibhakar NI, Chung J, Keen WD, Gosink BB. Duplex sonography of the carotid arteries in patients with isolated aortic stenosis: imaging findings and relation to severity of stenosis. *AJR Am J Roentgenol*. 1996;166(1):197-202.

39. Lee TH, Ryu SJ, Chen ST, Chan JL. Carotid ultrasonographic findings in intracranial internal carotid artery occlusion. *Angiology*. 1993;44(8):607-613.

40. Sidhu PS, Jonker ND, Khaw KT, et al. Spontaneous dissections of the internal carotid artery: appearances on color Doppler ultrasound. *Br J Radiol*. 1997;70:50-57.

41. Horrow MM, Stassi J, Shurman A, Brody JD, Kirby CL, Rosenberg HK. The limitations of carotid sonography: interpretive and technology-related errors. *AJR Am J Roentgenol*. 2000;174(1):189-194.

42. Moneta GL, Edwards JM, Chitwood RW, et al. Correlation of North American Symptomatic Carotid Endarterectomy Trial (NASCET) angiographic definition of 70% to 99% internal carotid artery stenosis with duplex scanning. *J Vasc Surg*. 1993;17(1):152-157:[discussion 157-159].

43. Rao AB, Koeller KK, Adair CF. From the archives of the AFIP. Paragangliomas of the head and neck: radiologic-pathologic correlation. Armed Forces Institute of Pathology. *Radiographics*. 1999;19(6):1605-1632.

44. Mansour MA, Labropolous N. *Vascular Diagnosis*. Philadelphia: Elsevier-Saunders; 2005.

45. Singh D, Pinjala RK, Reddy RC, Satya Vani PV. Management for carotid body paragangliomas. *Interact Cardiovasc Thorac Surg*. 2006;5(6):692-695.

46. Stoeckli SJ, Schuknecht B, Alkadhi H, Fisch U. Evaluation of paragangliomas presenting as a cervical mass on color-coded Doppler sonography. *Laryngoscope*. 2002;112(1):143-146.

47. Olin JW. Recognizing and managing fibromuscular dysplasia. *Cleve Clin J Med*. 2007;74(4):273-274:277-282.

48. Strandness Jr DE. *Duplex Scanning in Vascular Disorders*. 3rd ed. Philadelphia: Lippincott Williams & Wilkins; 2002.

49. Hoskins MS, Scissons RP. Hemodynamically significant carotid disease in duplex ultrasound patients with carotid artery tortuosity. *J Vasc Ultrasound*. 2007;31(1):11-15.

50. Kupinski MA, Khan AM, Stanton JE, et al. Duplex ultrasound follow-up of carotid stents. *J Vasc Ultrasound*. 2004;28(2):71-75.

51. O'Leary DH, Polak JF, Kronmal RA, Manolio TA, Burke GL, Wolfson Jr SK. Carotid-artery intima and media thickness as a risk factor for myocardial infarction and stroke in older adults. Cardiovascular Health Study Collaborative Research Group. *N Engl J Med*. 1999;340(1):14-22.

52. Roman MJ, Naqvi TZ, Gardin JM, Gerhard-Herman M, Jaff M, Mohler E. Clinical application of noninvasive vascular ultrasound in cardiovascular risk stratification: a report from the American Society of Echocardiography and the Society of Vascular Medicine and Biology. *J Am Soc Echocardiogr*. 2006;19(8):943-954.

53. Androulakis AE, Andrikopoulos GK, Richter DJ, et al. The role of carotid atherosclerosis in the distinction between ischaemic and non-ischaemic cardiomyopathy. *Eur Heart J*. 2000;21(11):919-926.

54. Belhassen L, Carville C, Pelle G, et al. Evaluation of carotid artery and aortic intima-media thickness measurements for exclusion of significant coronary atherosclerosis in patients scheduled for heart valve surgery. *J Am Coll Cardiol*. 2002;39(7):1139-1144.

55. Schievink WI. Spontaneous dissection of the carotid and vertebral arteries. *N Engl J Med*. 2001;344(12):898-906.

56. Intersocietal Commission for the Accreditation of Vascular Laboratories (ICAVL). ICAVL standards. <http://www.icavl.org/icavl/main/standards.htm>; Accessed March 26, 2009.

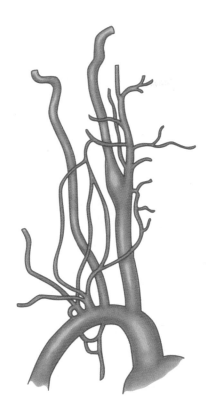

图 2-1　椎动脉和颈动脉及其分支仅仅是颈部动脉的一部分。我们注意到正常颈内动脉近段是呈球形膨大的。颈外动脉与锁骨下动脉之间存在侧支是正常的。

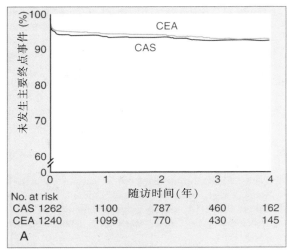

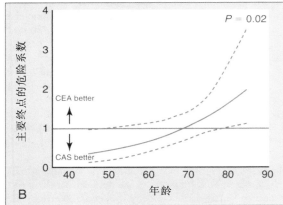

图 2-3　根据治疗组确定主要终点。主要终点是复合卒中、心肌梗死、手术期因某些原因致死或四年内突发性同侧卒中。图 A 显示了进行颈动脉支架(CAS)及颈动脉内膜切除术(CEA)患者的 Kaplan-Meier 曲线图,根据随访的时间(年),这些患者都没有主要终点。图 B 显示了根据研究过程中的年龄,CAS 组与 CEA 组主要终点的危险系数比值。根据比例风险模型,依性别和症状进行调整从而对危险系数进行了评估。虚线显示了 95% 置信区间。(From Brott et al. Stenting versus endarterectomy for treatment of carotid artery stenosis. *N Engl J Med*. 2010;363;11-23; used with permission.)

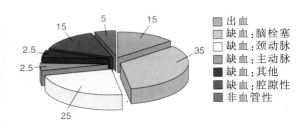

图 2-2　在所有卒中病例中颈动脉疾病占了大约 25%,而且是缺血性卒中的第二大原因。

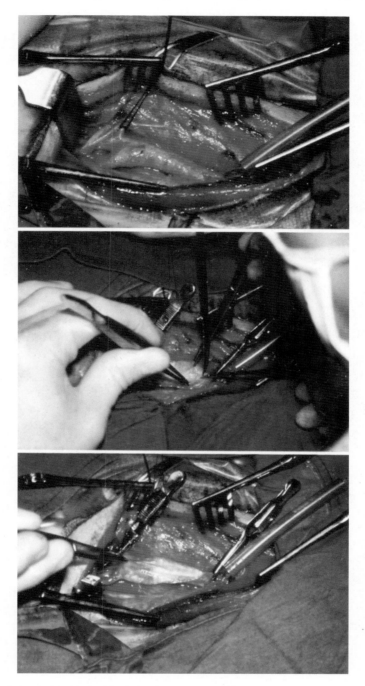

图 2-4 颈动脉内膜切除术。上图,暴露颈内动脉,将颈阔肌沿身体长轴方向纵切,或者在一个可用的皮肤折痕处斜切。下一步就是切开胸锁乳突肌,它下面就是血管。颈总动脉和颈内静脉长轴方向的关系已经确立。面总静脉是颈内静脉的一个主要属支,位于颈动脉球部的上方,结扎面总静脉,然后使颈内静脉向侧面移动暴露出颈总动脉。结扎颈总动脉,并且向颈内和颈外动脉剥离。颈内动脉切开的范围必须超过内膜斑块的范围(这样使其可以完全切除)。通过颈动脉触诊显示正常颈内动脉的水平,通常在该部位的后壁放置一个夹钳。已经证实了第十二对颅神经(舌下神经)位于球部上方。如果无意损伤了它,会引起同侧舌感觉和运动障碍。对临近颈外动脉的舌动脉进行成功止血。中图,在颈内动脉近段和远段放置夹钳之后,打开颈内动脉。动脉粥样硬化斑块是黄色坚硬的。下图,由于缺乏来自于近段或者远段的血流供应(手术时夹钳的影响),切除动脉粥样硬化斑块时,血管变瘪了。

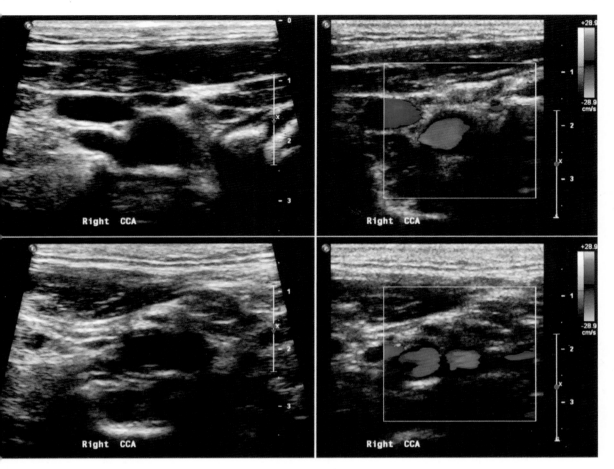

图 2-5 颈总动脉从起始处至分叉处的短轴切面。左侧两图,颈总动脉灰阶图像。右侧两图,颈总动脉彩色多普勒图像。

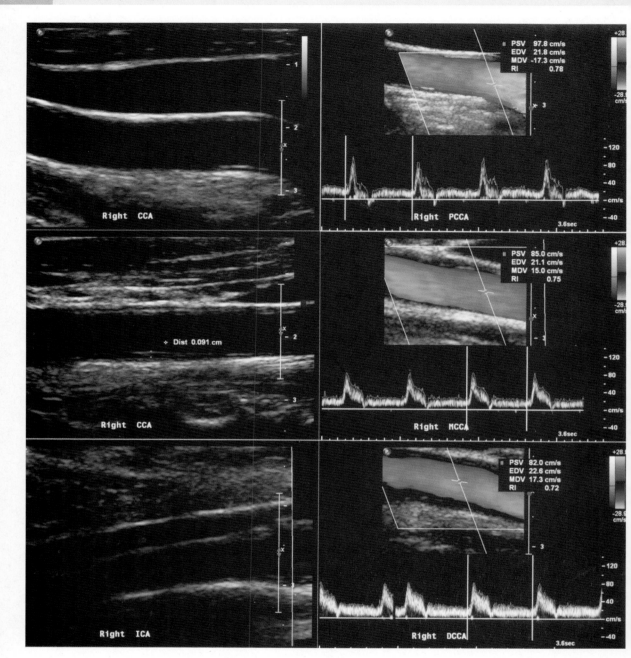

图 2-6 左侧三图,颈总动脉近段、中段、远段以及颈内动脉起始处的灰阶图像。右侧三图,与左侧对应的三个节段彩色多普勒频谱图。

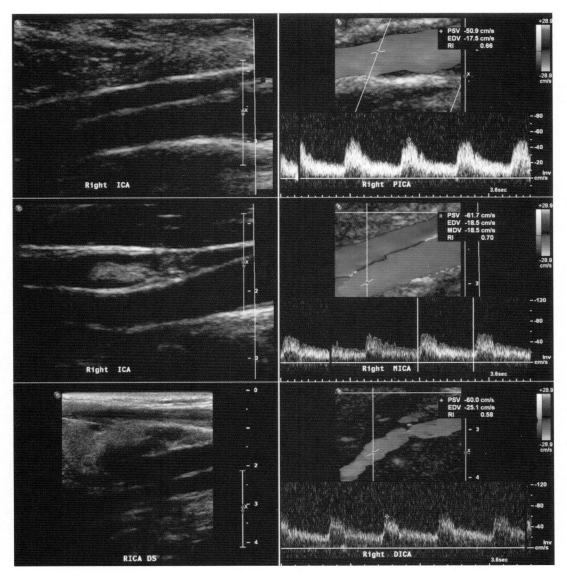

图 2-7 正常病例。左侧代表颅外颈内动脉近段、中段和远段灰阶图像,右侧代表相对应的彩色多普勒频谱图。它们能代表这些颈内动脉的解剖和血流生理特征。

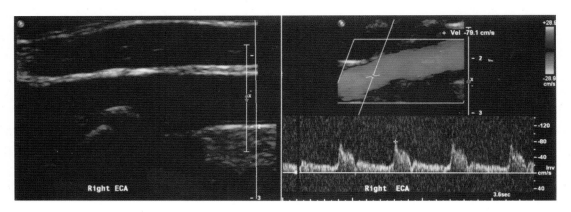

图 2-8 正常病例。左侧代表颈外动脉灰阶图像,右侧代表彩色多普勒频谱图像。

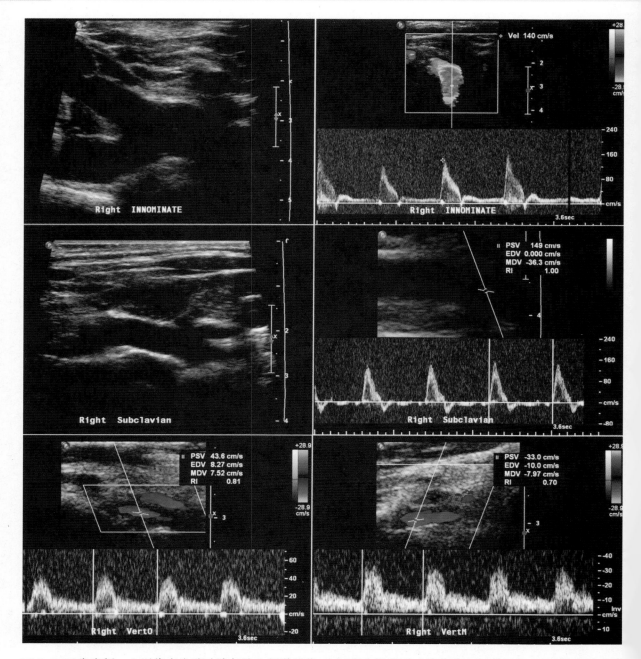

图 2-9 正常病例。上图代表头臂动脉灰阶和频谱图像,中间代表锁骨下动脉灰阶和频谱图像,下图代表椎动脉起始处、椎间段彩色多普勒频谱图像。

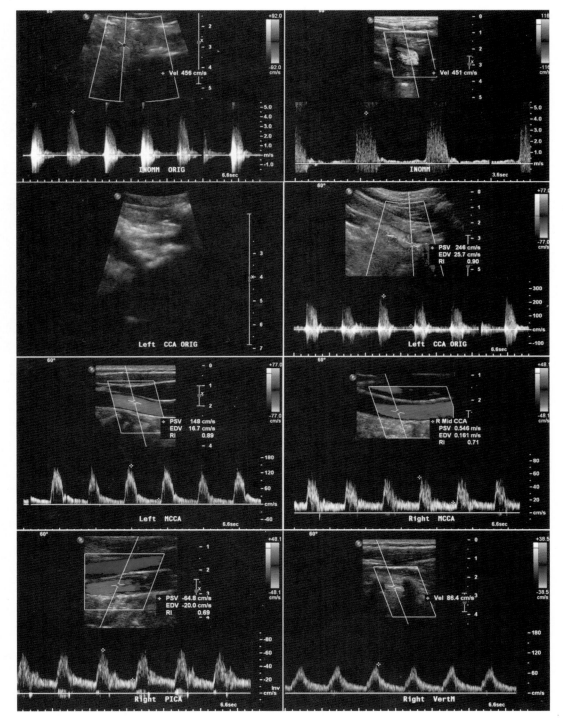

图 2-10　第一行,彩色多普勒显示血流加速和紊乱的位点,频谱多普勒显示血流速度增加、单相波、血流紊乱,提示无名动脉狭窄。第二行,左侧颈总动脉起始处隐约可见斑块。该处血流加速,并出现血流紊乱,这些均提示狭窄。第三行,正常的双侧颈总动脉血流速度的波形图。颈总动脉中段的血流模式已经从左侧无名动脉狭窄、左侧颈总动脉起始段狭窄的影响中恢复。第四行左图,右侧颈内动脉近段正常血流模式。第四行右图,上升支延迟(小慢波)提示上游存在严重狭窄。在该病例中,颈总动脉的中-远段及颈内动脉内的血流模式都是正常的。显著的狭窄存在于无名动脉、左侧颈总动脉起始处及右侧椎动脉起始处,需要对颈动脉和椎动脉全程进行全面评估。

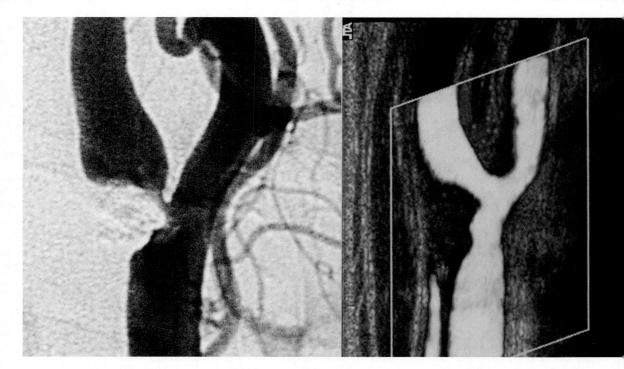

图 2-11 在颈总动脉远段和颈内动脉近段狭窄处,传统的经导管造影术和能量多普勒显像大致是相同的。

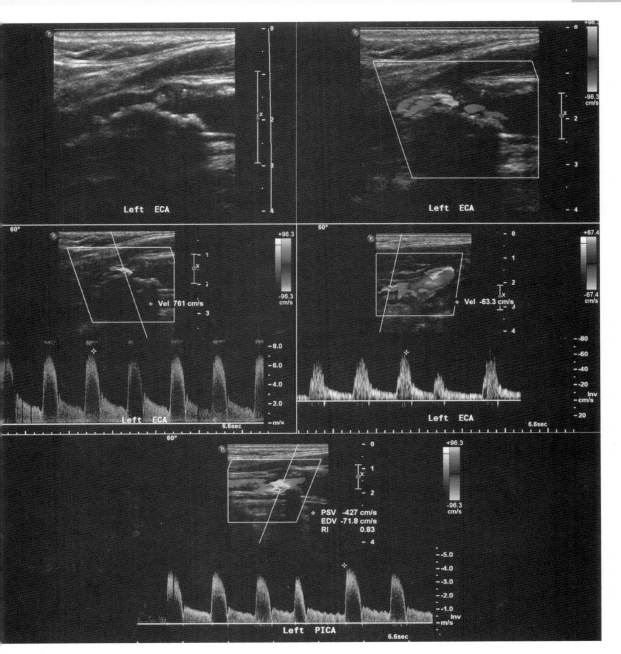

图 2-12　颈外动脉起始处血流动力学显著狭窄。左上图,灰阶图像显示了巨大的动脉粥样硬化钙化斑块。右上图,彩色多普勒血流图显示了管腔的变窄,以及血流紊乱。左中图,血流紊乱及狭窄处的频谱多普勒显示了颈外动脉起始处狭窄位点血流速度显著增加。右中图,颈外动脉狭窄远段血流速度是正常的。最下面一幅图,由于之前心动周期较短,频谱显示收缩期峰值流速减低。相反,之前心动周期较长会引起收缩期峰值流速变高。

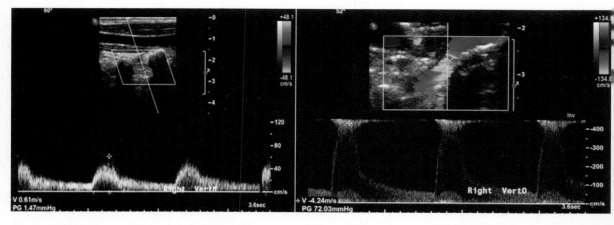

图 2-13 椎动脉开口处狭窄。左图,右侧椎动脉椎间段频谱图,显示血流速度正常,没有血流紊乱。右图,同侧椎动脉开口处的血流频谱图,上面的取样框里显示了血流加速和紊乱的位点,下面的频谱证实了血流速度显著增加及血流紊乱。狭窄处高速射流在右侧椎间段取样点处恢复正常。

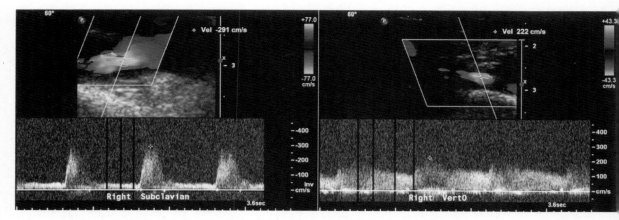

图 2-14 左图,彩色多普勒显示的右侧锁骨下动脉血流紊乱位点,频谱显示了高速血流及血流紊乱。血流是双相的。这符合锁骨下动脉临界狭窄。事实上,该取样点远离了锁骨下动脉严重狭窄的位点,实际上狭窄位于锁骨下动脉的近段。右图,右侧椎动脉起始处的血流频谱,椎动脉开口处重度狭窄导致频谱的上升支缓慢。

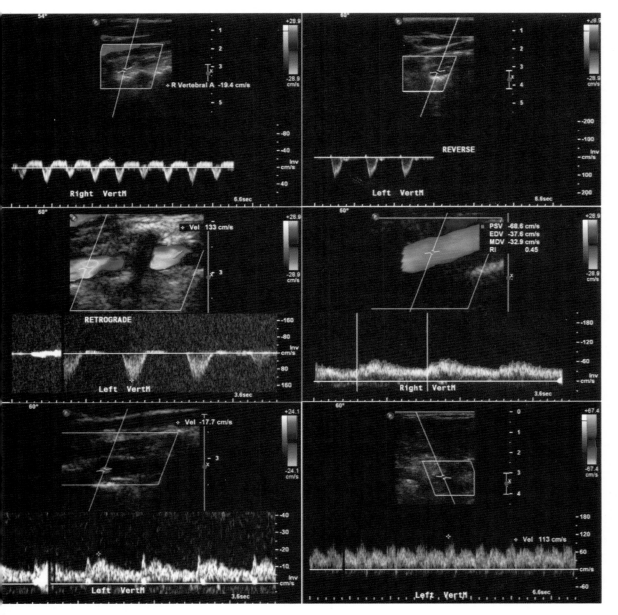

图 2-15　椎动脉疾病的异常波形。这是不同患者的血流频谱。左上图、右上图和左中图，三个锁骨下动脉窃血患者，椎动脉中间段不同程度血流反向。右中图，血流呈现小慢波，而且血流紊乱，提示上游重度狭窄。左下图和右下图，收缩早期频谱出现切记或呈"bunny rabbit"模式，提示锁骨下动脉隐匿性窃血。

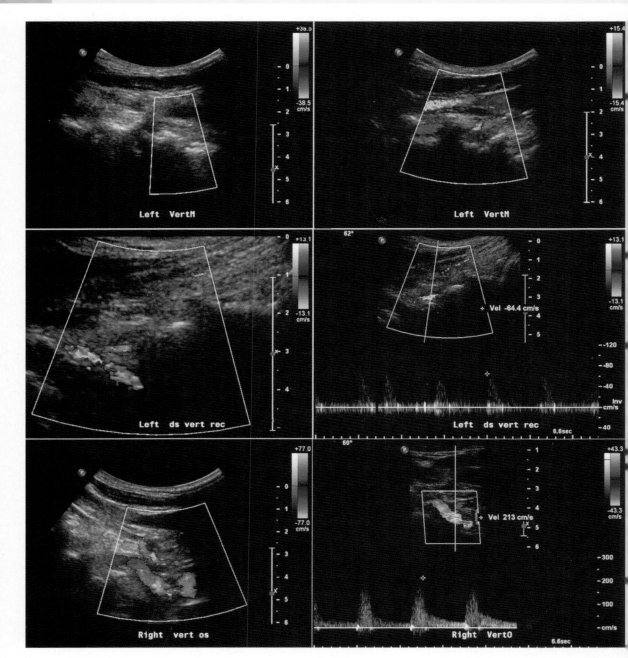

图2-16 左上图,彩色多普勒显示左侧椎动脉中间段没有血流。右上图,左侧椎动脉中间段以远节段的血流显像。在颈动脉的近场,血流是反向的。在中场发现一侧支血管回流入椎动脉。左中图,一侧支血管进入左侧椎动脉远段使其得到血液供应。右中图,记录左侧椎动脉远段(远离闭塞的中段)的脉动的血流频谱。左下图和右下图,血流紊乱及流速轻度增加,却是双期血流,然而在右侧椎动脉起始处存在着非重度狭窄。该患者存在双侧椎动脉病变。

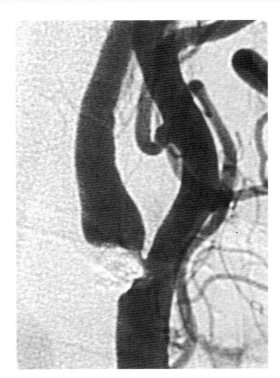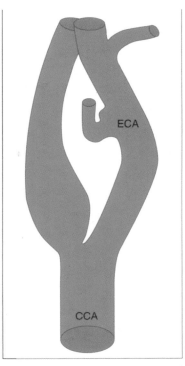

图 2-17　颈内动脉近段的内径相对扩大。颈内动脉近段部分,尤其是后壁,是斑块最常好发的位点。因此,狭窄容易发生于内径较大的血管节段。

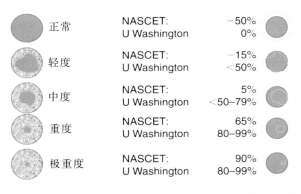

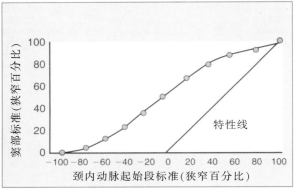

图 2-18　NASCET(北美症状性颈动脉内膜剥脱试验)和华盛顿参考标准对管腔内径的描述有显著差异。NASCET 标准是颈内动脉远段标准,内径小于窦部内径。左上图,颈动脉横切面示意图(上面是正常的,下面是不同程度狭窄),管腔是以灰阶图像显示的,斑块在灰阶图像上表现为花条纹状。残余管腔是以黄线划定的。右上图,以 NASCET 标准列出了管腔内径(灰色的圆圈)。假如没有狭窄,窦部内径大于颈内动脉起始内径。因此,当以颈内动脉起始作为标准时,窦部正常或轻度狭窄会得出阴性结果。然而,NASCET 和华盛顿狭窄标准本质上是不同的。它们最大的不同在于对不存在狭窄或者存在轻度狭窄时的判定,随狭窄程度的增加它们的一致性也越来越高。下面的图表显示窦部标准和颈内动脉起始段标准呈非线性相关,而且远离特性线。

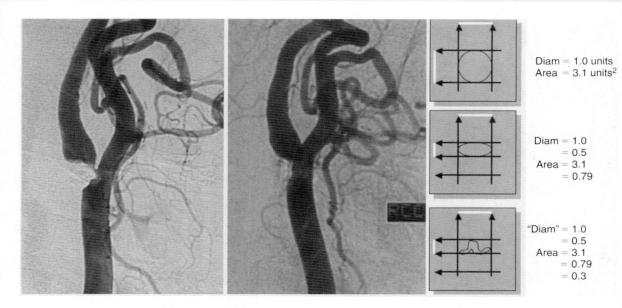

图 2-19 投影/偏心性问题。斑块及管腔的扭转和投影,给出了对狭窄程度的描述变量。通常采取最狭窄的节段投影,偏心性是根据投影做不同的描述。在非常不规则和偏心性的管腔,几乎没有一种造影技术通过用线性测量来描述非线性孔口的方法来合理地描述狭窄的血流动力学。右侧的原理图描述了入射 X 线光束改变 90°,横断面上圆形管腔的面积并没有发生改变(上面的原理图),但是对于偏心性病变来说管腔的面积发生了改变。对称的(中间的原理图)和非对称的(下面的原理图)管腔在投影图上可能具有同样的内径,但是其面积是不同的。

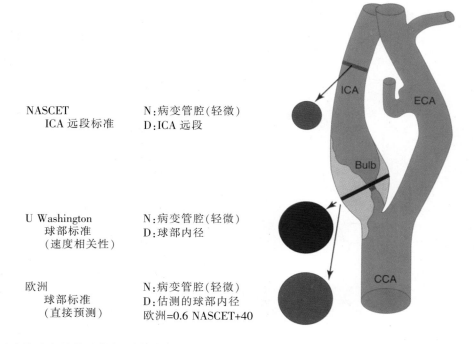

图 2-20 对颈动脉狭窄的描述依据颈内动脉远段标准和窦标准。Washington/Strandness 超声技术,通过窦部标准将不同的血流速度和不同的狭窄程度联系起来。欧洲的造影标准尽最大努力去测量窦标准。NASCET 造影标准使用颈内动脉远段作为参考标准。ICA,颈内动脉;ECA,颈外动脉。

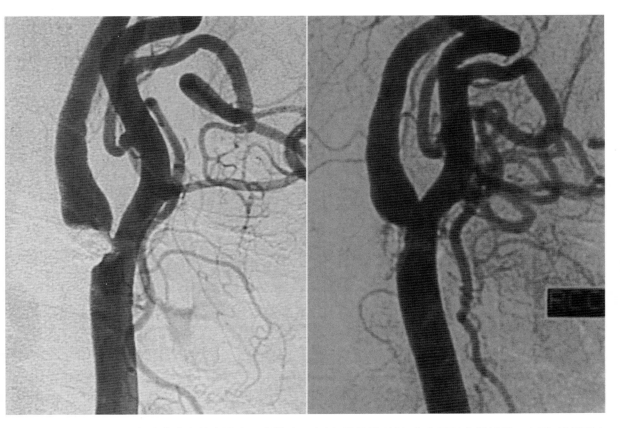

图 2-21 扭转/投影对颈内动脉狭窄的造影表现的影响。左侧,投影最理想,狭窄可以全部显影。右图,投影不太理想,不能准确反映狭窄的严重性。在动脉粥样硬化性斑块内发现一个钙化斑。

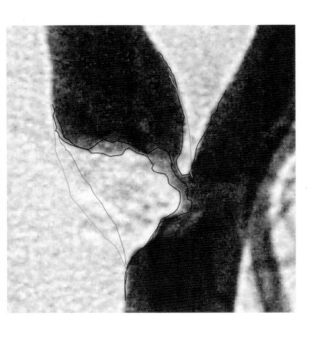

图 2-22 管腔边缘的划定对血管造影是一个挑战。NASCET 或欧盟标准对管腔边缘的划定,以及欧盟标准中对管腔的外侧缘的划定都会有一些不确定性和变化性。管腔边界可能是不连续的,在明显的或灰色阴影(黑色线)中渐渐消失。确定血管的外侧壁主观性很强,它基于可见的钙化、运用显示部分动脉的曲率进行假设投影(彩色线)。

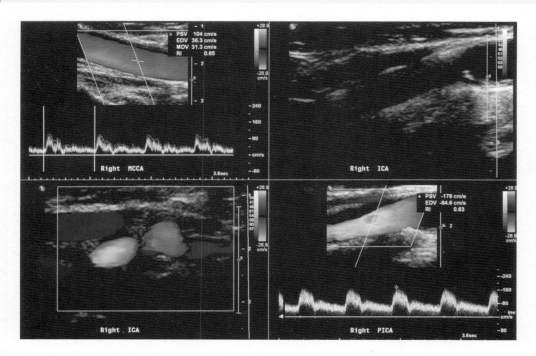

图 2-23 应用共识性标准对颈动脉狭窄程度分级的不确定性。颈内动脉收缩期峰值流速(PSV)增加,符合狭窄程度 50%~69%。主要参数与依据 PSV 的分级是不相符的。狭窄程度是 50%~69%,但是以斑块估计狭窄程度<50%。附加参数也不一致,颈内/颈总的流速比值<2,但是舒张期流速 40~100 cm/s.

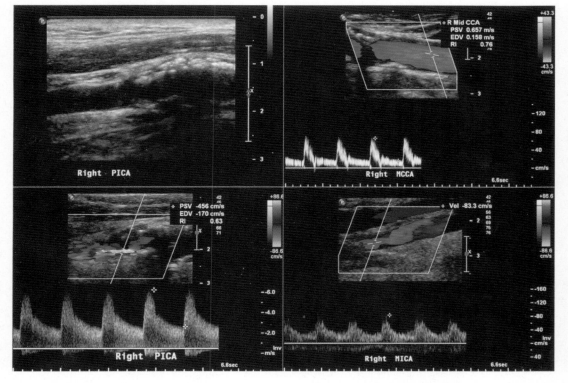

图 2-24 狭窄程度>70%,但未接近闭塞。主要参数和附加参数都得出了一致性结论。颈内动脉收缩期峰值流速>230 cm/s,在病变最重的节段以斑块估计狭窄程度>50%, 颈内动脉与颈总动脉流速比值>4,舒张末期流速>100 cm/s.

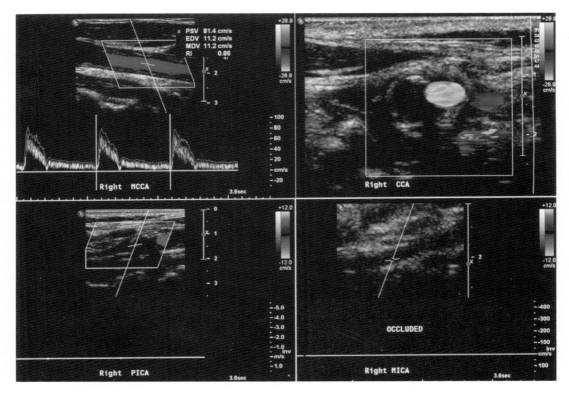

图 2-25 颈内动脉完全闭塞。左上图，颈总动脉中段正常的血流。右上图，颈动脉分叉水平以上，颈外动脉内可见血流，颈内动脉内未见血流。左下图和右下图，图像显示近段和中段血流缺失，彩色多普勒和频谱多普勒均未采集到血流信息。

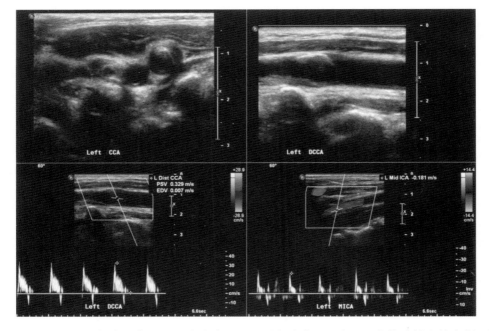

图 2-26 左上图和右上图，灰阶图像显示颈总动脉远段和颈内动脉近段约 50% 的管腔被斑块占据。左下图，颈总动脉的血流模式是高阻的，伴有短暂的反流。右下图，颈内动脉内也出现了同样的血流模式（取样点放在了中段）。这是由于颈内动脉远段完全闭塞，导致了血流呈高阻。

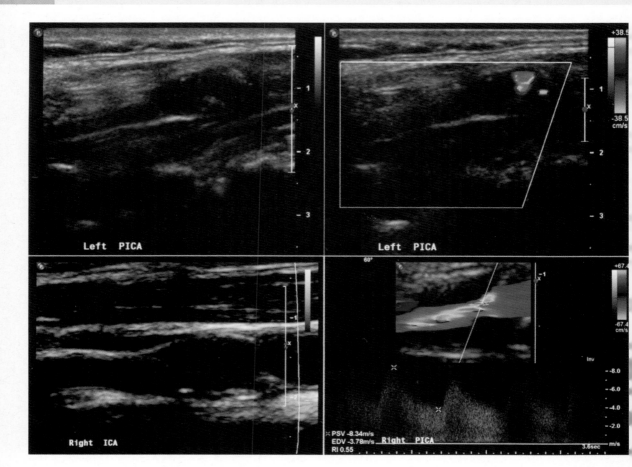

图 2-27 上图显示颈内动脉近段闭塞,管腔内未见血流。下图显示右侧颈动脉狭窄程度>70%,但是还未接近闭塞,收缩期峰值流速>200 cm/s。以斑块估计狭窄程度>50%,颈内动脉与颈总动脉收缩期峰值流速比值为 7:1,舒张末期流速>100 cm/s。

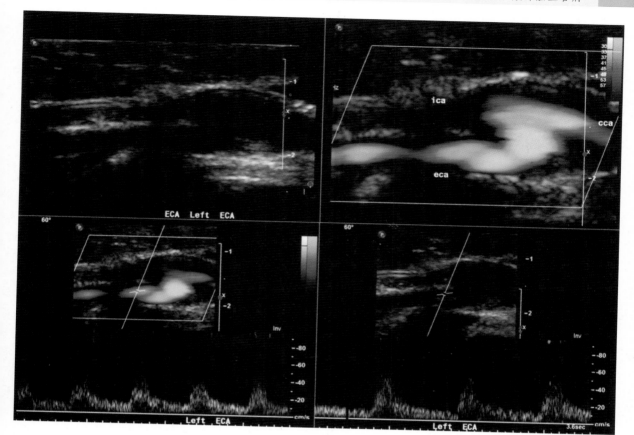

图 2-28 颈内动脉闭塞。灰阶(左上图)和能量多普勒(右上图)图像显示颈内动脉近段闭塞。下面的图显示了未闭但是也有异常的颈外动脉。颈外动脉的血流模式呈现出"颈内化",即与同侧颈内动脉相似的,呈低阻型频谱(左下图)。颞浅动脉叩击试验证实了该血管是颈外动脉(右下图)。

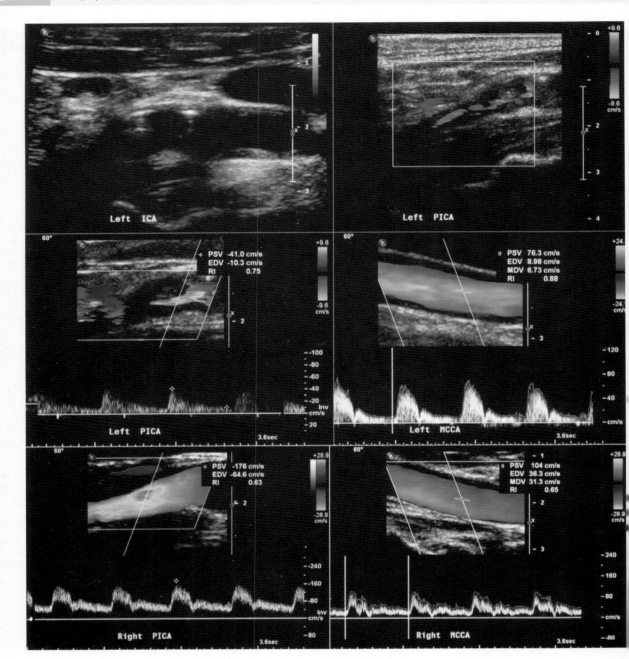

图 2-29 左上图,灰阶图像显示颈内动脉内斑块。狭窄的程度是很难确定的,但是狭窄确实是很显著的。右上图,同一个节段的彩色血流显像发现管腔变小了。左中图,颈内动脉近段的频谱,血流速度是降低的。右中图,左侧颈总动脉血流速度是正常的或轻度降低。这提示左侧颈内动脉远段闭塞。左下图和右下图,图像显示右侧颈内动脉近段的狭窄程度约 50%~69%。收缩期峰值流速在 125~230 cm/s。以斑块大小估计狭窄约为 50%。颈内动脉和颈总动脉收缩期峰值流速比值小于 2,这一点更支持狭窄<50%,这与用斑块大小估计的狭窄程度一致。颈内动脉舒张末期流速是 65 cm/s,这更支持狭窄程度 50%~69%。在临床工作中,经常会遇到这种对狭窄程度估计不一致的情况。

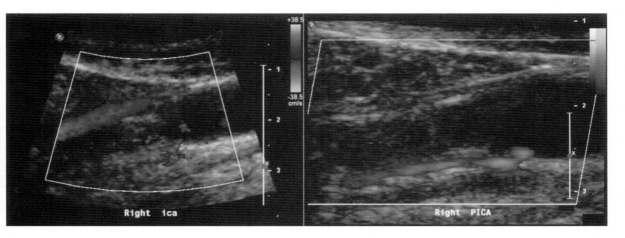

图 2-30 颈内动脉近段完全闭塞。左图，彩色多普勒血流图未见连续性血流通过颈内动脉。一个巨大斑块将颈内动脉管腔填满。右图，能量多普勒血流图没有检测出颈内动脉内的血流，仅仅在邻近的颈外动脉检测到了血流。

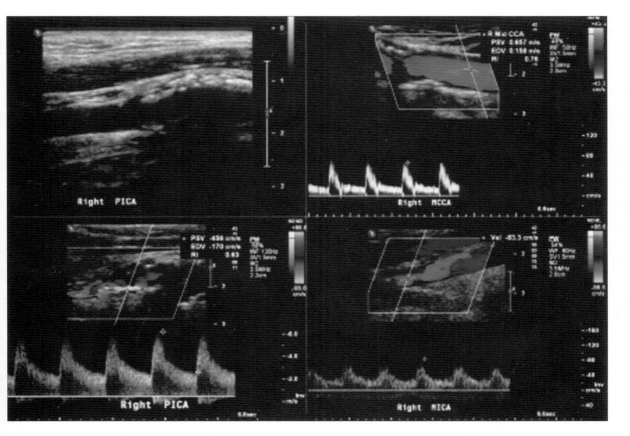

图 2-31 双侧颈内动脉狭窄超过 70%，但是还没达到近闭塞的程度。颈内动脉收缩期峰值流速(PSV)大约 230 cm/s，而且用斑块大小估计狭窄程度大于 50%。颈内动脉与颈总动脉收缩期峰值流速之比>4，舒张期流速>100 cm/s.

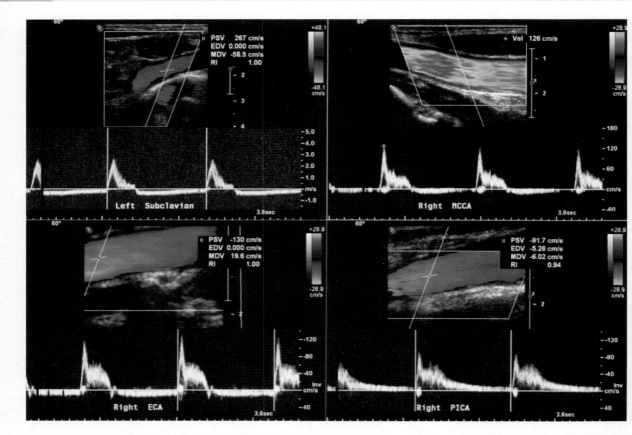

图 2-32 主动脉瓣关闭不全对锁骨下动脉和颈动脉血流模式的影响。左上图,左侧锁骨下动脉出现了舒张期反流,这是由于主动脉瓣关闭不全时舒张期血液由主动脉反流入左心室。右上图,颈总动脉内也出现了舒张期反流。左下图,颈外动脉舒张期反流。右下图,颈内动脉的血流模式仍然是双期的,而且舒张期是前向血流。

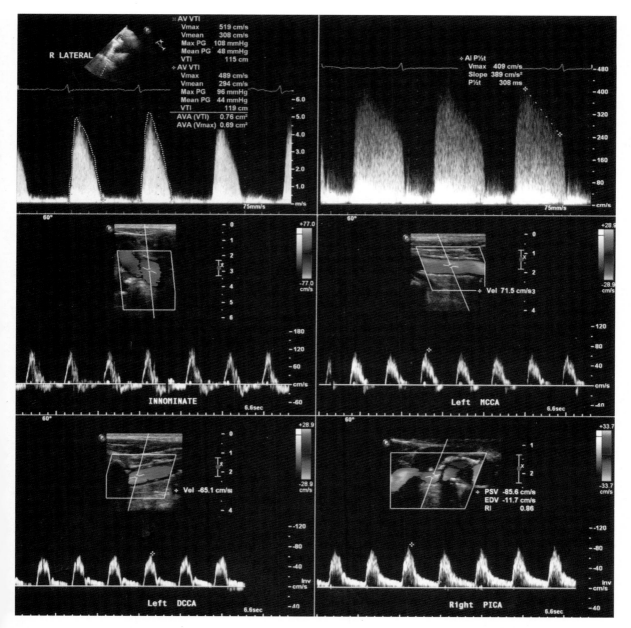

图 2-33　主动脉瓣重度狭窄和关闭不全并存对颈动脉波形的影响。左上，超声心动图图像显示主动脉瓣重度狭窄，瓣口的压差力峰值接近 100 mmHg，平均压差 48 mmHg。右上图，频谱显示 3 级以上主动脉瓣关闭不全。左中图，无名动脉血流频谱收缩期出现了显著的震颤伪像，这是由于主动脉狭窄的震颤传播引起的。同样的，无名动脉的血流频谱舒张期血流反向，这是由于主动脉瓣关闭不全引起的。右中图，左侧颈总动脉血流频谱出现了一个短暂性的舒张期反流，没有明显的舒张期前向血流。左下图，左侧颈总动脉远段血流频谱是正常的，舒张期血流是前向的。右下，颈内动脉内呈现的是正常的双期血流，尽管存在主动脉瓣 3 级以上关闭不全。由于主动脉狭窄高速射流引起震颤，无名动脉、颈总动脉、颈内动脉收缩期血流频谱常常是毛糙的。

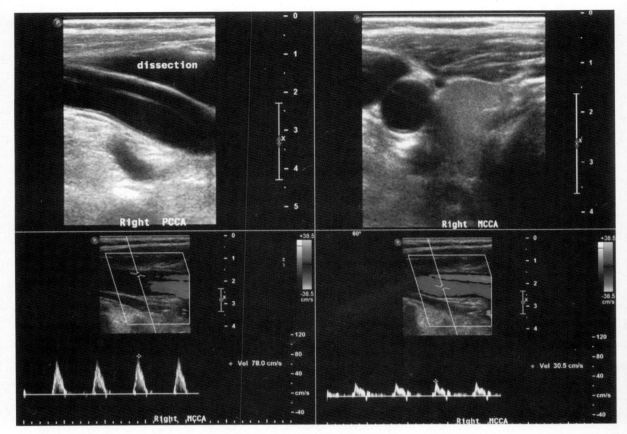

图 2-34　急性主动脉夹层累及分支血管引起颈总动脉夹层。左上图,颈总动脉长轴图像。沿着颈总动脉长轴内膜片清晰可见,而且将管腔分成真腔和假腔。右上图,颈总动脉短轴切面,显示内膜片。左下图和右下图,展示了真腔和假腔不同的血流频谱。

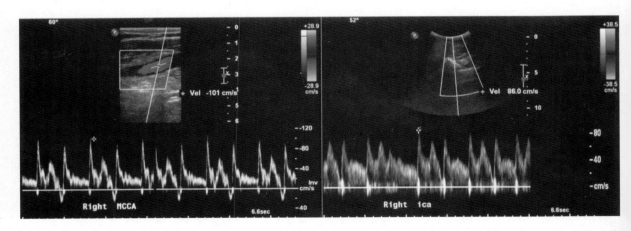

图 2-35　主动脉内球囊反搏对颈动脉波形的作用。主动脉内球囊以 1:2 的比例与心动周期交替。左图,颈总动脉频谱,主动脉内球囊在舒张期膨胀,形成了一个前向血流频谱和由于舒张晚期的球囊回缩导致的舒张晚期的反向血流。在交替的心动周期,血流模式是正常的双相波。值得注意的是,收缩期峰值流速在有反搏和没有反搏的心动周期之间也是交替的。先于主动脉内球囊回缩的心动周期的收缩期峰值流速低于"自然"心动周期的收缩期峰值流速。右图,在主动脉内球囊反搏时,颈内动脉(ICA)波形不同于颈总动脉(CCA)波形。舒张期前向血流模式仍然存在;但是,不存在舒张晚期由于球囊回缩引起的反向血流。舒张期前向血流存在于所有心动周期中。在球囊泵-放大心动周期内,舒张期血流减少但不逆转,CCA 中也一样。

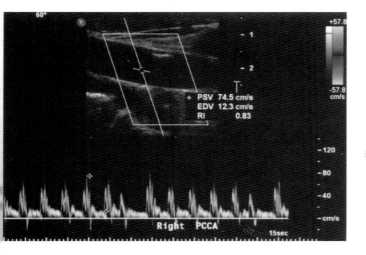

图 2-36　心律不齐对颈动脉血流模式的作用。该患者患有房颤。除导致连续频谱之间的间隔发生变化外，频谱的振幅也会发生变化。当心动周期短时，收缩期峰值流速减低，当心动周期较长时，收缩期峰值流速增加。

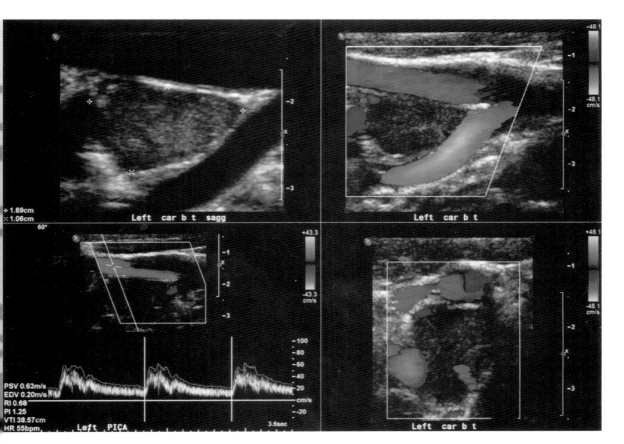

图 2-37　副神经节瘤。左上图，颈动脉分叉处见一大小 1.7 cm × 1.1 cm 软组织肿块，蔓延至颈内动脉近段和颈外动脉近段。右上图，颈内动脉和颈外动脉的血流仍然是层流，尽管有软组织肿块的介入。左下图，左侧颈内动脉近段的血流没有受到影响，其流速正常，而且没有出现血流紊乱。右下图，副神经节瘤的短轴观，颈外动脉位于它的前方，颈内动脉位于它的侧边。

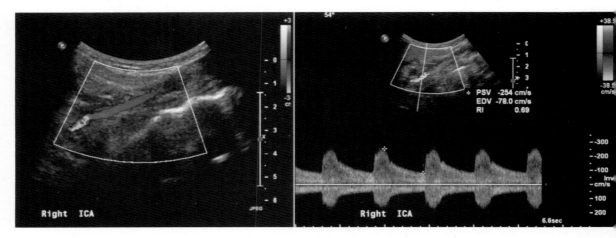

图 2-38 颈内动脉纤维肌性发育不良。左图，在不伴有内膜表面不规则的情况下，颈内动脉轻微变细。彩色血流显像显示了颈内动脉内紊乱血流的起点。右图，血流紊乱位点的频谱图，显示了由于狭窄引起的收缩期峰值流速增加及血流紊乱。

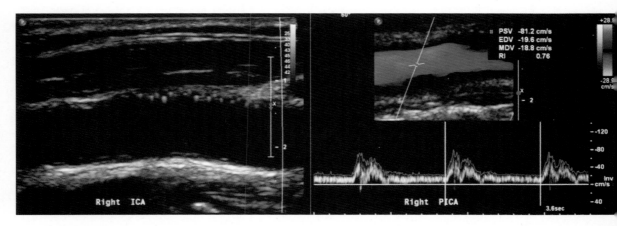

图 2-39 颈动脉内膜切除术后。左图，颈内动脉内被粥样硬化斑块充填。近场管壁不规则，斑块被混响伪像所夸大。右图，彩色多普勒和频谱多普勒显示了内膜切除术后，动脉内正常的收缩期和舒张期流速。

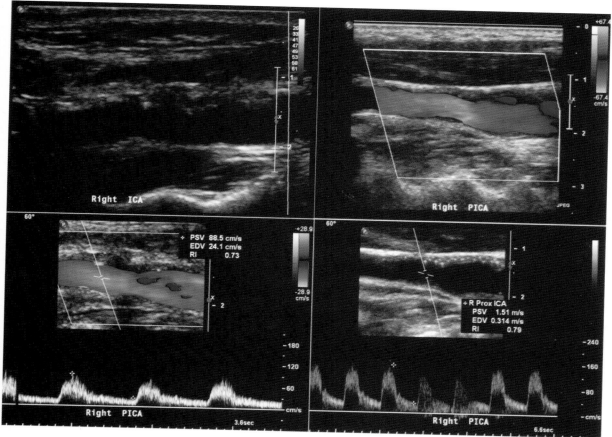

图 2-40 颈动脉内膜剥离术后轻度狭窄。左上图,近场管壁不规则,伴有局限性混响伪像。右上图,彩色多普勒血流图证实了动脉内膜剥离术处的颈内动脉中心管腔内的血流呈层流。左下图,颈内动脉远段和近段的血流速度和模式正常。右下图,在内膜不规则和管腔变细的位点,血流速度增加,但是没有达到两倍。频谱血流分析提示了残余狭窄小于 50%,这也证实了左上图显示的内膜剥离术确实是不完全的。

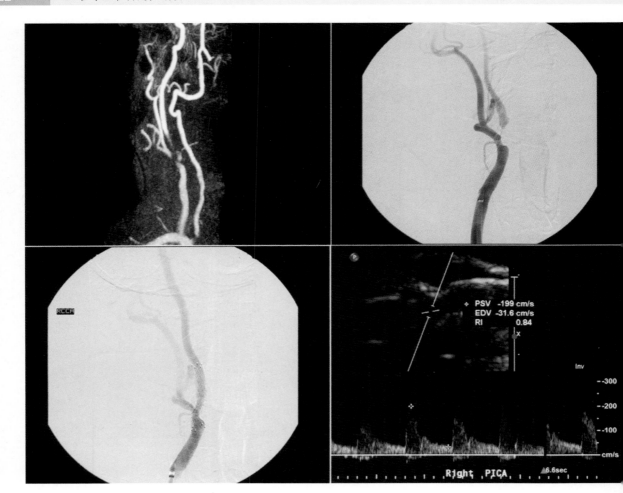

图2-41 再狭窄。左上图,磁共振成像显示颈内动脉紧缩性狭窄,也提示了颈外动脉存在着狭窄。右上图,传统的导管造影描述了颈内动脉近段的向心性狭窄,不伴有颈外动脉狭窄。左下图,颈内动脉疾病支架植入术后,颈内动脉内径显著增加,尽管残余的动脉粥样硬化斑块仍然会向管腔内突入。右下图,颈内动脉近期支架术后的频谱图,证实了颈内动脉正常的流速和血流模式。

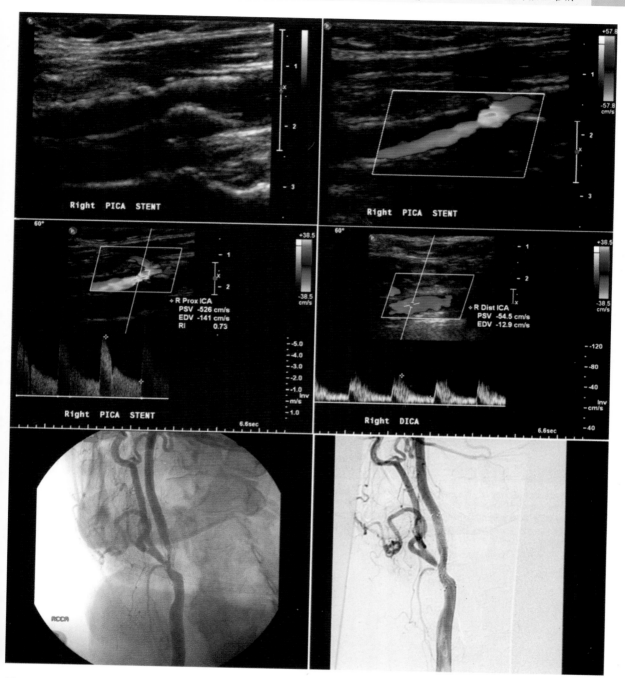

图 2-42 再狭窄。左上图,支架术后 1 年。二维灰阶图像显示了颈内动脉内支架,但是管腔不能清晰显示。右上图,支架内的彩色血流图。彩色多普勒提示管腔存在显著狭窄,原因是支架内存在低回声斑块。左中图,支架内的频谱多普勒显像。收缩期和舒张期血流速度显著增加。这提示显著性再狭窄。右中图,颈内动脉远段血流速度和频谱波形正常。左下图,传统的导管造影术显示可疑的再狭窄。在先前颈内动脉支架的植入处存在着显著狭窄。右下,在该位点再次植入支架,颈内动脉的管腔接近正常,尽管此时颈外动脉起始处有轻微的挤压感。

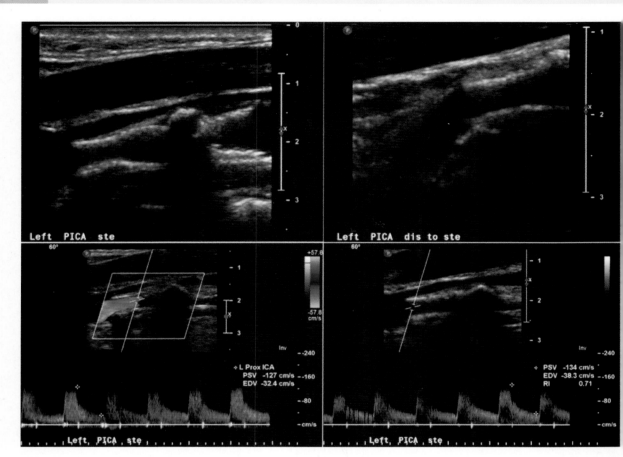

图 2-43 颈动脉支架术后无狭窄。左上图,颈内动脉支架由于其金属表面可以清晰显示,而且可以观察其展开得是否完全。近段和远段的边缘位于动脉管壁附近。在先前颈动脉狭窄位点的中段,该处有巨大的钙化斑块,支架很难完全展开。由于预先存在的粥样硬化斑块内部发生钙化(和行颈动脉内膜剥离术无法剥离的不一样),在其后方形成了宽大声影。如果再狭窄发生在声影区域内,通过二维显像是不能确诊的。右上图,支架的远段边缘和其与颈内动脉的关系是显而易见的。左下图,支架内的血流速度轻度增加,同时存在血流紊乱。右下图,支架内和支架远段同时存在血流紊乱。

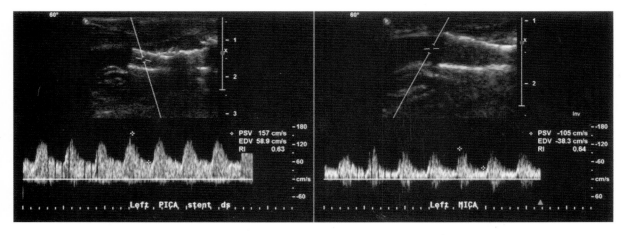

图 2-44 颈内动脉支架内及支架远段的频谱图像。左图,颈内动脉支架远段的频谱波形。收缩期峰值流速轻度增加,而且存在血流紊乱。二维灰阶图像显示了支架完全展开,以及巨大粥样硬化斑块的移位。右图,支架远段的频谱图像,虽然仍然存在血流紊乱,但是颈内动脉的收缩期峰值流速已经恢复正常。

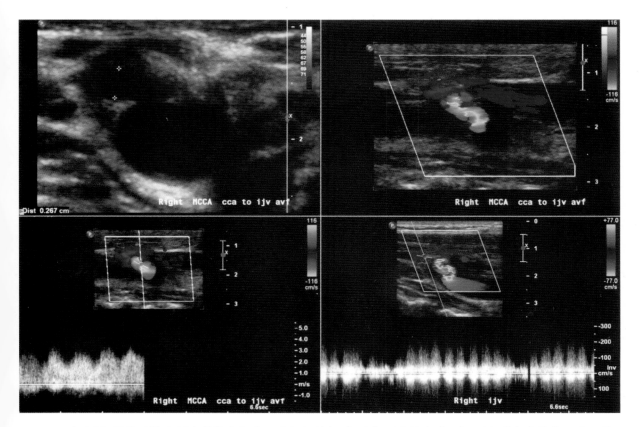

图 2-45 左上图,颈总动脉和颈内静脉之间有一个组织缺损,探头加压瘘管变瘪。右上图,彩色多普勒血流显像。左下图,频谱和彩色多普勒显示瘘管处的血流是连续性血流,是典型的动静脉瘘。右下图,颈内静脉内的血流呈现出了和中心静脉血流模式一致的呼吸相变异。

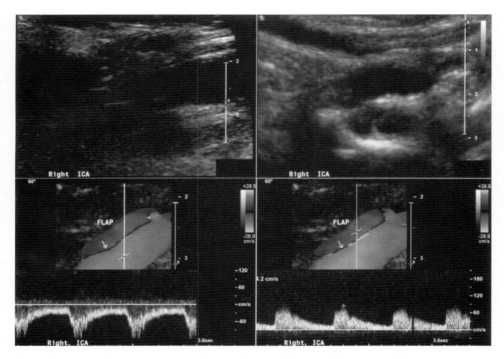

图 2-46 自发性颈内动脉夹层。左上图,颈内动脉夹层的内膜片隐约可见,而且只能显示其全长的一部分。右上图,在颈内动脉的横切面上可以清晰显示内膜片,以及真腔和假腔。左下图和右下图,颈内动脉长轴方向的真腔和假腔内的彩色血流及频谱图像。在该病例中,频谱图像证实了彩色血流显像显示出的真腔和假腔内血流方向是相反的。

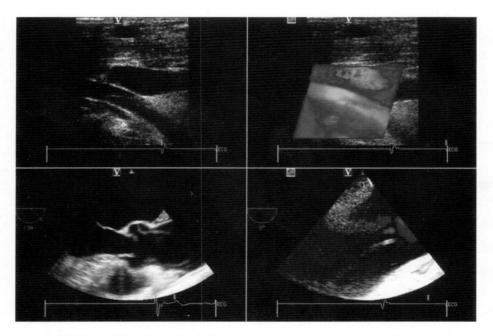

图 2-47 急性颈动脉夹层延伸至右侧颈总动脉。该患者有由于颈总动脉受累引起的血流灌注不全综合征,而且有脑缺血。左上图,颈总动脉内见一个内膜片。右上图,能量显像显示了真腔和假腔,在该病例中可以更加清楚地看到内膜片。左下图,经食道超声主动脉根部水平显示主动脉夹层的内膜片。右下图,经食道超声主动脉弓水平显示内膜片。

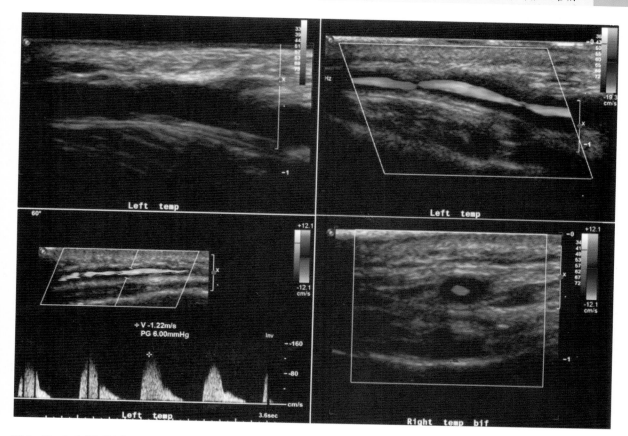

图 2-48 左上图,颞浅动脉长轴切面的灰阶图像。管腔虽然没有扩大,但是深处的内膜可能是增厚的。右上图,彩色多普勒血流图显示了灰阶图像上未能发现的狭窄的管腔,管壁呈低回声,且均匀性增厚。左下图,颞浅动脉的频谱图,显示了收缩期流速增加,呈单向波形,这些都提示狭窄。右下图,颞浅动脉炎管壁增厚的晕征,可以通过彩色血流勾勒管壁来清晰的显示。

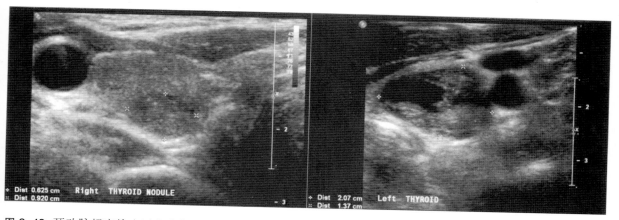

图 2-49 颈动脉超声检查过程中偶然发现甲状腺病变。左图,颈总动脉旁有一个 6 mm × 9 mm 的甲状腺结节。右图,在甲状腺左叶里有一个囊性病灶。

第 3 章

上肢动脉疾病

本章要点
- 掌握正常上肢动脉解剖和解剖变异。
- 掌握上肢动脉的标准化超声检查方法。
- 掌握常见上肢动脉疾病或上肢动脉损伤的超声诊断方法。

上肢动脉解剖

上肢动脉解剖见图 3-1 和图 3-2。右侧锁骨下动脉通常在胸锁关节水平与颈总动脉起源于无名动脉,远端沿锁骨上走行。然而,这里常常发生变异,比如,右锁骨下动脉直接起源于左锁骨下动脉起始远端的降主动脉,右颈总动脉独立走行。

左侧锁骨下动脉平第四胸椎水平起源于主动脉弓远端,然后弓形走行。

锁骨下动脉主干分为三段,第一段自起始至斜角肌内侧缘,第二段走行于肌肉后方,第三段自斜角肌外侧缘至第一肋骨上方。

自锁骨下动脉第一段后上方发出椎动脉,这是所有分支中变异最小的。乳内动脉自其下方发出,与伴行静脉及神经沿胸骨旁向下走行,由于其丰富的血管连接而常成为一支有用的血管旁路。

甲状颈干及其三个分支,甲状腺下动脉、肩胛上动脉和颈浅动脉,在锁骨下动脉及无名动脉阻塞性疾病时是最重要、变异最大的血管旁路。仅有 46% 的病例能够如教科书所示的显示主干及三个分支,约 17% 的病例该主干缺失[1]。

自锁骨下动脉第二段后方发出的是肋颈干,经过胸膜上方至第一肋骨,走行于颈深部和浅表肋间,供应第一、二肋间隙。这些血管比较小,不能作为重要的血管旁路。锁骨下动脉第三段通常没有分支。

每一侧的锁骨下动脉在第一肋骨外侧缘和大圆肌下缘延续为腋动脉,然后向下进入腋窝。与锁骨下动脉类似,腋动脉分为三段:第一段沿着内侧至胸小肌,第二段在其后方,第三段在该肌肉的外侧。

由腋动脉发出 6~11 支动脉互相吻合形成血管网,在胸廓-肩胛损伤时能够形成有效的侧支循环。虽然该结构是相当稳定的,但在动脉起源上也存在变异。这些动脉包括胸廓浅动脉,胸肩峰动脉,胸外侧动脉,肩胛下动脉,肩胛上动脉,以及旋肱前、后动脉。

肱动脉在大圆肌下缘水平自腋窝沿内侧下行至肱骨,止于肱骨前上髁。

肱动脉沿途有若干分支,在肘部周围形成重要的侧支循环,偶尔会有肱浅动脉[2](发生率 9%)。当肱浅动脉存在时,有时代替肱动脉,有时平行于肱动脉向下延续为桡动脉,少数为尺动脉。很小的分支血管供应上臂肌肉,大多数的分支都未命名。

肱动脉在肱桡线远侧 1.5 cm 处分为桡动脉和尺动脉。通常情况下尺动脉位置更深,也更重要。13%~25% 的桡动脉会发生起源变异,起自腋动脉或肱动脉近段、中段及远段。通常发生于单侧,称为肱桡动脉。与肱桡动脉起源相似,当所取样本量相同时,约 5% 的人存在肱尺动脉。

其他一些次要的血管异常起源发生在前臂及上臂,有报道尺动脉和桡动脉缺如,但是比较少见。当桡动脉或尺动脉缺如时,骨间前动脉代替其功能[3]。

尺动脉是两条前臂动脉中具有优势的一条。虽然桡动脉仅有少数分支供应前臂肌肉组织,尺动脉有一个大分支骨间总动脉发出分支至两者的骨间膜。

较表浅的桡动脉沿肱桡肌向下走行,延伸至手掌,与尺动脉的掌深弓分支吻合形成掌深弓,形成良好的手掌血管吻合网,97% 的病例中掌深弓是完整的[4]。

尺动脉走行于深浅屈肌间下行至手掌,联合桡动脉的掌浅弓分支形成掌浅弓。20% 的掌浅弓不完整[5]。掌深弓分支负责手背的血液供应,当桡动脉和尺动脉结扎时,掌深弓的常见分支可以替代血液供应。

指动脉由来源于掌深弓的掌侧动脉,来源于

穿支动脉的掌背动脉,掌浅弓的指掌侧总动脉和桡动脉的背侧分支组成。

对锁骨下动脉和头臂动脉阻塞性疾病患者的治疗建议见表框 3-1。

上肢动脉超声检查

目的

超声检查的目的在于检测有无狭窄性疾病或动脉瘤,并确定其范围和程度。

常见适应证包括:①上肢缺血;②肱动脉收缩压不对称;③疑似上肢动脉栓塞;④脉搏减弱;⑤杂音;⑥可疑锁骨下动脉盗血;⑦动脉创伤的评估;⑧胸廓出口综合征(有另外的评估标准)。

超声检查最常见的禁忌证是伤口敷料。图 3-3 至图 3-12 是正常及异常扫查的几个实例。

仪器设备

- 彩色多普勒超声显像仪。
- 5~15 MHz 线阵探头。
- 2~6 MHz 凸阵探头。
- 血压袖带的选择(适合患者上肢尺寸)。
- 血压计(手动或自动)。

- 连续波探头,8 MHz / 5 MHz。
- 数字袖带,1.6 cm × 8 cm。
- 光感体积描记采集系统。
- 记录纸。
- 听筒。
- 耦合剂。
- 数字化报告仪。

操作程序

- 向患者解释操作程序并回答疑问。
- 询问并记录病史。
- 根据患者症状确定操作流程。
- 了解患者药物治疗史。
- 对患侧肢体进行体格检查。
- 回顾以前的超声检查结果。
- 选择合适的预设条件。
- 检查过程中选择合适的标注。
- 记录图像并打印。
- 必要时完成技术员的初始报告。

技术方法

- 检查前患者仰卧位平躺至少 10 分钟。
- 技术员站立或坐在患者旁边。
- 当有感染性液体污染的危险时,技术员必须戴手套。

表框 3-1　对锁骨下动脉和头臂动脉阻塞性疾病患者的治疗建议

Ⅱa 级

1. 对于锁骨下动脉狭窄或闭塞(锁骨下动脉盗血综合征)引起的有症状的后循环或小脑缺血,且没有临床手术禁忌证的患者,颈-锁骨下搭桥是合理的(证据等级 B)。
2. 对于锁骨下动脉狭窄(锁骨下动脉盗血综合征)引起的有症状的后循环或小脑缺血,但有高危手术并发症的患者,经皮血管内造影和支架植入是合理的(证据等级 C)。
3. 对于颈总动脉或头臂动脉闭塞性疾病引起的前循环症状性脑缺血的患者,经皮造影支架植入血运重建术、直接动脉重建或者手术搭桥是合理的(证据等级 C)。
4. 对于锁骨下动脉或头臂动脉闭塞性疾病引起的上肢运动不灵活的脑缺血患者,经皮造影支架植入血运重建术、直接动脉重建或者手术搭桥是合理的(证据等级 C)。
5. 对于应用同侧乳内动脉进行心肌血运重建术的无症状的锁骨下动脉狭窄患者,手术搭桥或者锁骨下动脉造影支架植入血运重建术是合理的(证据等级 C)。

Ⅲ 级:无效的

1. 对于锁骨下动脉狭窄引起的上肢血压不对称、锁骨周围杂音、或者椎动脉血流反向的无症状患者不需要进行血运重建术,除非应用乳内动脉进行心肌血运重建术(证据等级水平 C)。

From 2011 ASA/ACCF/AHA/AANN/AANS/ACR/ASNR/CNS/SAIP/SCAI/SIR/SNIS/SVM/SVS guideline on the management of patients with extracranial carotid and vertebralartery disease. *J A m Coll Cardiol*. 2011; 57:16–94.

物理检查

- 血压：测量双侧上肢血压。
- 正常参考值：双侧相差 2~20 mmHg 为正常范围，差值大于 20 mmHg 为异常。
- 注意：袖带下方的远端狭窄不明显。

超声扫查

患肢略旋后外展。锁骨下动脉中远段可以在前胸壁沿锁骨方向扫查，近段和无名动脉可以在胸骨上窝获得图像。扫查腋动脉时，患者上肢上举屈曲呈 90°，从锁骨中线到腋窝能够很容易找到血管。上肢放下到初始位置扫查剩余血管，肱动脉从腋窝下行走行于上臂中间，约在肘窝以远 1~2 cm 处分叉成桡动脉及尺动脉，桡动脉沿前臂前外侧走行，尺动脉沿前臂前内侧走行。

图像

以下所列出的所有血管都显示横切面，当怀疑动脉瘤时，可用来测量内径：①锁骨下动脉；②腋动脉；③肱动脉；④桡动脉；⑤尺动脉。

接下来，在矢状切面，应用灰阶、彩色、脉冲多普勒及频谱多普勒模式，当应用频谱多普勒测量时尽量使声束与血管壁角度为 60°，取样容积为 1.5 mm。应尝试进行病理分级（例如，壁有无增厚、钙化以及有无斑块、斑块的长度、位置以及范围）。

如果横切面出现动脉瘤样扩张时，测量其深度、长度和瘤颈的直径。

沿血管每隔 2~3 cm 测定有代表性的收缩期峰值流速。

当发现病变时，在狭窄近段、狭窄处及狭窄远段测量收缩期峰值流速，记录与病变处相关的侧支血管及血管反流。

超声描述与报告

斑块特征

- 钙化：高回声伴声影。
- 不均质或混合性：混合回声不伴有声影。
- 无回声：回声非常低，二维难发现但局部彩色血流紊乱。
- 光滑：病变表面轮廓光滑。
- 不规则：病变表面轮廓粗糙、不规则——

可能认为与溃疡有关。

- 动脉瘤：动脉壁局限性扩张。

正常表现

- 典型三相/两相频谱波型。
- 灰阶超声没有发现斑块、钙化或动脉瘤样扩张。
- 流速正常。

异常表现

- 管腔内异常回声。
- 频谱异常。
- 流速改变。

狭窄分级

- 小于 50%：灰阶超声可见斑块；三相/两相频谱波型；与近段相比，PSV 增加 30%~100%。
- 50%~99%：可见斑块；反向波消失（多变）；与近段相比，PSV 增加>100%；狭窄后湍流；典型的狭窄血管彩色血流表现。
- 完全闭塞：①血管内充满实性回声；②未见彩色及多普勒信号；③闭塞后血管重建；④彩色多普勒显示彩色血流恢复；⑤频谱多普勒显示正向及反向血流；⑥受侧支循环影响而出现的一些其他表现。

真性动脉瘤

- 灰阶超声可见搏动性包块。
- 当夹层动脉瘤存在时可见内膜漂浮。
- 动脉瘤腔内呈湍流血流。
- 管腔内可见不均质回声提示为血栓。

假性动脉瘤

- 灰阶和彩色超声可见搏动性包块，通过"管腔"与动脉相通。
- 在颈部可见高速往返血流。
- 包块内呈湍流血流。

动静脉瘘

- 彩色多普勒显示动静脉相通。
- 瘘口远段的静脉可见搏动性血流。
- 瘘口近段可见单向血流频谱。

• 动静脉连接处可见高速湍流血流。

指动脉研究

如有特殊需要,可增加指动脉超声扫查(图 3-13)。

物理检查

Allen 试验

患者坐位,受检查的上肢放在膝部,手举起,当手动压迫腕部尺动脉时测量桡动脉多普勒信号,然后重复相反动作(在桡动脉作为冠脉搭桥血管之前用来评估掌弓的通畅性)

解释：多普勒脉冲减弱或消失提示掌弓完整。

指动脉

• 手凉时,需要暖至室温。
• 充气袖带缠绕于第二手指近端。
• 如果有症状,其他手指都应检查。
• 光感体积描记采集系统绑缚在手指两侧。
• 在记录纸上显示搏动的体积描记波形,需要时将其进行放大。
• 袖带一直充气膨胀测量动脉血压直到波形消失。
• 当袖带缓慢放气时, 增加 10 mmHg 描记图纸,到波形再次出现停止。
• 波形和血压都要记录。
• 得到指动脉/肱动脉压力比(指动脉血压除以同侧肱动脉血压)。
• 备注：正常指动脉血压大于 80 mmHg,正常指动脉/肱动脉压力比大于或等于 0.65。

胸廓出口综合征试验

神经血管在胸廓出口处受压 (图 3-14),症状包括感觉异常、肢冷、疼痛、肿胀、麻木以及运动时上肢麻木,这些是超声检查的适应证。

方法

• 首先行整个上肢动脉超声检查。
• 检查双侧上肢动脉。
• 患者坐位或站位扫查。

• 上肢放置在有症状的位置,纵向扫查锁骨下动脉和腋动脉。
• 另外, 在扫查时嘱患者上肢外展到过度外展。
• 同时也扫查锁骨下静脉和腋静脉,患者重复同样的动作。
• 记录检查过程中血流变化。

描述

正常情况

• 收缩期峰值流速(PSV)为 50~120 cm/s。
• 操作过程没有变化。

异常表现

• 外展运动时,锁骨下动脉局部 PSV 增加一倍。
• 过度外展时,腋动脉 PSV 降低。
• 放松外展时,增加的 PSV 有所回落。
• 操作过程 PSV 明显降低。
• 操作过程动脉或静脉血流信号消失。

标准认证

血管实验室认证委员会(ICAVL)制定检查标准和血管实验室认证。外周动脉检查标准概括见表 3-1[6]。

参考文献

1. Radke HM. Arterial circulation of the upper extremity. In: Strandness Jr DE, ed. *Collateral Circulation in Clinical Surgery*. Philadelphia: WB Saunders; 1969:294-307.
2. Rodriguez-Niedenfuhr M, Vazquez T, Nearn L, et al. Variations of the arterial pattern in the upper limb revisited: a morphological and statistical study, with a review of the literature. *J Anat.* 2001;199:547-566.
3. Chhatrapati DN. Absence of radial artery. *Ind J Med Sci.* 1964;18:462-465.
4. Strandness Jr DE, ed. *Collateral Circulation in Clinical Surgery.* Philadelphia: WB Saunders; 1969.
5. Coleman SS, Anson BJ. Arterial patterns in the hand based upon a study of 650 specimens. *Surg Gyn Obst.* 1961;4:409-422.
6. Intersocietal Commission for Accreditation of Vascular Laboratories (ICAVL): The Complete ICAVL Standards for Accreditation in Noninvasive Vascular Testing. <http://www.icavl.org/icavl/Standards/2010_ICAVL_Standards.pdf >; Accessed April 20, 2010.

表 3-1 ICAVL* 认证标准:外周动脉检查概要

- 选取合适的临床适应证进行外周动脉检查。
- 记录检查适应证。
- 实验室必须要有书面协议来决定检查的解剖范围。完整的检查过程是双侧检查。
- 对于合适的或反复出现的适应证要进行有限检查,且必须记录进行有限检查的原因。
- 书面草案是外周动脉检查的组成部分,包括一个或多个水平的收缩压结合多普勒超声和光电描记波分析。
- 必须记录疾病状态下有代表性的灰阶图像、频谱和彩色多普勒图像,同时记录任何细微改变。
- 需用文档记录如何利用彩色多普勒作为灰阶显像和频谱多普勒的补充。如果利用了其他成像方式(如能量多普勒),也需在文档中进行记录。
  - 锁骨下动脉
  - 腋动脉
  - 肱动脉
  - 无名动脉和前臂动脉
  - 移植血管,包括吻合口
- 记录可疑狭窄区必须包括狭窄处和狭窄远端的典型波形。
- 外周动脉检查报告必须应用有效的诊断标准来评估已有的病变,记录病变位置、病因、范围和严重程度;
- 必须有连续波多普勒波形标准来描述病变的解剖位置和血流动力学严重程度。
- 必须有灰阶图像和频谱多普勒标准描述斑块形态学以及彩色多普勒图像标准来描述病变的解剖位置和血流动力学严重程度。
- 检查结果和诊断标准得出的诊断报告必须记录血管是否存在异常。如果存在病变必须记录位置、范围和严重程度。
- 通常,实验室应该每年至少进行 100 例完整的外周动脉筛查。
- 实验室必须有外周动脉检查结果与数字减影血管造影、增强 CT、磁共振或手术相关性的书面草案。对实验室诊断的病变位置和严重程度,应用外周动脉检查和有效的检查结果相比较的相关性必须记录。
- 每 3 年至少 30 例进行相关性研究。这些研究必须在提交申请后 3 年内进行。
- 相关矩阵需论证一致性大于 70%。

★ICAVL,血管实验室国际认证委员会

Adapted from Intersocietal Commission for Accreditation of Vascular Laboratories (ICAVL): The Complete ICAVL Standards for Accreditation in Noninvasive Vascular Testing. < http://www.icavl.org/icavl/Standards/2010_ICAVL_Standards.pdf >.

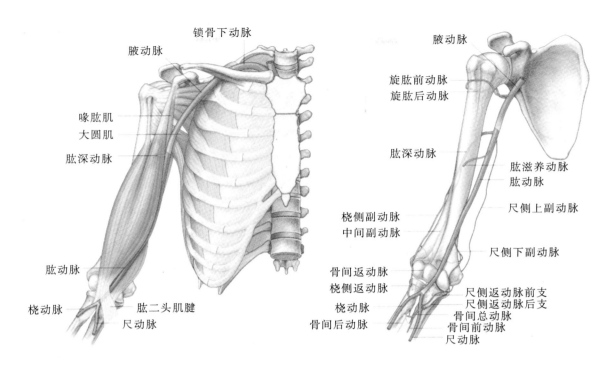

图 3-1 手臂动脉解剖。左图,整体解剖图.右图,肱动脉分支。(Form Drake R, Vogl AW, Mitchell AWM. *Gray's Anatomy for Students*. 2nd ed. Philadelphia: Elsevier; 2010; Fig. 7-76; used with permission.)

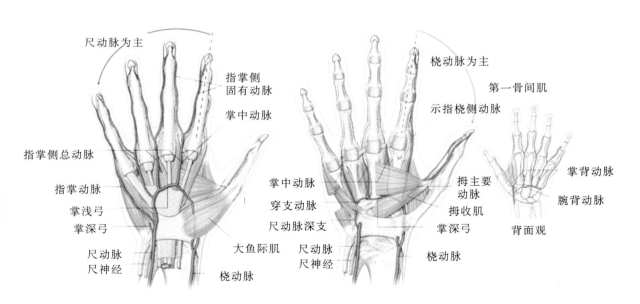

图 3-2 手动脉解剖。左图,尺动脉和掌浅弓。中图和右图,桡动脉和掌深弓。(Form Drake R, Vogl AW, Mitchell AWM. *Gray's Anatomy for Students*. 2nd ed. Philadelphia: Elsevier; 2010; Figs. 7-106 and 7-107; used with permission.)

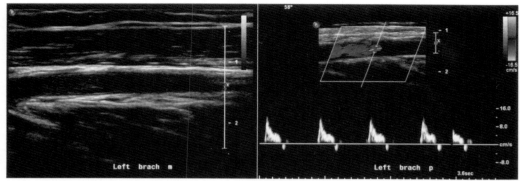

图3-3 肱动脉栓塞和闭塞。左图,灰阶超声显示肱动脉管腔内完全充满血栓样等回声。右图,频谱多普勒肱动脉闭塞近段显示低速高阻三相频谱。

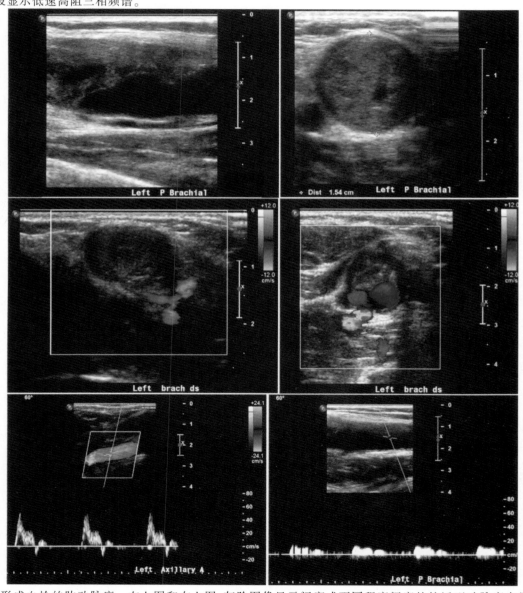

图3-4 形成血栓的肱动脉瘤。左上图和右上图,灰阶图像显示闭塞或不同程度闭塞的纺锤型动脉瘤内见混合性血栓。左中图和右中图,闭塞和部分闭塞的肱动脉瘤的彩色多普勒图像;左下图,肱动脉瘤近端腋动脉显示低速高阻频谱。右下图,肱动脉内血栓远端血流流速极低。

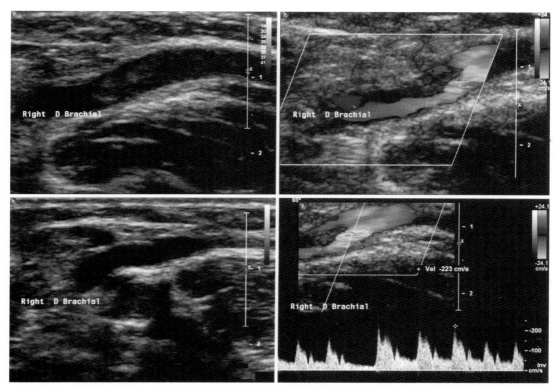

图 3-5 左侧图像显示肱动脉栓塞,右图显示血栓引起的动脉狭窄。多普勒频谱波形间距不等提示存在心房纤颤,先前没有推测出原因,后来认为与动脉栓塞病因学有关。

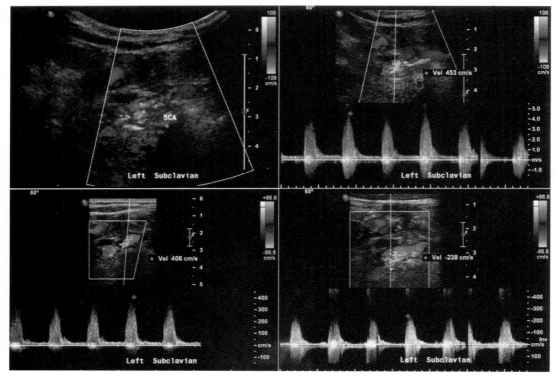

图 3-6 锁骨下动脉狭窄。灰阶图像和彩色多普勒图像显示锁骨下动脉及其管腔内的血流信号,彩色多普勒图像显示某一节段动脉管腔内血流呈湍流(左上图)。频谱(右上图和左下图)显示狭窄处高速血流及湍流。右下图显示狭窄处远端几厘米处血流速度几乎恢复正常。此处的血流模式仍然是湍流,湍流是上游狭窄动脉远端血流的唯一特征。

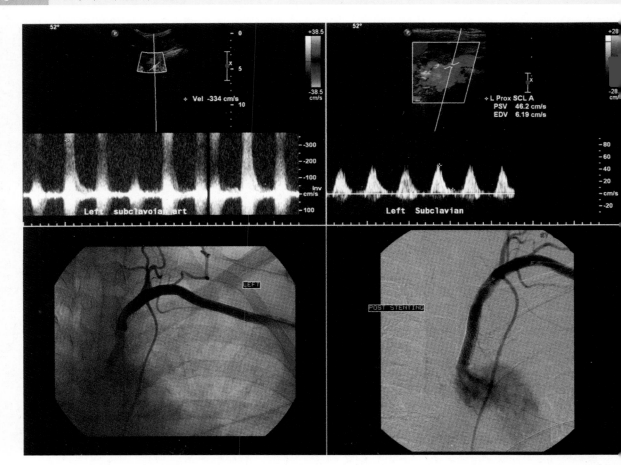

图 3-7 锁骨下动脉狭窄和支架置入。左上图,湍流处频谱特征。右上图,狭窄下游频谱特征。该患者应用左侧乳内动脉进行冠状动脉搭桥手术。搭桥手术之前,患者进行血管造影左锁骨下动脉支架置入,以保证乳内动脉能够移植。左下图,图像显示左锁骨下动脉近段狭窄。右下图,放入支架,血管腔明显增宽。两幅血管造影图像中可见狭窄部位远端的乳内动脉,并且迅速下降。

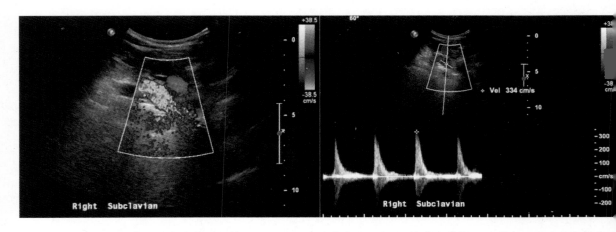

图 3-8 左图,灰阶图像和彩色多普勒图像显示右锁骨下动脉湍流。右图,频谱多普勒显示狭窄处流速中度增高。

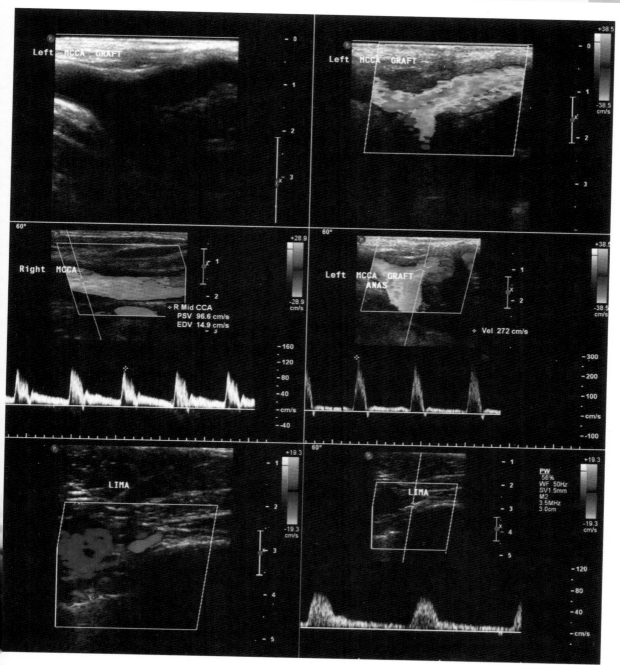

图 3-9 一例患者因冠状动脉搭桥术后出现进行性心绞痛,然后发现左锁骨下动脉闭塞,进而行左侧颈总动脉-左侧锁骨下动脉搭桥。左上图,灰阶图像显示移植血管与颈总动脉中段吻合口呈 90°。右上图,彩色多普勒血流图显示吻合口。移植血管内血流最初为层流然后变为湍流,移植血管壁呈城墙垛样改变。左中图,彩色多普勒和频谱多普勒显示颈总动脉血流(正常模式)。右中图,移植血管近段血流接近正常,但舒张期血流较正常多。左下图,乳内动脉近段或胸廓内动脉的彩色多普勒血流图。右下图,频谱多普勒显示乳内动脉近段或胸廓内动脉(显示为高速期相性血流,且为舒张期,这可能引起移植血管近段舒张期血流较正常增多)。

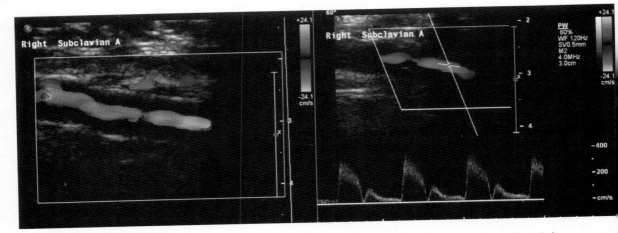

图 3-10 左图,锁骨下动脉内血流减少。右图,图像中测得高速血流,证明存在狭窄。

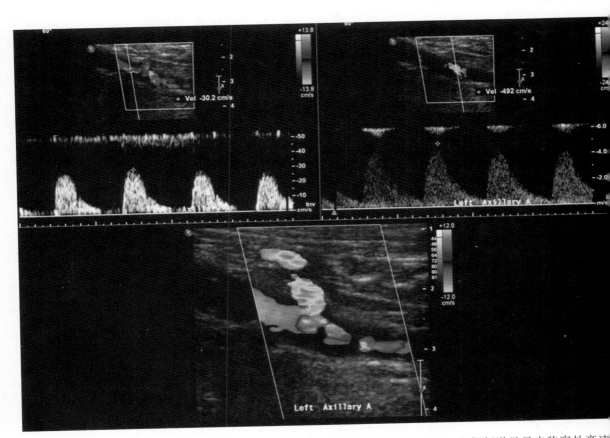

图 3-11 腋动脉狭窄。左上图和右上图,图像显示湍流位置近端的频谱波形(右侧频谱显示出狭窄处高速血流)。下图,图像显示主要分支。

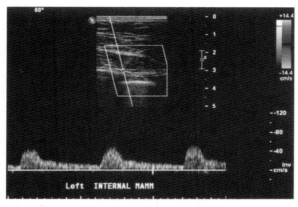

图 3-12 脉冲波多普勒显示胸廓内动脉(乳内动脉)。

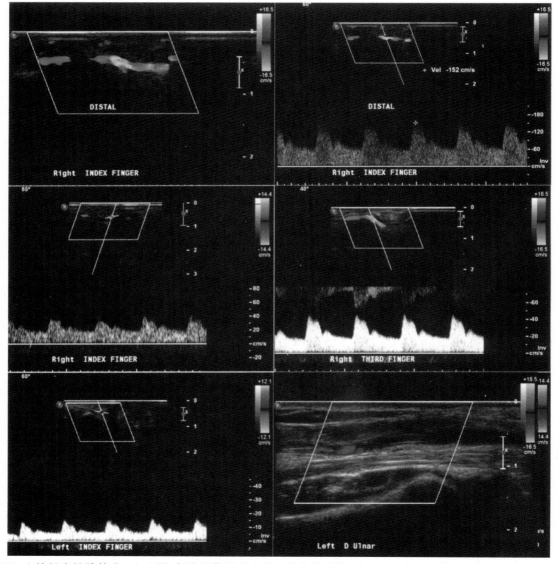

图 3-13 血栓闭塞性脉管炎。左上图,灰阶图像显示走行迂曲的指动脉。右上图,彩色多普勒血流图显示狭窄处湍流,脉冲多普勒显示流速增高,流速升高与狭窄程度相关。左中图,湍流近段的血流速度正常。右中图和左下图,正常的指动脉血流。右下图,尺动脉闭塞。

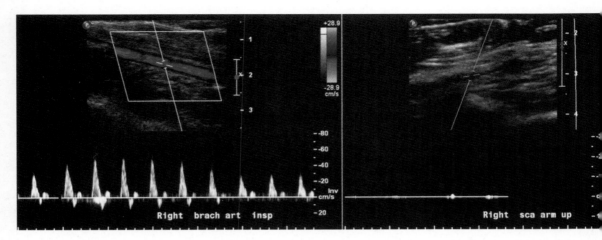

图 3-14　胸廓出口综合征。左图,肱动脉频谱受深呼吸影响,吸气时峰值流速增加。右图,抬高右上肢时,锁骨下动脉血流消失。

第4章

动静脉瘘

本章要点

■ 动静脉瘘较正常血管表浅，在检查过程中更容易受探头压迫而产生假性狭窄，因此，扫查中探头用力要轻并用较多的耦合剂。

■ 成熟的、管腔扩张的动静脉瘘流速较新形成的、管腔细的动静脉瘘流速低，测量血流量更可靠。

血液透析于 1962 年在西雅图首先开始使用，但应用有限。1966 年首次正式建立了血液透析用的动静脉瘘，直至 20 世纪 80 年代，随着中小透析流量的应用，即使用小静脉瘘患者也能达到足够的血液透析。20 世纪 80 年代中期证实在不明显增加透析时间的情况下，提高透析血流量可改善尿素清除时间。因移植血管更容易增加所需血流量且术后可更早使用，所以人们优先选择移植血管而非瘘管。

1997 年，全国肾脏协会肾脏疾病预后质量倡议会（KDOQI）颁布了一套循证血管通路指南[1]。该指南推荐血液透析应优先使用自身动静脉瘘而非合成的移植血管。虽然自身动静脉瘘较移植血管动静脉瘘的失败率高，但发生感染、血栓及需要介入矫正的可能性较小。

动静脉瘘有很多不同的构型。优先选择且常用的是建立在上肢：桡动脉-头静脉型、肱动脉-头静脉型和肱动脉-贵要静脉移位型（图 4-1）。当静脉管径不够大而不足以支持首选的桡动脉-头静脉型、肱动脉-头静脉型时，多用肱动脉-贵要静脉移位型，该方法涉及贵要静脉移位，贵要静脉不用于静脉穿刺，损伤机会少于头静脉，加之位置表浅，通过分离达到透析针（1~1.5 英寸长）的位置很容易做到。动静脉瘘的流量通常维持在大于 600 mL/min。

20%~50%的瘘不能成熟，发展为狭窄的主要原因是静脉吻合处狭窄，极少部分由于存在大静脉分支[2]。

超声检查

超声用于手术前精确测量前臂和上臂头静脉和贵要静脉的内径（首选内径大于 3 mm 静脉），明确有无管腔狭窄，有无因既往静脉穿刺或留置导管损伤引起的慢性血栓。

对腋窝及其以下静脉在横切面超声扫查，探头每隔 1~2 cm 进行挤压一次，若静脉能被完压瘪证明其是通畅的。锁骨下静脉和腋静脉近段通常在患者长吸气时暂时塌陷，头静脉位置较深时可测量浅表段。大多数术者想知道是否存在重要侧支（例如副头静脉），因为侧支会分流主干的血流。

超声可以扫查单侧或双侧，但优先选用非优势手臂建立通路。先前不成功的通路会对可能的造瘘血管产生影响。

整个上肢动脉扫查包括测量桡动脉内径，有无影响术后动脉扩张的管壁钙化或狭窄，这在肱动脉分叉处发生率很高，一旦发现必须记录。多普勒超声静脉标记见表 4-1。

超声描述及报告

静脉扫查：静脉标准

可压缩性是判断前臂和上臂静脉是否正常的主要标准。若灰阶超声显示静脉管腔部分被压瘪伴有管腔内"空穴"征，管壁增厚、管腔内有残存血栓（增厚的管壁和血栓是由以前的静脉插管造成的）这些静脉不适合用于血液透析。

深静脉血栓征象

不可压缩性

静脉系统在低压力的情况下通常会扩张，这样，探头仅需轻微加压就能使静脉压瘪。静脉血栓时，管腔内血栓导致静脉不完全或不能被压瘪。加压动作最好在短轴切面进行，因为这样能保证图像没有偏移到血管外,长轴切面做加压动作可能发生血管被压瘪的假象。通常不能压瘪的部位可见血管内软组织回声。

血流阻塞

典型的静脉血流具有与呼吸相及呼吸深浅一致的自发性变化特点。另外,正常情况下,突然挤压检查部位远段的肌群可以引起静脉内血流明显增加。深静脉血栓导致血流完全阻塞时,血流自发性、期相性及加速征象消失。部分阻塞时,这些征象减弱。因此,血流征象可确诊部分深静脉血栓病例,但从诊断和治疗角度看,阻塞性和非阻塞性血栓没有什么不同。

动脉扫查

沿动脉血管每 2~3 cm 测量有代表性的收缩期峰值流速,当灰阶超声和彩色多普勒血流图显示有病变时,记录狭窄近段、狭窄处及狭窄远段的收缩期峰值流速。动脉阻塞性疾病的标准见表 4-2。

术后动静脉瘘评估

术后,超声检查用来确诊是否有阻塞性疾病或动脉瘤,并评估其严重程度和范围,以及是否有可引起"盗血"现象的扩张血管支形成。适应证通常包括套管插入困难、血液透析过程中高静脉压、血管成形术后血栓治疗、瘘口疼痛、肢体肿胀、局部红肿(感染可能)和可触及的包块(血肿、血清肿、淋巴囊肿)。

超声检查通常在术后 4~6 周进行,之后根据外科医生要求定期复查。如果患者术前没有进行超声检查,需要行整个上肢动静脉超声检查。频

表 4-1　多普勒超声上肢静脉标记

静脉解剖分段	检查方法	超声方法
头静脉	加压或不加压,短轴扫查	灰阶
前臂/上臂	内径:	灰阶
	远段	
	中段	
	近段	
贵要静脉	加压或不加压,短轴扫查	灰阶
前臂/上臂	内径:	灰阶
	远段	
	中段	
	近段	
肱静脉	加压或不加压,短轴扫查	灰阶
腋静脉	加压或不加压,短轴扫查	灰阶
	长轴	灰阶/彩色多普勒/脉冲频谱
	远段	
	中段	
	近段	
锁骨下静脉	长轴	灰阶/彩色多普勒/脉冲频谱
	远段	
	中段	
	近段	
颈内静脉	短轴扫查	灰阶
	长轴扫查	灰阶/彩色多普勒/脉冲频谱
头臂静脉	长轴	灰阶/彩色多普勒/脉冲频谱
桡动脉	短轴扫查	
	内径:远段	灰阶
	长轴扫查	灰阶/彩色多普勒/脉冲频谱
肱动脉	短轴扫查	灰阶
	长轴扫查	灰阶/彩色多普勒/脉冲频谱
腋动脉	长轴扫查	灰阶/彩色多普勒/脉冲频谱
锁骨下动脉	长轴扫查	灰阶/彩色多普勒/脉冲频谱
头臂动脉	长轴扫查	灰阶/彩色多普勒/脉冲频谱

表 4-2 动脉阻塞性疾病的标准

疾病	斑块	流速比	波形
正常	无	声束 60°角	三相或双相
<50%	有	<2	三相或双相
50~99%	有	>2	双相或单相,具有狭窄后湍流
闭塞	有	无血流	

表 4-3 动静脉瘘超声扫查程序

解剖节段	检查方法	超声方法
供血动脉	短轴扫查	灰阶/彩色/脉冲频谱
	远段	
	中段	
	长轴扫查	灰阶/彩色/脉冲频谱
	远段	
	中段	
引流静脉	短轴扫查	灰阶/彩色/脉冲频谱
	长轴扫查	灰阶/彩色/脉冲频谱
	吻合口	
	远段	
	中段	
	近段	

谱多普勒角度小于或等于 60°,取样容积 1.5 mm,选择有代表性几处测取收缩期及舒张末期峰值流速,测量吻合口上方以及所有狭窄远段动脉静脉的血流量[3]。动静脉瘘超声检查程序见表 4-3。

瘘口的并发症

最常见的并发症包括血栓形成和狭窄。早期血栓形成往往是由于手术操作失误,也可由于近端流出静脉的闭塞引起。吻合口不足,吻合口流出静脉内膜增生、突出的瓣膜或先前的静脉穿刺部位纤维化可引起吻合口狭窄。

真性动脉瘤

真性动脉瘤表现为动脉管壁的局限性扩张。灰阶成像可见一个搏动性肿块。如果存在夹层,可见漂浮的内膜,动脉瘤囊中可见湍流,腔内的非均质回声提示可能存在血栓。

假性动脉瘤

假性动脉瘤在灰阶超声上表现为搏动性包块,彩色多普勒显示通过一"管道"与动脉相连。

该管道内存在"往返"高速血流,假性动脉瘤体内显示为湍流(彩色及频谱多普勒显示)。

扫查程序

任何动脉瘤病变都要测量瘤体直径、长度和深度。吻合口及静脉扭曲段需用彩色多普勒超声。测量吻合口上游和任何狭窄远端动脉及静脉的血流量。已知血流量大于 500 mL/min 是血液透析所必需的[4]。血流量是随访中最基本的内容。动静脉瘘狭窄程度的超声标准见表 4-4。

75%~90%的造瘘患者可发生瘘口流出道引起的掌弓"盗血",超声扫查经常发现桡动脉到吻合处的反流[5]。一些患者会因血流减少严重而导致手掌静息痛,个别甚至有手掌缺血,但大多数患者的"盗血"是无症状的。一般认为,有症状的患者大多数同时合并血管阻塞性疾病,糖尿病患者风险性增高。

动静脉移植血管

狭窄最常见的部位是静脉吻合口近端的引流静脉。扫查移植血管、吻合口、供血动脉和引流静脉,动静脉移植血管的扫查程序见表 4-5。

测量移植血管周围脓肿的直径、深径和长度。在适当情况下,测量直径减少百分率。对已确定的动脉瘤测量直径、深径和长度。

移植血管失败最常见的原因是感染(延迟成熟)、假性动脉瘤、远端肢体缺血(慢性"盗血"的直接结果)、近端静脉狭窄、大分支盗血或血栓形成。近端静脉狭窄预示移植失败,可能要考虑采取动静脉瘘和假体移植等补救措施。动静脉移植血管超声评估标准见表 4-6。

其他诊断标准

标准包括:

(1)引流静脉静脉瘤主要是因为自身静脉承受血容量突然增加引起的,表现为静脉局限性扩

表 4-4 动静脉瘘狭窄超声诊断标准

疾病	灰阶超声管腔内回声	收缩期峰值流速	流速比	血流量
吻合口				
正常	无	< 4 m/s	< 3	
<50%	有	< 4 m/s	< 3	
>50%	有	> 4 m/s	> 3	
闭塞	有,充满	无血流	—	
引流静脉和供血动脉				
正常	无	< 4 m/s	< 2	> 500 mL/min
<50%	有	< 4 m/s	< 2	> 500 mL/min
>50%	有	> 4 m/s	> 2	< 500 mL/min
闭塞	有,充满	无血流	—	—

表 4-5 动静脉移植血管的扫查程序

移植血管	短轴扫查	超声扫查
	长轴:	灰阶,彩色或频谱多普勒
	静脉吻合口	
	动脉吻合口	
	移植血管	
引流动脉	长轴:移植血管近端	灰阶,彩色或频谱多普勒
引流静脉	长轴:移植血管近端	灰阶,彩色或频谱多普勒

表 4-6 动静脉移植血管超声评估标准

疾病	灰阶超声管腔内回声	收缩期峰值流速	流速比	血流量
吻合口狭窄				
正常	无	< 4 m/s	—	—
>50%狭窄	有	> 4 m/s	> 3	—
移植血管				
正常	无	< 4 m/s	—	> 500 mL/min
>50%狭窄	有	> 4 m/s	> 2	

张,瘤腔内有血栓形成。

(2)移植穿刺处形成假性动脉瘤。

(3)管壁不规则表现为血管腔不连续,可能有内膜片漂浮(注意不要与静脉瓣混淆)。

(4)血栓可能引起管腔闭塞或未闭塞。

(5)感染需要寻找移植血管周围积液、中心静脉狭窄或搏动消失。

(6)血肿表现为血管浅方的混合性或囊性包块。

参考文献

1. NKF-DOQ1 clinical practice guidelines for hemodialysis adequacy. National Kidney Foundation. *Am J Kidney Dis.* 1997;30(3 suppl 2):S15-S66.

2. Allon M, Robbin M. Increasing arteriovenous fistulas in hemodialysis patients: problems and solutions. *Kidney Int.* 2002;62:1109-1124.

3. Barbour M, Tinkler K, Boutin A. Duplex ultrasound evaluated against fistulogram findings in patients with renal dialysis arterial-venous fistula: a validation study at the Royal Free Hospital. Presented at the 13th Annual General Meeting of the Society for Vascular Technology of Great Britain. *Harrogate.* 2004.

4. Singh P, Robbin M, Lockhart ME. Clinically immature arteriovenous hemodialysis fistulas: effect of US on salvage. *Radiology.* 2008;246:299-305.

5. Goldfield M, Koifman B, Loberant N, et al. Distal arterial flow in patients undergoing upper extremity dialysis shunting: a prospective study using Doppler sonography. *AJR Am J Roentgen.* 2000;175:513-516.

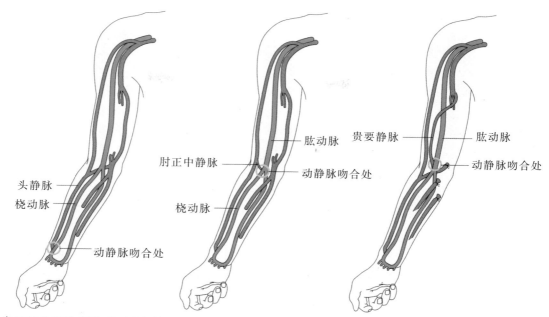

图 4-1 常见的动静脉瘘类型。左图,桡动脉–头静脉型瘘。中图,肱动脉–头静脉型瘘。右图,肱动脉–贵要静脉移位型。(Redrawn from Allon M, Robbin ML. Increasing arteriovenous fistulas in hemodialysis patients: problems and solutions. *Kidney lnt.* 2002;62:1109–1124; figures 5 to 7; used with permission.)

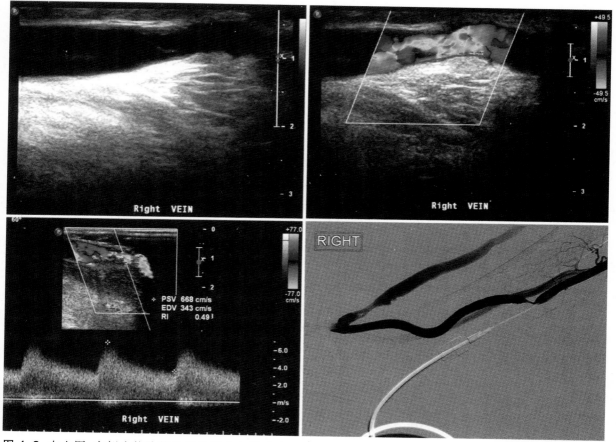

图 4-2 左上图,右侧头静脉静脉瓣尖端突起形成的局部狭窄灰阶超声图。右上图,同一部位彩色多普勒血流图。左下图,血流频谱显示与狭窄程度相符的显著血流加速。右下图,静脉造影证实存在狭窄。

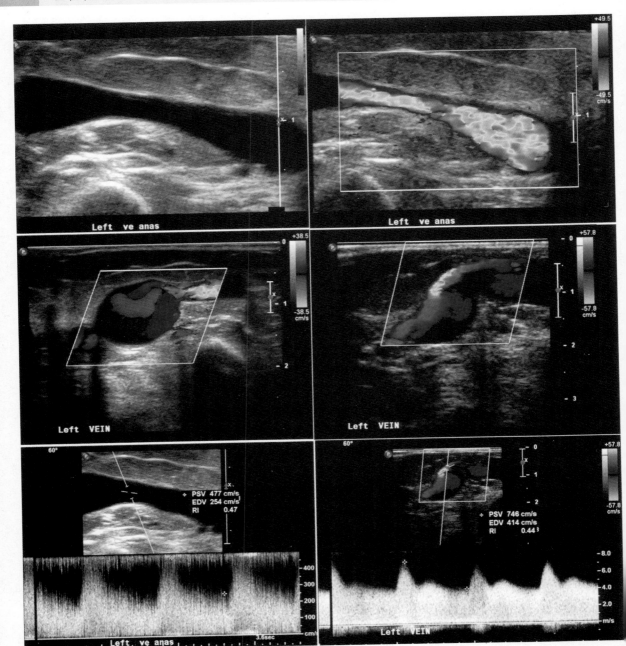

图 4-3 动静脉瘘狭窄的超声表现。左上图和右上图,灰阶和彩色多普勒血流图长轴切面显示动静脉吻合口附近狭窄。左中和右中图,短轴切面显示吻合口附近的静脉和湍流。左下图和右下图,脉冲多普勒频谱长轴和短轴显示狭窄处流速明显增快。

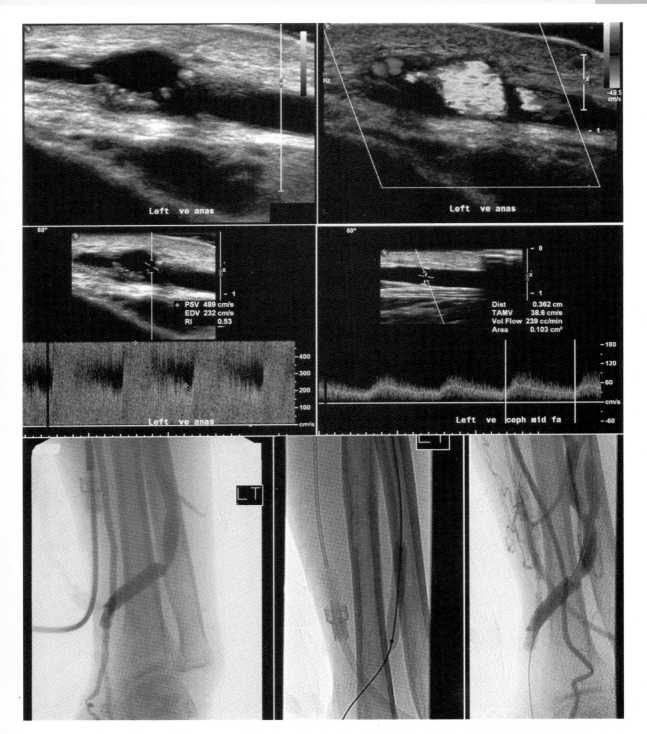

图 4-4 动静脉瘘狭窄的超声表现。左上图和右上图，灰阶超声和彩色多普勒血流图长轴显示静脉狭窄。左中图,显示静脉内湍流和血流加速。右中图,显示血流量减少。左下图,血管造影显示静脉狭窄部位。中下图和右下图,血管成形术术中及术后显示狭窄处管腔扩张。

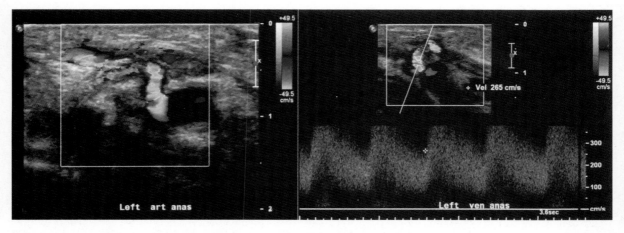

图 4-5 左图,动静脉瘘吻合口处狭窄的彩色多普勒血流图。虽然彩色混叠是高速血流的征象,但由于来自与其相连的动脉管腔压力,彩色混叠不能作为吻合口狭窄的决定性诊断依据。右图,显示血流速度明显高于正常范围。

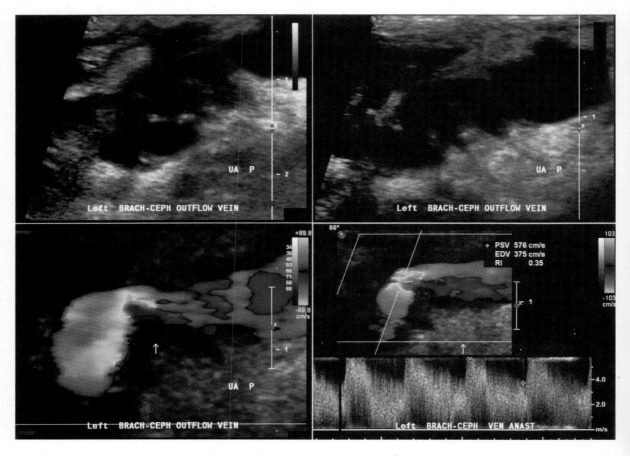

图 4-6 左上图和右上图,长轴和短轴显示上臂肱动脉-头静脉瘘的引流静脉,两条线样回声延伸进入血管腔,最有可能是突起的静脉瓣膜。左下图,相应的瓣膜位置可见血流汇集及湍流。右下图,频谱多普勒显示瓣膜处与严重狭窄一致的高速血流。

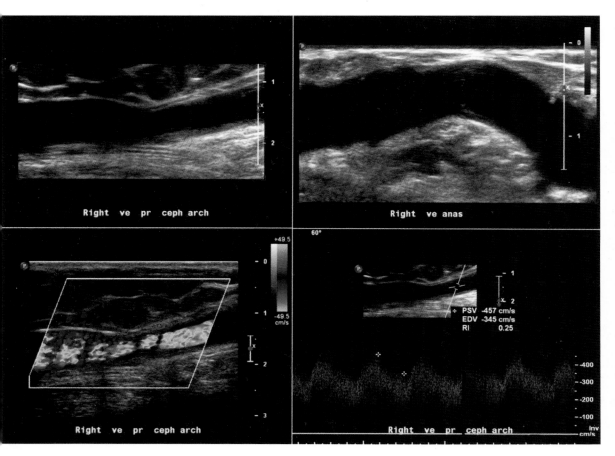

图 4-7 左上图, 肱动脉-头静脉瘘吻合口引流静脉壁轻度增厚。右上图, 图像显示瘘口处的近端头静脉管壁增厚、狭窄及狭窄后扩张。左下图, 彩色多普勒血流图进一步确诊狭窄, 显示有血流信号反射至组织, 提示存在高速血流。右下图, 与严重狭窄一致的流速增快。

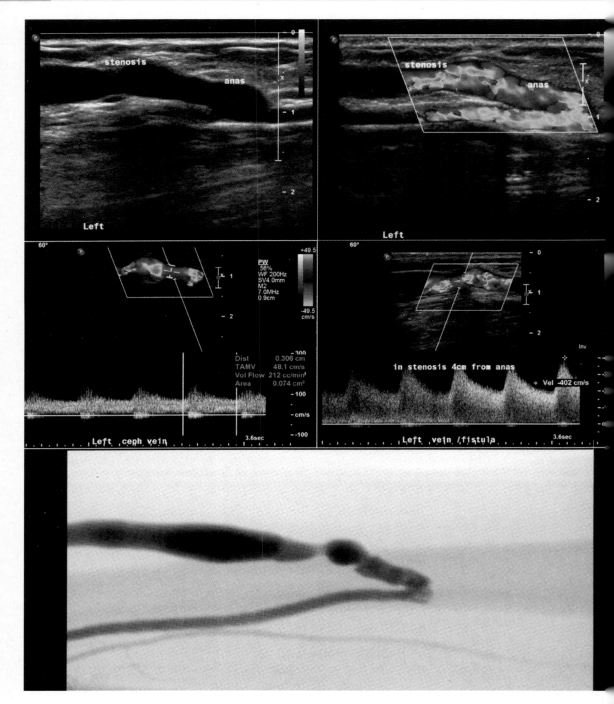

图 4-8　左上图和右上图,显示距吻合口 4 cm 处引流静脉近端狭窄。左中图,血流量低于正常,小于 500 mL/(左中图)。频谱多普勒(右中图)和瘘造影术(下图)证实存在狭窄。

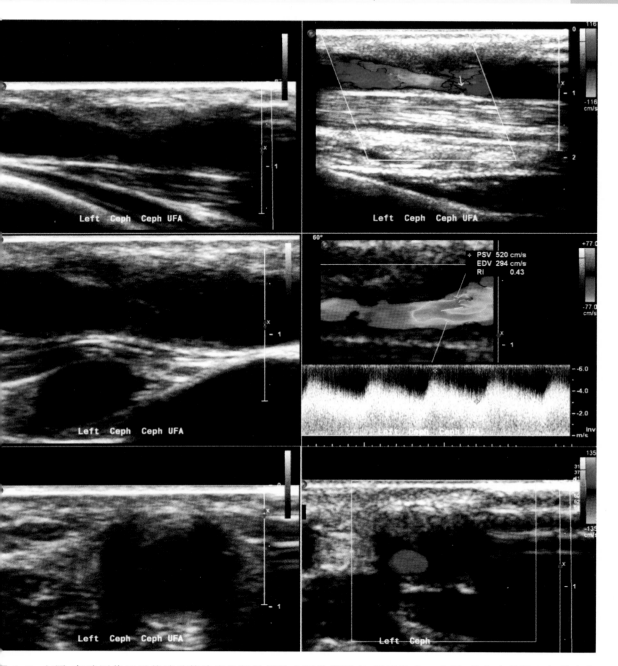

图 4-9 左图,灰阶图像显示前臂动静脉瘘头静脉管腔内不均质回声,提示狭窄。右图,彩色多普勒和频谱多普勒证实了这一点。狭窄位置与反复穿刺部位相一致。

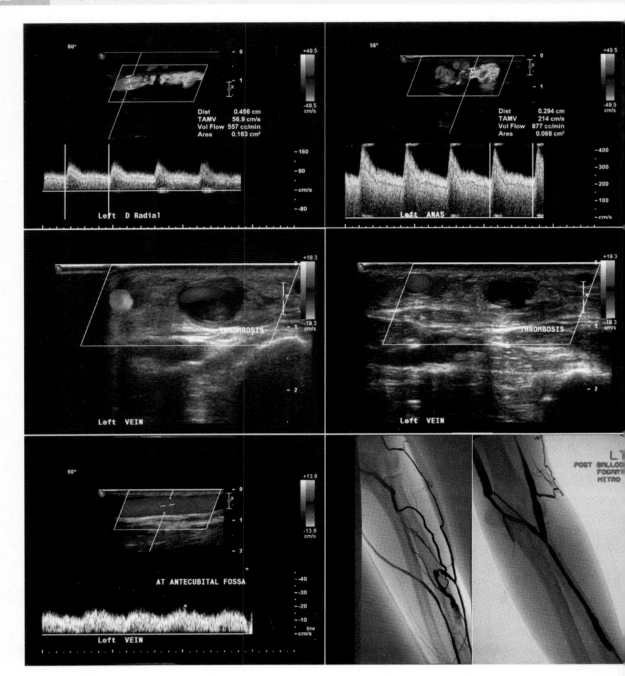

图 4-10 左上图和右上图,长轴显示桡动脉–头静脉瘘流量和流速正常,提示该瘘无异常。左中图,短轴显示主要引流静脉血栓引起管腔部分阻塞。右中图,图像显示管腔接近完全闭塞,大量侧支形成。左下图,前臂上段闭塞近端处流速减低,波形圆钝。中下图,瘘道造影显示引流静脉节段性闭塞,存在至少一支大侧支,远段血流量不受闭塞影响与此有关。右下图,血管成形术后引流静脉恢复通畅。

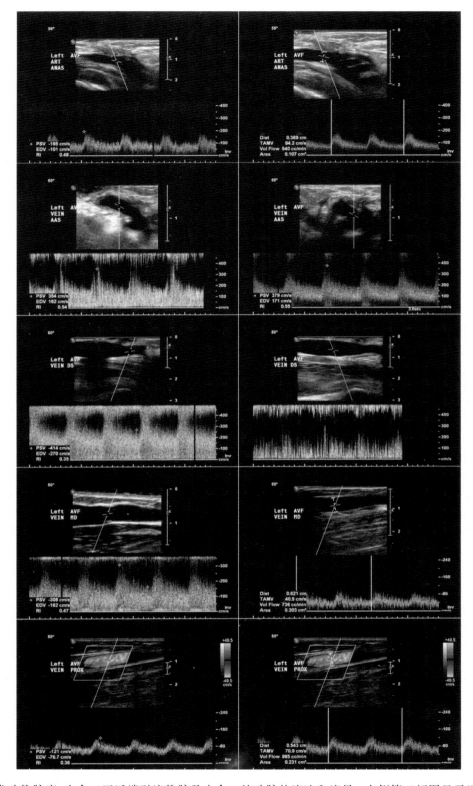

图 4-11 正常动静脉瘘：吻合口至近端引流静脉及吻合口处动脉的流速和流量。右侧第三幅图显示远端静脉管腔轻度扩张以及与管腔增宽变化相应的不规则血流。

第5章

下肢动脉疾病

本章要点

- 了解正常下肢动脉解剖和变异。
- 了解标准化、全面的多普勒检查程序。
- 了解下肢动脉血管内潜在的可能疾病/损害,并了解如何最大限度地识别这些问题。

本章旨在复习主动脉末端动脉阻塞性疾病的超声评估方法。动脉血管的长度远比主动脉本身要长得多,且逐渐变细,比主动脉容易发生阻塞性疾病。动脉瘤可发生在下肢动脉血管的各个节段。下肢动脉血管多普勒超声是一种非创伤性的评估下肢血压、脚趾收缩压和经皮血氧饱和度的方法。

下肢动脉解剖

下腹部、骨盆和下肢的动脉血管解剖(图5-1至图5-3)是连续一体的,在分叉部位最容易变异。80%的个体中,主动脉在髂嵴内侧1.25 cm处分为两支。

在约第4腰椎水平,远端腹主动脉延续形成右侧和左侧髂总动脉。左右髂总动脉穿过腰大肌下行至第5腰椎和骶骨间水平分成两支,即髂内动脉(下腹部动脉)和髂外动脉。髂外动脉较髂内动脉粗。右侧髂总动脉稍长于左侧,且越过第5腰椎。髂总动脉的小分支供应输尿管、腹膜、腰大肌。偶有副肾动脉来源于髂总动脉。

髂总动脉阻塞刺激腹主动脉分支和与髂内动脉连接的肠系膜动脉间的分支,因此,髂总动脉阻塞性疾病可能与肠缺血有关。一侧或双侧髂总动脉先天性闭锁很少见。

髂外动脉有一些小分支供应腰大肌和淋巴结,其远端分为两大分支。第一个分支是旋髂深动脉,起源于髂外动脉的侧面,止于髂前上棘,在此与旋股外侧动脉的分支交汇。当髂总动脉阻塞延伸到髂内动脉时,该连接即为非常重要的侧支。髂外动脉的第二个分支是腹壁下动脉,起源于几乎与旋髂深动脉相反的方向,行于腹直肌与腹直肌鞘后层之间。

当髂外动脉或股总动脉闭塞时,在髂内动脉的臀支和股深动脉的旋股外侧支间形成侧支血管。

髂内动脉平均长约4 cm,分支变异发生率高,起源于骶髂关节前方的髂总动脉,斜向内下进入盆腔。分支供应臀部、骨盆壁及内脏、生殖器官和大腿内侧。

股总动脉是髂外动脉的延续。起源于腹股沟韧带部位,是股鞘的一部分。股鞘为腹壁脏层筋膜向下延续形成,内包括股神经和股静脉。股总动脉延伸长约3~4 cm向下到达腹股沟韧带,在此处分叉形成股浅动脉和股深动脉。

股深动脉位于股浅动脉的侧面,该动脉又发出旋股内、外侧动脉和穿动脉。当股浅动脉阻塞时,在内收肌管水平通过腘动脉膝支的连接重新建立远端通路。

从股动脉分叉水平开始,股浅动脉作为股总动脉和腘动脉间的一个主要通道,股浅动脉沿着其走向从大腿中间向远端分出若干小支,在缝匠肌下的内收肌管内随着股静脉及股神经的分支走行。在大腿远端,股浅动脉进入内收肌管向后进入腘窝延续为腘动脉。

腘动脉有三组分支:①膝动脉,围绕膝盖形成双侧网络;②成对腓动脉,起源于腘动脉的后面,供应腓肠肌和比目鱼肌;③胫前动脉,该动脉穿过骨间膜的上缘向下延伸至内踝水平。

膝动脉连接胫动脉形成双侧网络,当腘动脉阻塞时能够形成旁路。

胫腓干从胫前动脉到胫后动脉和腓动脉的分叉处延伸约2.5 cm,后从胫骨后走行到内踝和足跟中间位置。

胫后动脉的解剖变异发生率很小,有时胫后动脉缺如。胫后动脉的管腔逐渐变细,约5%的个体没有胫后动脉(双侧)。当胫后动脉很细或缺如时,腓动脉通常较粗。

小腿通常缺乏可利用的侧支,这是因为很少有分支血管作为双侧侧支而存在于小腿近端,而腘动脉和胫动脉近端闭塞则可能导致严重的肢体远端缺血。

临床要点

■ 即使当超声束的多普勒角度不适合准确测量速度时，例如与骨盆底平行的髂外动脉，合适的彩色取样框仍然可以显示局部狭窄、湍流，从而给出一些狭窄存在的征象。

■ 如果下肢小腿动脉（如胫动脉）大部分闭塞时，其通畅的部分可能被误认为伴行静脉，因为病变动脉压力减低且在骨表面，因此它们很容易压瘪。

■ 股总动脉水平三相无湍流波形不足以说明髂总和髂外动脉没有显著狭窄。

■ 在股动脉分叉处，股深动脉有时走行在股浅动脉的位置（如第一个几厘米的更前方），股浅动脉走行在偏后方。因此，血管需要沿长轴追踪辨认，它们的走行方向不典型时，辨认时易引起混淆。下肢血管闭塞达到大腿中段，股深动脉演变成了更小的分支。

■ 股浅动脉慢性闭塞时，其超声表现与周围组织相似，应追踪股深动脉直到发出分支，以保证至少大腿近段血管开放通畅。

■ 典型的隐静脉旁路移植体较本体血管更接近皮肤表面，因此在扫描中探头更容易压瘪。造成假性狭窄。因此扫查时压力要轻，耦合剂多用。

■ 在外周正常动脉，两相血流（舒张期血流增多）通常多于三相血流，例如，感染时引起的血管扩张和充血。

　　腓动脉起源于胫腓干的分叉，沿腓骨内侧下行。腓动脉在外踝后面分叉成为跟骨外侧动脉，可给小腿远端的胫动脉提供大量的侧支循环。

　　足背动脉是胫前动脉的延续，随着伸肌腱外侧到达第一趾。两者间以踝关节抬起水平为分界线。约4%~5%的人先天缺少足背动脉，且通常为双侧。约4%的人足背动脉是腓动脉穿支的延续，而胫前动脉未延伸到脚踝水平或明显变细。该变异动脉可通过多普勒扫查发现，除非胫前动脉被定位，否则该动脉可能会被误认为胫前动脉的延续。在手部动脉，血管弓能够提供多余的指状分支。

　　本章的图是下肢动脉超声扫描的例子：股总动脉(图5-4至图5-7)，股浅动脉(图5-8至图5-15)，股深动脉(图5-16至图5-17)，髂总动脉(图5-18至图5-28)，髂外动脉(图5-29至图5-33)，髂内动脉(图5-34)，腘动脉(图5-35至图5-40)，手术案例(图5-41至图5-48)和三叉点(图5-49至图5-52)。

多普勒超声

目的

　　确定动脉闭塞或动脉瘤疾病是否存在及其位置，确定其累及长度和严重程度。

常见的适应证

- 跛行患者。
- 缺血性静息痛/动脉溃疡患者。
- 计划用侵入性或外科手术来予以解决动脉疾病的患者。
- 外周血管成形术/支架置入术后的随访。
- 旁路移植术后随访（见第98页操作方法）。
- 周围血管疾病的随访。
- 在加压包扎治疗静脉性溃疡之前的评估。
- 评估动脉创伤。
- 血管介入治疗后可扪及肿块/杂音/震颤。
- 怀疑腘动脉夹闭。
- 下腹部或下肢的搏动性肿块。
- 怀疑血栓闭塞性脉管炎疾病（血栓闭塞性脉管炎）。

禁忌证

- 溃疡。
- 包扎的伤口。

设备

- 彩色多普勒显像仪。
- 5~12 MHz 线阵探头。
- 2~6 MHz 扇阵或凸阵探头。
- 耦合剂。
- 数字报告系统。

操作程序

- 向患者解释操作步骤并回答疑问。
- 询问并记录病史。
- 制定与患者症状相关的检查步骤。
- 回顾相关的医疗史：①确认患者是否有近期深静脉血栓史（存在深静脉血栓时不进行踝臂指数检查）；②确定患者是否服用血管扩张药物，

因为这些药物将导致外周动脉波形表现为低阻两相波(正常为高阻两相/三相波);③确定是否有心脏病史,例如心衰(流速减低)或主动脉瓣狭窄或关闭不全(影响波形)。

- 对患肢进行必要的物理检查。
- 回顾以前的超声检查结果。
- 选择合适的预设条件。
- 整个检查过程选择合适的标注。
- 存储图像。
- 完成超声检查者的初始报告。

技术方法

- 检查前患者仰卧位至少 10 分钟,避免因运动或肌肉用力影响血流动力学。
- 超声检查者站立或坐在患者旁边。
- 当有感染性体液污染的风险时,超声检查者要戴手套。

超声扫查

- 确认扫查双侧肢体。
- 确认受检肢体外旋,膝部轻微弯曲。
- 应用灰阶超声和彩色多普勒血流显像依次显示所有血管的纵切面和横切面,频谱多普勒记录血流速度。
- 应用频谱多普勒:①调节取样容积与血管壁角度小于或等于 60°;②取样容积 1.5 mm。
- 按以下顺序依次显示:①主动脉;②髂总动脉;③髂外动脉;④股总动脉;⑤股动脉分叉;⑥股深动脉(近段);⑦股浅动脉(近段/中段/远段);⑧腘动脉;⑨足背动脉(踝关节水平);⑩胫后动脉(踝关节水平)。

从剑突水平开始扫查,正中略偏左(若靠近腹中线则在其上)为腹主动脉。应用横切面和纵切面测量最大前后径,动脉瘤样扩张时横切面测量直径。记录与肾动脉相关的动脉瘤样疾病的位置。肠气较多时让患者倾斜或呈卧位能够更好显示动脉。还要注意主动脉的内脏和肾脏分支。

继续往下扫查髂总和髂外动脉,从股总动脉往近端扫查很容易找到(在耻骨联合与髂前上棘连线中点做一标记),从腹股沟韧带向下然后沿内上方移动至脐。

越过股总动脉分叉继续向下扫查。股深动脉自起始处向深部走行。通常只能扫查几厘米。沿着股浅动脉从大腿中段走行到远段,潜行入收肌腱裂孔。从后方在腘窝处扫查腘动脉,然后是胫腓干,它是腓动脉和胫后动脉的起源。胫后动脉行至踝关节水平向后至内踝。

足背动脉走行在内外踝之间。

如果胫后动脉和足背动脉都看不到,扫查外踝前后的腓动脉。

在扫查过程中:

- 明确病理学特征(例如:壁增厚/钙化[中层钙质沉着])和斑块的形态、长度、位置和范围。
- 横切面确认有动脉瘤样扩张时, 测量直径、长度和瘤颈,以及任何与血管内治疗有关的详细情况(见第 7 章)。
- 每间隔 2~3 cm 测量收缩期峰值流速(PSV)。
- 当灰阶和彩色多普勒发现病变时,记录以下几段的 PSV 测值:①狭窄近段;②狭窄处;③狭窄远段。
- 记录与严重狭窄有关的侧支循环。
- 记录所有反流。

超声描述与报告

正常表现

- 典型的三相/两相多普勒频谱。
- 灰阶超声未见斑块、钙化和动脉瘤样扩张。
- 流速正常。

异常表现

- 管腔内异常回声。
- 频谱异常。
- 流速改变。

狭窄分级

- 狭窄小于 50%:①灰阶超声可见斑块;②三相/两相波;③与狭窄近段相比,PSV 增加 30%~100%。
- 狭窄 50%~99%:①可见的斑块;②反向血流消失(可变的);③与狭窄近段相比,PSV 增加>100%;④狭窄后湍流;⑤彩色血流显示有代表性的狭窄血流信号。
- 完全闭塞:①管腔内可见充满回声;②未见彩色血流信号和频谱多普勒信号。

● 闭塞后血流重建：①彩色多普勒重见信号；②频谱多普勒通常包括正向和反向血流（受再通血管血流影响）。

斑块或狭窄的描述

● 钙化：强回声伴声影。

● 非均质性或混合性：混合回声不伴声影。

● 无回声或低回声：灰阶超声难以显示但能引起血流紊乱。

● 光滑：表面轮廓光整。

● 不规则：管腔表面粗糙不整。

其他病变或综合征

● 真性动脉瘤：①动脉管壁局限性扩张；②灰阶超声可见搏动性包块；③如果存在夹层时可见飘动的内膜；④动脉瘤腔内湍流；⑤管腔内可见非均质血栓回声。

● 假性动脉瘤：①灰阶超声和彩色多普勒显示通过"瘤颈"与动脉相连的搏动性包块。②瘤颈处探及往返运动的高速血流。③假腔内存在湍流（彩色多普勒和频谱多普勒）。

● 动脉压迫综合征（例如腘动脉卡压）：①静息情况下，动脉显示正常，波形正常；②运动后，踝臂值虽然轻度减小，但常常没有显著变化；③如果患者进行刺激性动作并引起疼痛（例如跖屈或背屈）时，彩色多普勒可见短暂的狭窄或闭塞样的高速湍流。

● 动静脉瘘：①彩色多普勒显示动静脉连通；②瘘远端静脉内可见搏动性血流；③瘘近端动脉显示单相血流频谱；④动静脉连接处可见高速湍流；⑤可见以下征象：(a)与近端相比，舒张期流速增加；(b)静脉分支的高速血流（而非狭窄的移植血管）；(c)移植血管近端的平均流速显著高于正常或移植血管狭窄的血流流速；(d) 瘘口近端的 PSV 显著高于远端的 PSV。

踝臂指数

在评估外周动脉疾病时，踝-臂动脉收缩期血压比值是敏感且有用的试验。它不适合作为一个独立的试验来检测外周动脉疾病，可能会有假阴性，不能对病变血管定位及判定是否适合血管重建。此方法通常与多普勒评估联合使用。踝-臂压力见表5-1。

踝-臂试验检测外周动脉疾病的"假阴性"问题

● 踝部动脉中层钙质沉积。

● 丰富且粗大的侧支血管形成。

● 双侧锁骨下动脉狭窄降低了肱动脉压水平。

仪器

● 血压袖带：13 cm × 85 cm, 11 cm × 85 cm。

● 血压计（手动或自动）。

● 连续波探头 8 MHz 或 5 MHz。

● 听诊器。

● 耦合剂。

静息操作法

● 保证患者仰卧位休息至少 10 分钟。

● 如果检查室内温度低，患者可用毯子取暖。

● 在上臂和踝部缠绕血压袖带。

● 把袖带置于平台上，连接血压计。

● 用连续波多普勒听诊袖带远端的肱动脉、足背动脉和踝水平胫后动脉。

● 袖带充气，用多普勒连续听诊血管搏动。

● 当搏动消失时（至少高于最后搏动声脉搏 20 mmHg），缓慢放气直至搏动再次出现。

● 记录显示的测量值（mmHg）。

● 对侧肢体重复同样的操作。

● 踝血压除以最高的肱动脉压，计算踝臂指数。

● 如果遇到胫动脉由于中层钙化导致不能压瘪时（踝臂指数大于 1.3），用足趾血压读数计算。

运动操作法

由于早期动脉粥样硬化性疾病没有明显的压力阶差存在，检测外周血管疾病应用运动负荷（例如踏车或抬高足趾）。运动引起的肢体血流量

表 5-1　踝-臂压力

	正常	异常
锻炼前	70.97	<0.97
单发病变		0.50~0.97
多发病变		
锻炼后踝压力		降低 20%
趾压力	80mmHg	
趾臂比	70.65	

增加,使损伤处血流动力学出现显著压力下降。

抬高足趾操作法

- 患者牢牢站在地面上,握紧其前方的固定物,足趾抬高后放下,重复动作 50 次。
- 运动后立即测量血压,与静息状态下测值比较。

足趾收缩压

当踝动脉压由于不可压缩性不能记录时,记录足趾收缩压很有用。

目的

- 作为治愈潜在性下肢溃疡的一个指标。
- 当得不到踝臂血压时,是定量的血压数据。

常见适应证

- 当胫动脉钙化、硬化和不能压缩时(如糖尿病)。
- 当踝部袖带充气疼痛时。
- 当需要评估踝以下小血管闭塞性疾病时。

设备

- 不同型号的数字化袖带:2.5 cm × 12 cm,2.5 cm × 9 cm。
- 光感体积描记采集系统。
- 记录纸。
- 双面胶带。

技术方法

- 若患者足部温度较低,需暖至室温。
- 将充满空气的袖带缠绕于每个拇指的近端趾节。
- 在每个缠有双面胶带/绳的脚趾底面贴上光感体积描记传感器(红外线发射二极管感光,按比例记录血流信号)。
- 确保将搏动体积描记波形记录于纸上,必要处将波幅校正(刻度不要求记录)。
- 波形消失时将袖带充气至高于动脉压直到波形出现。
- 当袖带缓慢缩小时寻找记录纸上 10 mm 汞柱标志。
- 记录波形及压力。

多普勒超声对于旁路移植血管检查

目的

筛查以下原因引起的移植血管失败:

- 原瓣膜残留。
- 内膜过度增生。
- 内膜赘生物。
- 动静脉瘘。
- 血栓/栓塞。
- 缝合处狭窄。
- 移植血管塌陷/扭转。
- 在移植血管或其周围血管内动脉粥样硬化疾病的进展。

常见适应证

- 严重的手术后缺血。
- 术前症状复发。
- 移植血管震颤/杂音。
- 搏动性包块。
- 术后随访。

禁忌证

- 包扎的伤口。
- 开放性创伤。

设备

- 彩色多普勒成像系统。
- 5~12 MHz 线性探头。
- 2~6 MHz 扇形/凸阵探头。
- 耦合剂。
- 数字化报告系统。

操作程序

- 向患者解释操作程序并回答患者问题。
- 询问并记录病史。
- 当患者有深静脉血栓病史时,需进一步检查(在有深静脉血栓时,不能测量踝–肱指数)。
- 根据患者症状确定操作流程。
- 确定患者是否正在服用药物。

- 询问病史的同时进行局部肢体体格检查。
- 选择合适的预设条件。
- 检查的同时,应给予合理的说明。
- 保存图像。
- 必要时完成技术员的初步报告。
- 沿移植血管长轴听诊血管杂音(杂音常很明显,但是仅通过脉搏有无判断常导致误诊,因为仅有一处狭窄或严重阻塞时,脉搏可以不消失)。

技术方法

通常,检查动脉远端的同时扫查其旁路血管(见草案),要特别注意体内原血管与移植血管近、远端吻合处。遵循以下指南:

- 嘱患者仰卧。
- 站立或坐于患者一侧进行检查。
- 当有感染性体液污染的风险时,超声检查者要戴手套。
- 选择合适的探头。
- 使用灰阶超声和频谱多普勒。

移植血管类型

- 原位隐静脉。
- 翻转隐静脉。
- 腋股动脉(人工的)。
- 股腘动脉(人工的)。
- 股胫动脉(人工的)。
- 主动脉−双侧股动脉。
- 主动脉−髂动脉。
- 股动脉−股动脉。
- 主动脉导管。

超声扫查

横切面

- 先使用横切面对移植血管的异常扩张进行鉴别。
- 测量并记录多位点移植血管的直径。
- 联合彩色多普勒超声对动静脉瘘征象进行鉴别。
- 使用频谱多普勒超声鉴别动静脉瘘。

纵切面

- 从吻合口近端至远端扫查整条移植血管。
- 在可疑处使用频谱多普勒检查,检查角度小于或等于 60°,取样容积 1.5 mm。
- 在移植血管长轴切面获得典型的 PSV。
- 在血流增快区域测量 PSV,并记录病变远端血管情况。
- 记录并测量狭窄位置。
- 尝试明确病灶的性质。

超声描述与报告

- 正常多普勒频谱波形应为三相或两相。
- 正常移植血管听诊时无杂音。
- 正常 PSV 应大于 40 cm/s;而在膝关节以下可以稍增快,与移植血管狭窄类似。
- 在膝关节以上原位移植血管的正常直径是 4~5 mm,而在膝关节以下为 3~4 mm。
- 沿切口线或邻近切口处局部变红的区域提示可能有动静脉瘘。
- 典型血管狭窄,其远端波峰减低、圆钝。
- 怀疑动脉瘤时,建议同时使用触诊,灰阶超声显示局部血管扩张,彩色多普勒可见紊乱的血流信号。
- 局部出现高速血流提示狭窄或动静脉瘘。
- 灰阶超声显示管腔闭塞时,应联合使用频谱多普勒和彩色多普勒超声检查。

移植血管狭窄的特点

有意义的移植血管狭窄(>50%)其流速特征与自身血管狭窄类似−与狭窄近端血流速度相比,流速增加 100%。

- 小于 20% 移植血管狭窄:①与狭窄近端血流速度相比,血流速度比值小于 2;②收缩期出现轻微湍流;③PSV<200 cm/s。
- 20%~50% 移植血管狭窄:①与狭窄近端血流速度相比,血流速度比值大于 2;②全程湍流;③PSV<200 cm/s。
- 50%~75% 移植血管狭窄:①与狭窄近端血流速度相比,血流速度比值大于 2.5;②出现反向血流的严重湍流;③PSV>200 cm/s。
- 75%~99% 移植血管狭窄:①与狭窄近端血流速度相比,血流速度比值大于 3;②舒张末期流速大于 100 cm/s;③PSV>300 cm/s。
- 移植血管血栓形成前期:①与狭窄近端

血流速度相比,血流速度比值大于 3.5;②PSV< 50 cm/s。

实践指南

2005 年美国心脏病学院/美国心脏学会(ACC/AHA)外周动脉疾病实践指南中包括了下肢动脉多普勒超声检查的适应证[1]。

标准认证

血管实验室认证委员会(ICAVL)为测试制定了标准,并委托于血管实验室。

表 3-1 为外周动脉测试标准的摘要(见第 3 章)[2]。

参考文献

1. Hirsch AT, Haskal ZJ, Hertzer NR, et al. ACC/AHA 2005 practice guidelines for the management of patients with peripheral arterial disease (lower extremity, renal, mesenteric, and abdominal aortic): executive summary. *J Am Coll Cardiol*. 2006;47:1239-1312.
2. Intersocietal Commission for Accreditation of Vascular Laboratories (ICAVL): The Complete ICAVL Standards for Accreditation in Noninvasive Vascular Testing. <http://www.icavl.org/icavl/Standards/2010_ICAVL_Standards.pdf.> Accessed April 20, 2010.

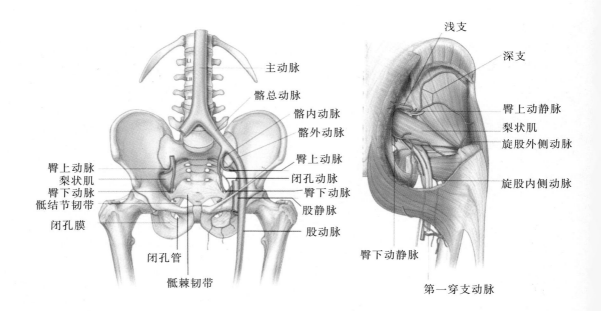

图 5-1 下肢动脉解剖。(From Drake R, Vogl AW, Mitchell AWM. Gray's Anatomy for Students. 2nd ed. Philadelphia: Elsevier; 2010; Figs. 6-36 and 6-48; used with permission.)

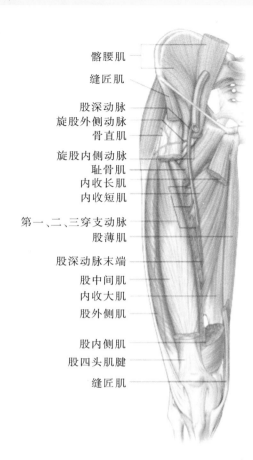

髂腰肌

缝匠肌

股深动脉
旋股外侧动脉
骨直肌

旋股内侧动脉
耻骨肌
内收长肌
内收短肌

第一、二、三穿支动脉
股薄肌

股深动脉末端
股中间肌
内收大肌
股外侧肌

股内侧肌
股四头肌腱
缝匠肌

臀上动脉
臀下动脉
梨状肌
旋股外侧动脉

十字吻合

旋股内侧动脉
第一穿支动脉

第二穿支动脉

第三穿支动脉

内收大肌
股深动脉末端

收肌

腘动脉

耻骨联合

髂外动脉

腹壁浅动脉

缝匠肌
髂外动脉浅支
股动脉中段位于髂棘前上和
耻骨联合之间，腹股沟韧带
下方

阴部外浅动脉
阴部外深动脉
股深动脉

股中间肌

股薄肌

股管内的动脉

股直肌

股外侧肌

股动脉从内收肌间隙穿出
成为腘动脉

股内侧肌

缝匠肌

图 5-2　下肢动脉解剖。(From Drake R, Vogl AW, Mitchell AWM. *Gray's Anatomy for Students*. 2nd ed. Philadelphia: Elsevier; 2010; Figs. 6-62 and 6-63; used with permission.)

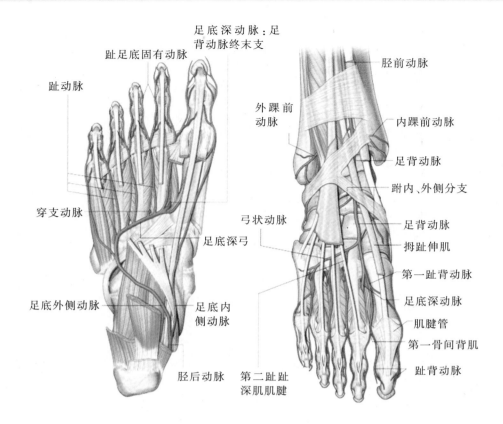

图 5-3 足动脉解剖。(From Drake R, Vogl AW, Mitchell AWM. *Gray's Anatomy for Students*. 2nd ed. Philadelphia: Elsevier; 2010; Figs. 6-36 and 6-48; used with permission.)

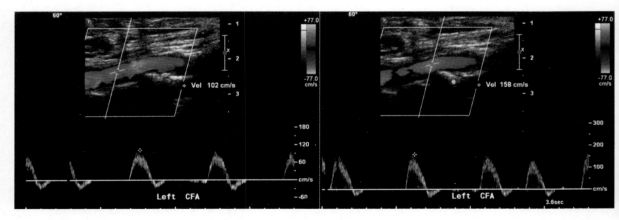

图 5-4 灰阶和彩色血流图显示股总动脉狭窄小于 50%。频谱多普勒在斑块前(左图)和斑块处(右图)未显示血流加速。彩色多普勒也未见湍流。

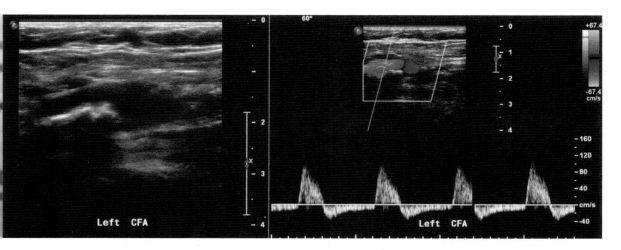

图 5-5 灰阶超声显示股总动脉斑块。频谱显示湍流,但流速正常范围。没有测量斑块近段血流速度,不排除流速加快。

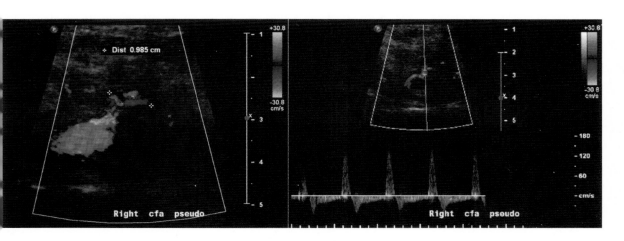

图 5-6 冠脉造影后股动脉假性动脉瘤。彩色多普勒可见瘤颈和瘤体。频谱多普勒显示双相往返血流。

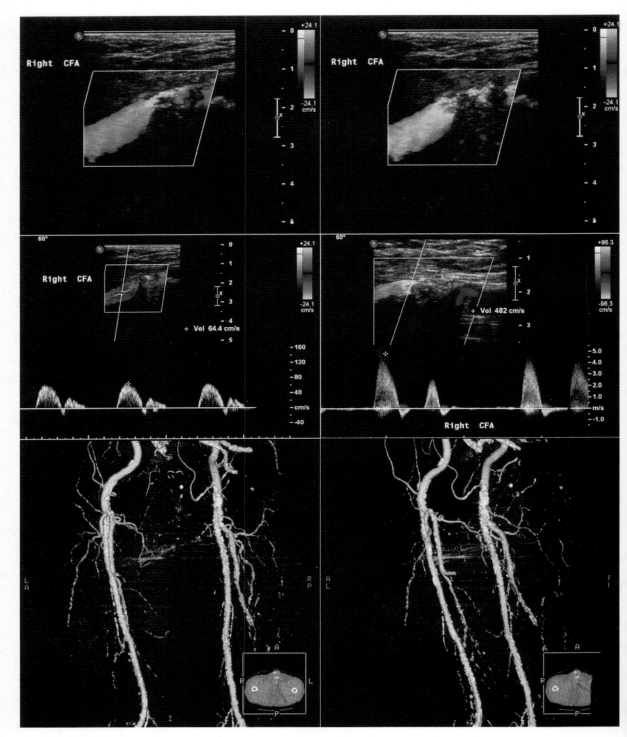

图 5-7 股总动脉严重狭窄。左上图和右上图,可见彩色多普勒混叠和混响伪像。左中图和右中图,狭窄处和狭窄后收缩期流速比值大于 4。左下图和右下图,CTA 图像显示股总动脉严重钙化,使下面的狭窄显示不清。

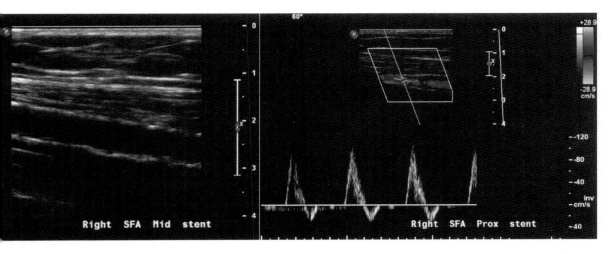

图 5-8　股浅动脉支架。左图,灰阶图像中支架显示不清,其下的粥样硬化等回声斑块,也显示不清。右图,频谱形态及流速正常。

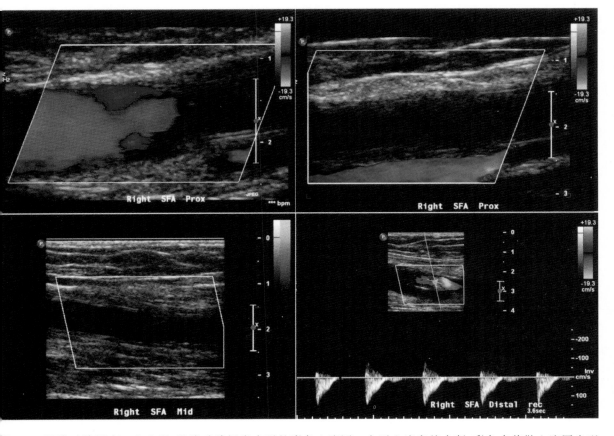

图 5-9　股浅动脉闭塞。左上图,股浅动脉闭塞水平的彩色血流图。主干血流突然中断,彩色多普勒血流图出现蓝色。右上图,几厘米范围内,彩色多普勒血流图显示无血流。左下图,能量血流图不能探测到血流。右下图,闭塞更远处,由于血管重建可见反向血流。

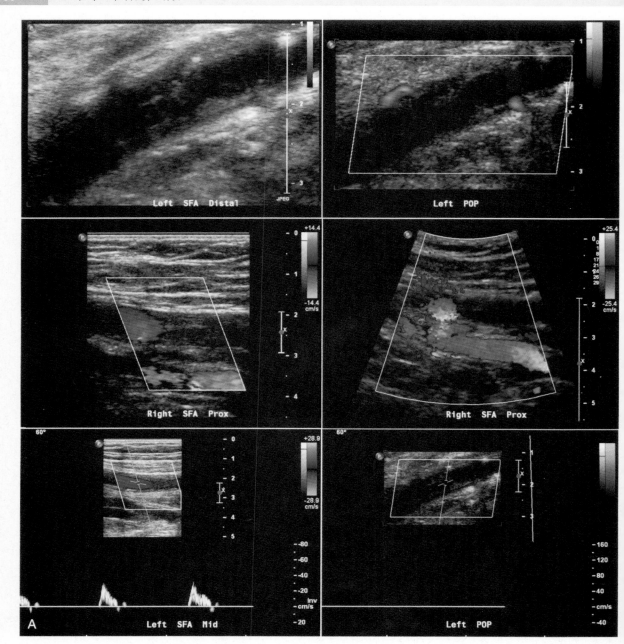

图 5–10 股浅动脉栓塞。左上：灰阶图像显示股浅动脉远段被均质回声充填。右上：能量多普勒显示腘动脉未见血流信号。左中：股浅动脉近段血流突然中断。右中：右侧股浅动脉近段血流再次突然中断，股深动脉仍可见血流信号。左下：闭塞血管近段的圆钝频谱。右下：频谱多普勒未见明显血流。

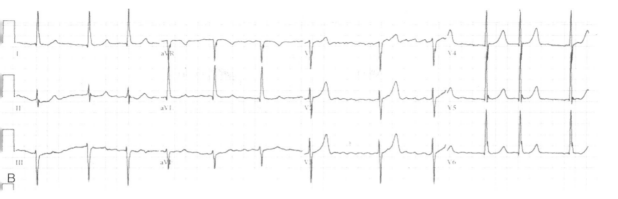

B

图 5-10(续)　心电图显示房颤,导致栓塞的栓子来源于股浅动脉和腘动脉。

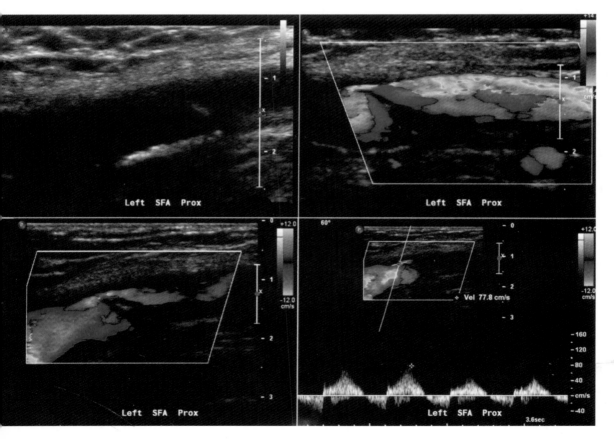

图 5-11　股浅动脉 50% 以上狭窄。左上图,股浅动脉灰阶图像显示逐渐变细的软组织线样病变突出于管腔,实时图像上可见轻微运动。右上图和左下图,彩色多普勒血流图更清晰显示逐渐变细的病变。该患者存在开放的股-股旁路移植血管。右下图,频谱多普勒显示移植血管从该血管"盗血",因为狭窄血流没有伴随预期的高速血流,频谱形态为双向小慢波("盗血"的频谱形态)。

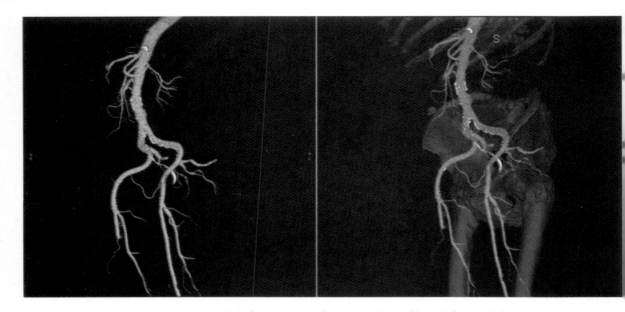

图 5-12 CTA 三维重建图。急性右侧股浅动脉栓塞使此动脉血流中断。

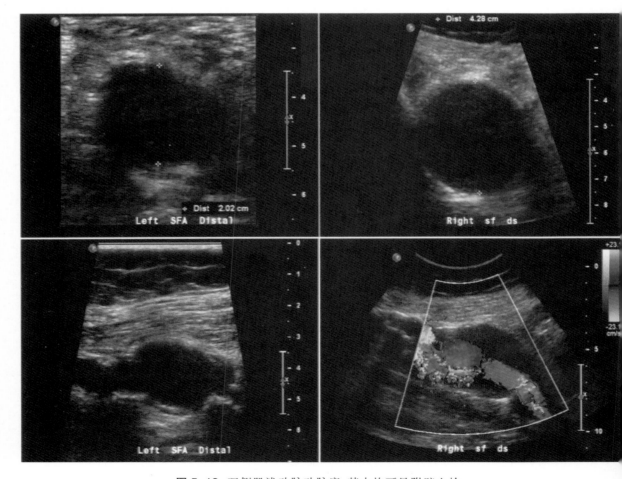

图 5-13 双侧股浅动脉动脉瘤,其内均可见附壁血栓。

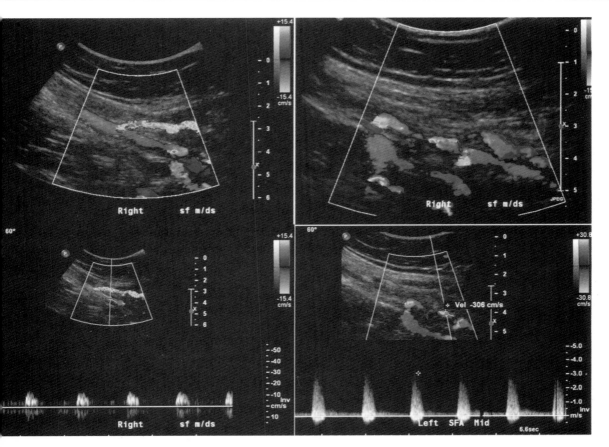

图 5-14　股浅动脉长期狭窄伴侧支循环。左上图,股浅动脉发出的粗大的侧枝血管。右上图,股浅动脉在侧枝动脉后狭窄,狭窄处形成湍流,其深方仍有侧枝血管。左下图和右下图,频谱多普勒显示狭窄前搏动性动脉频谱,狭窄处形成湍流,其流速显著增加。

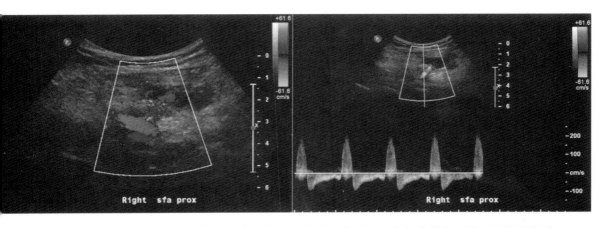

图 5-15　股浅动脉小的假性动脉瘤。动脉与假性动脉瘤间瘤颈处血流频谱是典型的双向往返频谱。

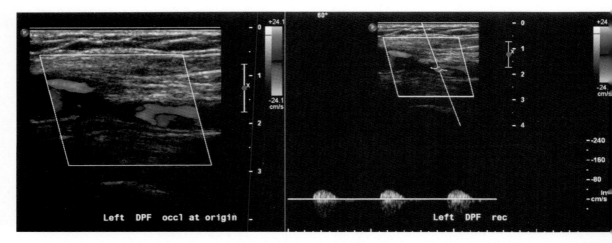

图 5-16 股深动脉闭塞。左图,彩色多普勒血流图未探及血流信号。右图,频谱多普勒显示远段通过侧支血管重建血流——因此可见反向血流,同时彩色多普勒也可见血流。

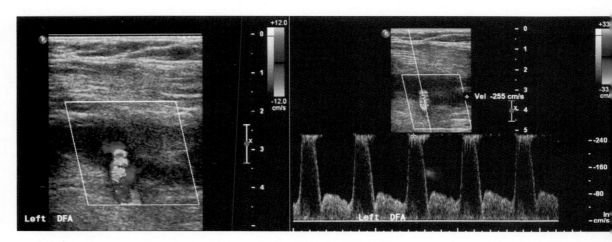

图 5-17 股深动脉第一分支严重狭窄。左图,彩色多普勒血流图显示开口处湍流,灰阶图像很难显示斑块。右图,频谱多普勒显示流速显著增快,狭窄大于 50%。

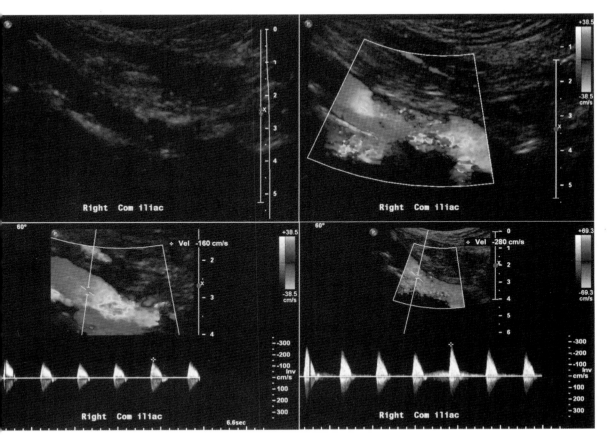

图 5-18 髂总动脉狭窄小于 50%。左上图,灰阶图像显示斑块,狭窄小于 50%。右上图,彩色多普勒血流图显示湍流,斑块侧流速加快。左下图和右下图,频谱多普勒显示狭窄前(左)和狭窄处(右)流速增加小于 100%。值得注意的是,血管狭窄前和狭窄处收缩期峰值流速存在差异,需在血流速率基础上参考一些不确定因素来综合判定血管狭窄的严重程度。

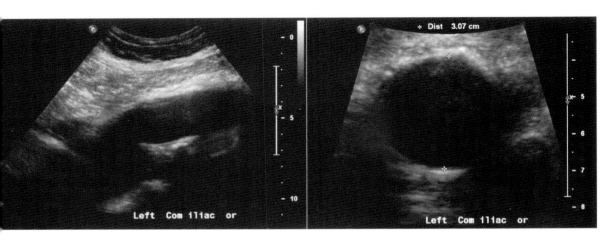

图 5-19 髂总动脉的 3 cm 管状动脉瘤的纵断面(左图)和横断面(右图)。

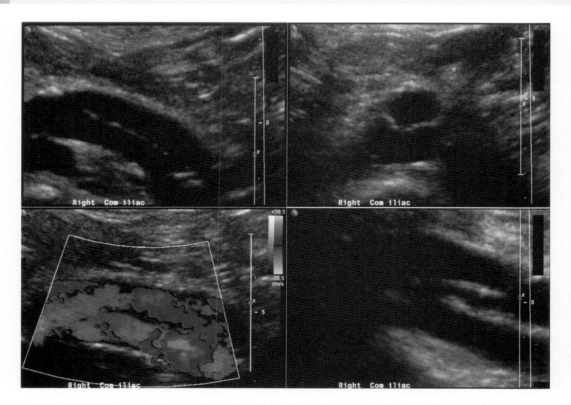

图 5-20 髂总动脉解剖。左上图和右上图,灰阶纵断面(左)和横断面(右)图像显示髂动脉内漂浮的内膜和髂动脉真假腔。左下图,彩色多普勒血流图显示漂浮内膜分隔的真腔和假腔内血流。右下图,动脉其中一部分可见漂浮内膜上的复合物。

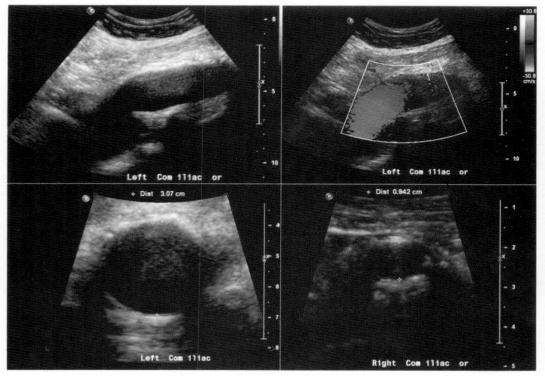

图 5-21 双侧髂总动脉动脉瘤。

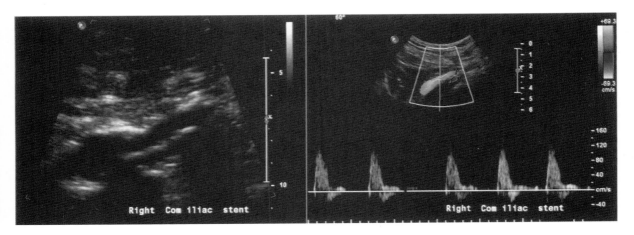

图 5-22 髂总动脉支架图像。该例中支架未显示,造成狭窄的粥样斑块处血流量明显增加,频谱形态和流速正常。

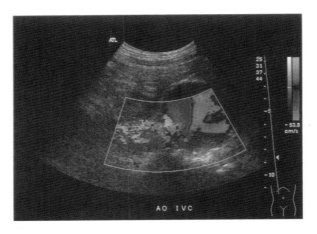

图 5-23 髂动静脉瘘。髂动脉瘤破入邻近的静脉。

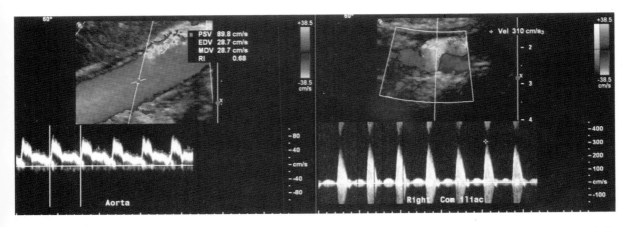

图 5-24 右侧髂总动脉开口处狭窄。左图,腹主动脉远段血流速度和形态正常。右图,髂总动脉开口处彩色多普勒血流图显示湍流,频谱多普勒显示不仅流速绝对值增高,与上游腹主动脉远段相比也增高。

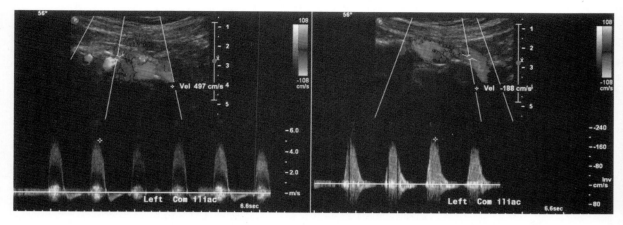

图 5-25 髂总动脉狭窄 50% 以上。左图,彩色多普勒血流图显示髂总动脉湍流和流速快,频谱多普勒显示收缩期流速显著增高。这就是"彩色杂音"和"频谱杂音"。右图,下游几厘米处流速几乎正常,但仍存在湍流。

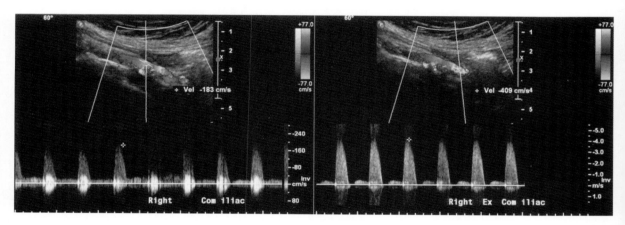

图 5-26 髂总动脉狭窄 50%。彩色多普勒血流图显示流速快和湍流,频谱多普勒显示狭窄处(右图)较狭窄前(左图)流速明显增快(>100%)。

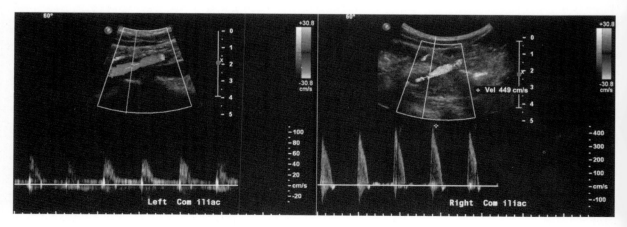

图 5-27 右侧髂总动脉严重狭窄。左图,左侧髂总动脉收缩期血流速度正常范围,舒张早期反向波消失。右图,彩色血流混叠伴随收缩期流速明显增快,频谱形态呈两相波。

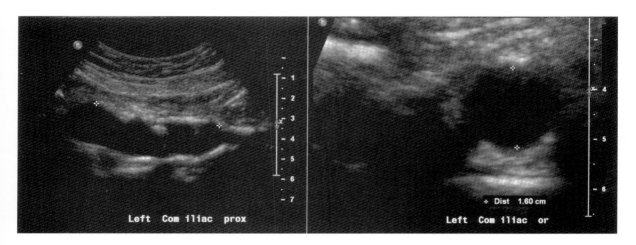

图 5-28　髂总动脉粥样硬化(本例管腔不规则弯曲和扩张)。

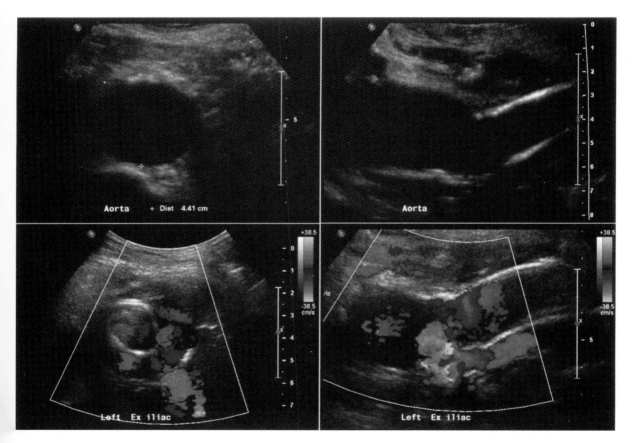

图 5-29　髂动脉瘤 1 型内瘘血管内修补。左上图,肾下腹主动脉瘤 4.4 cm。右上图,纵断面可见左侧髂总动脉支架。左下图,髂动脉瘤支架外血流。右下图,起源于支架近段的血流形成瘘口。

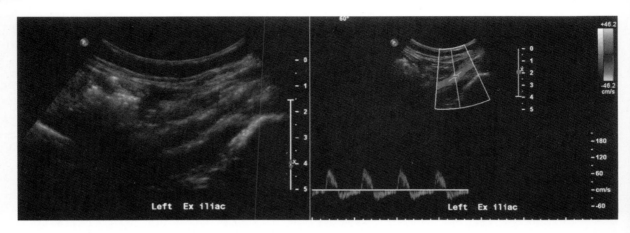

图 5-30 髂外动脉狭窄小于 30%。左图,灰阶图像可见斑块。右图,频谱和彩色多普勒未显示流速增快或湍流,与小于 50% 狭窄相符。

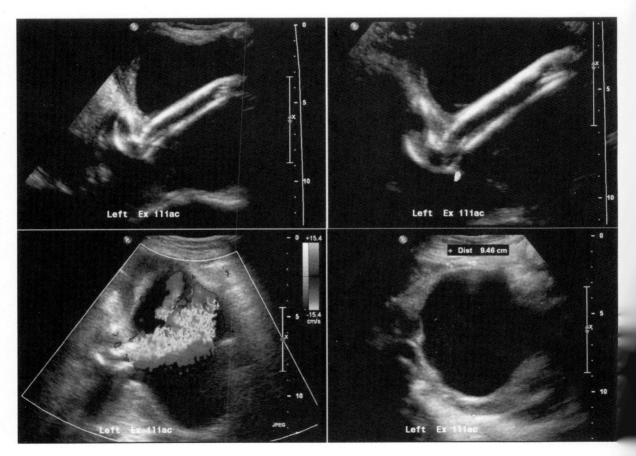

图 5-31 巨大髂外动脉瘤 1 型内漏支架。左上图和右上图,动脉瘤体内支架明显弯曲。流体内可见少量血栓。左下图,彩色多普勒血流图显示两个支架对合处可见血流冲入动脉瘤内。右下图,髂动脉瘤体 9.5 cm,因为有大的内漏而没有形成血栓。仅在支架前存在附壁血栓。

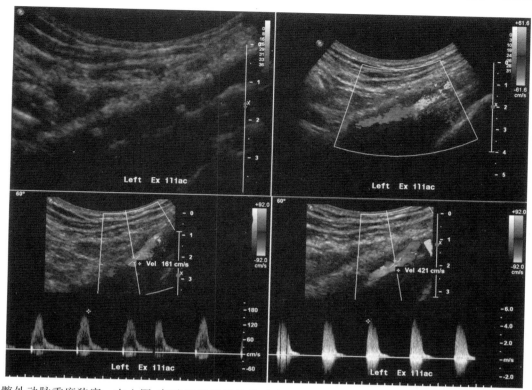

图 5-32 髂外动脉重度狭窄。左上图,灰阶图像显示髂外动脉管腔内回声,提示狭窄。右上图,彩色多普勒血流图显示湍流射流。左下图和右下图,狭窄处血流增快(>100%)证实狭窄 50% 以上。

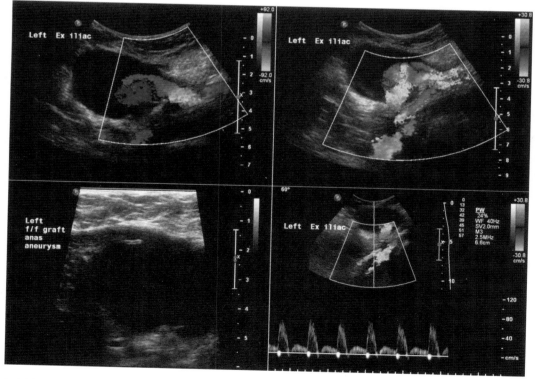

图 5-33 左上图,左-右股动脉移植血管吻合处形成含有部分血栓的假性动脉瘤和左侧股总动脉的纵断面。右上图,短轴切面 3 点钟显示假性动脉瘤。左下图,假性动脉瘤另一个切面。右下图,假性动脉瘤近段髂外动脉通畅。

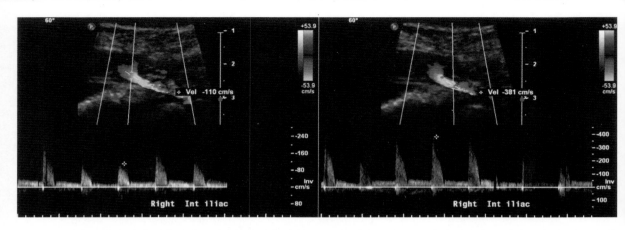

图 5-34 左图,髂内动脉重度狭窄。右图,收缩期峰值流速高,彩色血流显示狭窄后湍流。狭窄近段流速正常范围。狭窄处与狭窄前流速比值增加大于 100%,属于 50% 以上狭窄。

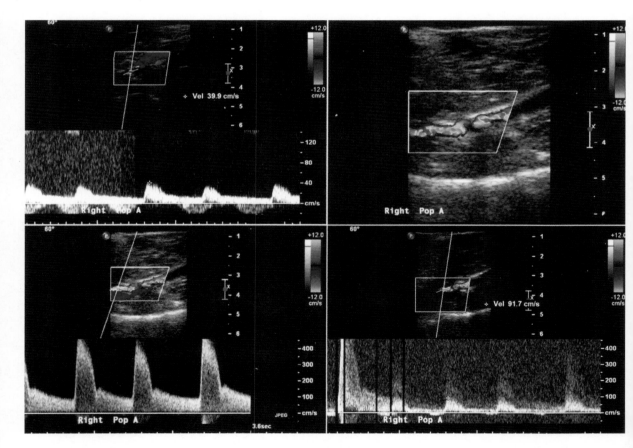

图 5-35 腘动脉狭窄 50% 以上。灰阶图像和彩色多普勒血流图显示腘动脉内斑块,显示湍流。湍流前(左上)和湍流处(左下图)血流流速明显增快。湍流处血流的取样容积位置稍有变动,因此采集到的频谱形态不理想(右下图)。

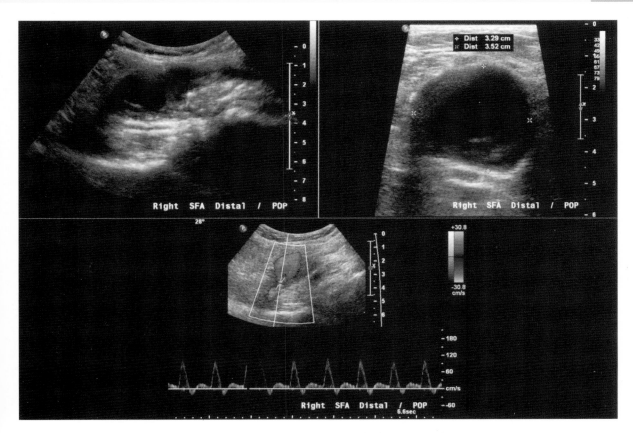

图 5-36　直径 3.5 cm 的腘动脉瘤伴附壁血栓形成。

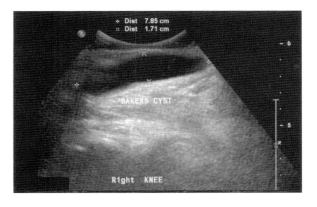

图 5-37　腘窝 Baker 囊肿。

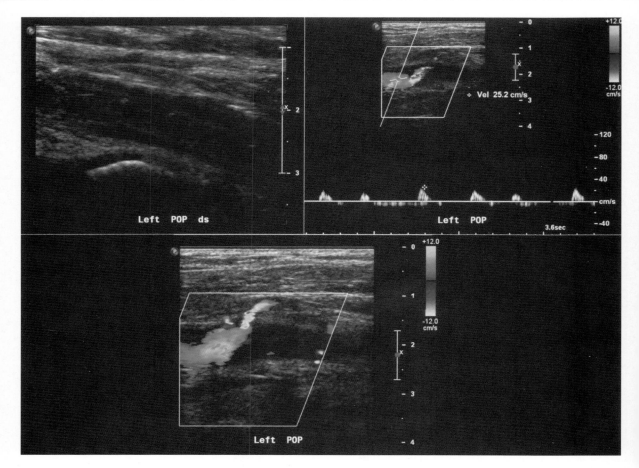

图 5-38 腘动脉栓塞。左上图,灰阶图像显示动脉内大块血栓的典型表现。右上图,血管闭塞处血流中断,近段可见圆钝的血流频谱。下图,腘动脉栓塞水平前可见腘动脉至分支的血流信号。

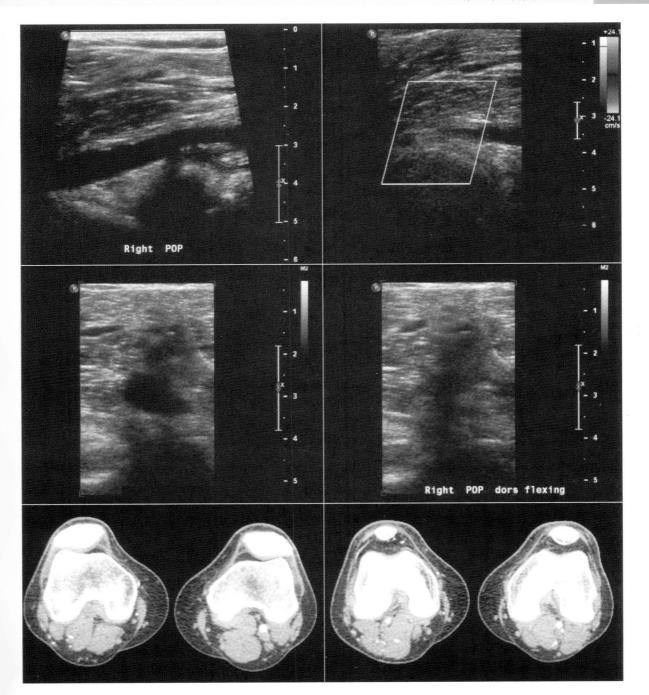

图 5-39 腘动脉闭塞。左上图和左中图，膝部处于放松状态。右上图和右中图，膝部伸展。与左图膝部静息时动脉图像（左上图和左中图）相比，当膝部伸展时，腘动脉完全闭塞（右上图和右中图）。左下图和右下图，CT 扫描显示几个月以后，腘动脉完全闭塞。这是由于软组织移动，纤维肌肉组织取代其嵌入而成。手术中，发现筋膜带异常紧张，其与先天性异常单头腓肠肌有关，可能与截流形成有关。

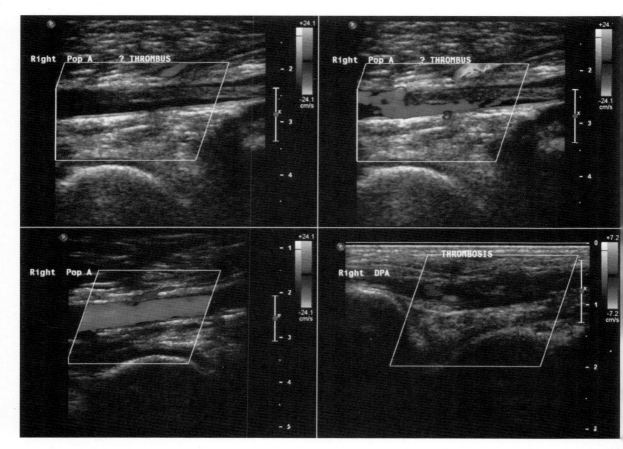

图 5-40 腘动脉急性血栓。左上图,长轴切面。右上图,血栓是非闭塞性的。左下图,治疗一天以后图像显示股动脉血栓完全溶解。右下图,足背动脉仍有血栓。

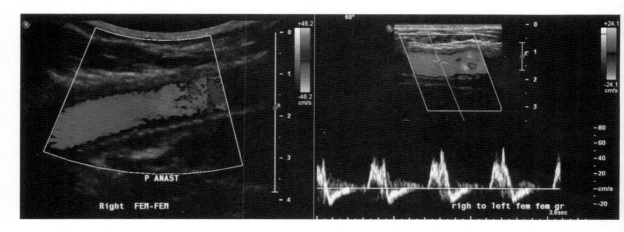

图 5-41 右-左的股-股动脉旁路移植。灰阶图像显示像涤纶材料的纤维图形。左图,彩色多普勒血流图不显著,彩色血流图的变化是一种校准现象,不是血流加速。右图,频谱多普勒形态正常。

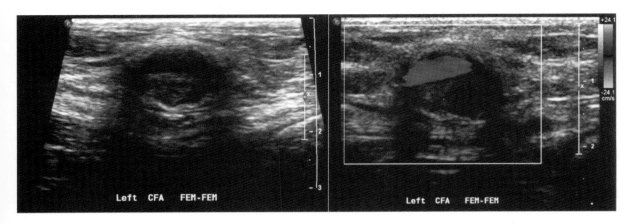

图 5-42 横切面显示股-股动脉旁路移植。灰阶图像(左图)和彩色多普勒血流图(右图)显示管腔内部分软组织回声。

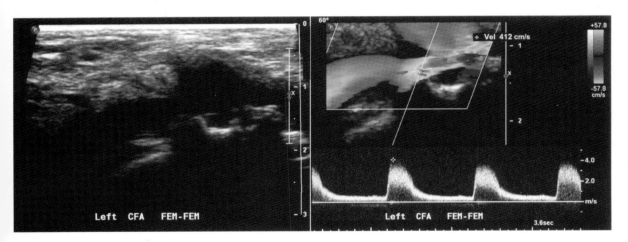

图 5-43 股-股移植血管左侧吻合口狭窄。左图,灰阶图像显示左侧股-股移植血管末端狭窄。短轴图像可见移植血管右侧端轻度扩张。右图,彩色多普勒血流图显示血流加速和湍流,频谱显示显著流速加快和湍流。

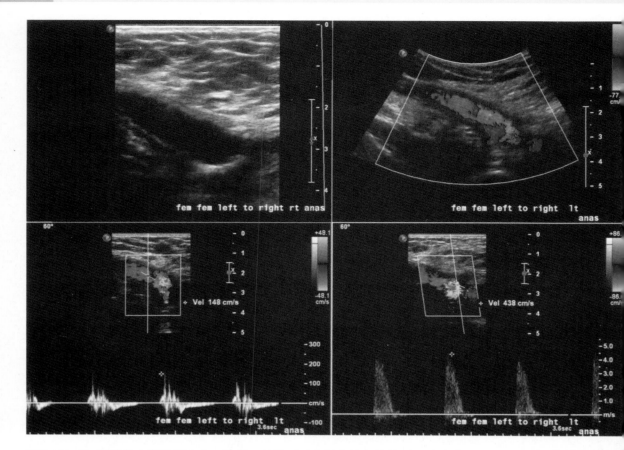

图 5-44 股-股移植血管远端吻合口狭窄。长轴显示右侧移植血管插入股总动脉(左上图)。灰阶图像显示移植血管正常。彩色多普勒血流图提示右侧吻合口狭窄,显示湍流(右上图)。从狭窄前(左下图)到湍流最明显处(右下图),流速显著增快。

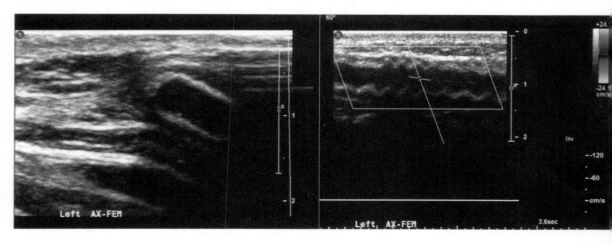

图 5-45 一支闭塞的腋-股动脉旁路移植。左图,灰阶图像显示移植血管壁纤维,管腔内软组织回声,移植血管失去原有形态。右图,彩色多普勒血流图和频谱多普勒未检测到血流。

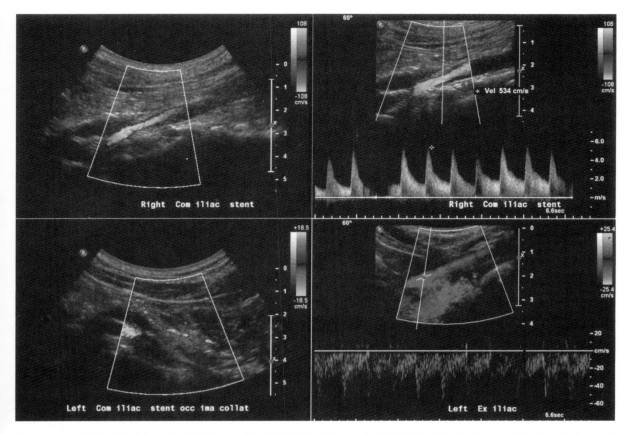

图 5-46　双侧髂动脉支架。左上图和右上图,右侧髂总动脉支架灰阶图像显示清晰,彩色多普勒显示狭窄(高的脉冲重复频率下显示湍流)。脉冲频谱显示收缩期和舒张期流速增快,证实狭窄。左下图和右下图,左侧髂总动脉支架。灰阶和彩色多普勒血流图显示支架内软组织回声,未见血流信号。附近可见侧支血管。

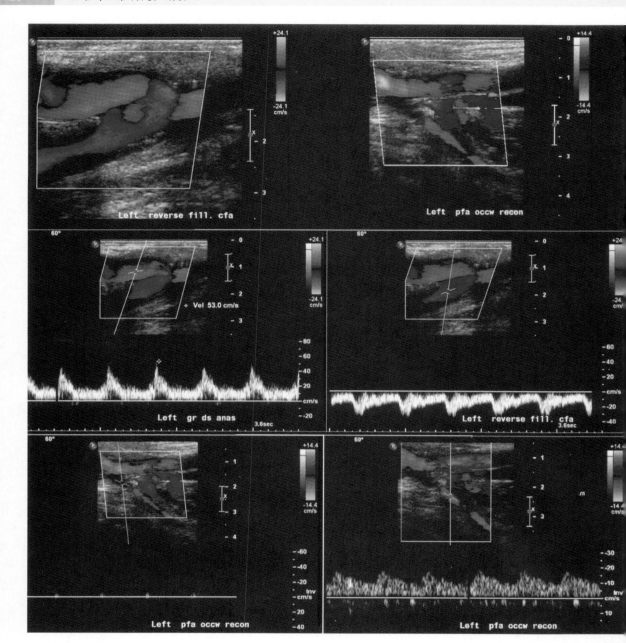

图 5-47　与图 5-46 同一患者。上图和中图,这四幅图显示通过股-股移植血管流入左侧股总动脉。血流未见湍流和其他狭窄征象。当该侧髂总动脉闭塞时,流入股总动脉的血流会流向相反的方向。左下图和右下图,股深动脉开口处完全闭塞,侧支血管迅速重建,由于侧支丰富,搏动性血流持续存在。

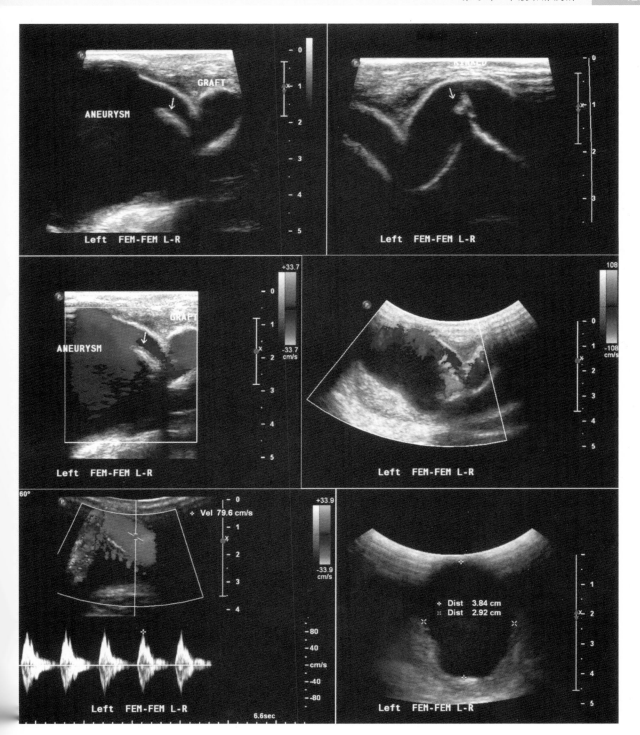

图 5-48　上图和中图，这四幅图显示打结的股-股旁路移植血管。患者移植血管几年后，某日弯腰举重物时，突发腹股沟区疼痛性包块。检查可见吻合口处移植血管撕裂导致血流进入大的假性动脉瘤。左下图和右下图，移植血管保持开放。

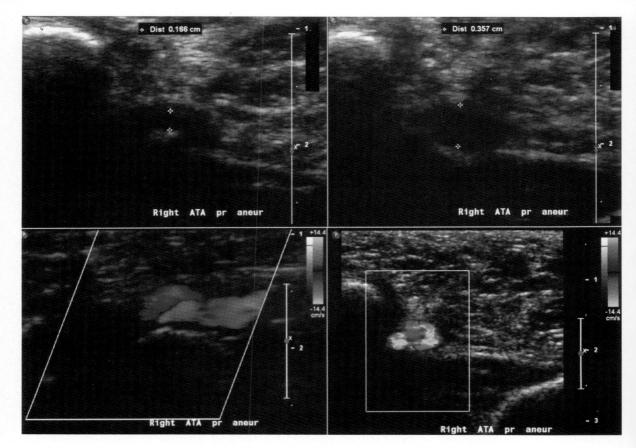

图 5-49 灰阶图像和彩色多普勒血流图显示胫前动脉动脉瘤。

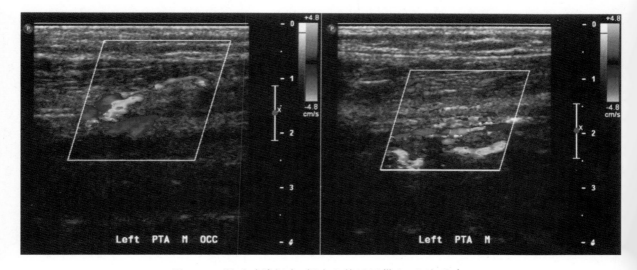

图 5-50 胫后动脉闭塞,侧支血管返回供血,血流重建。

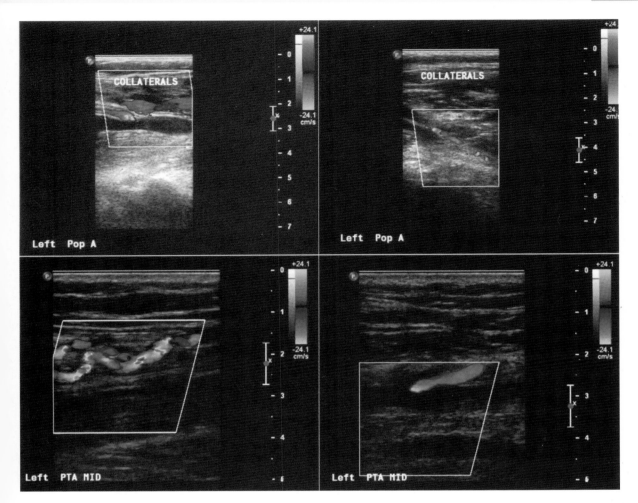

图 5-51　腘动脉闭塞。左上图,闭塞的腘动脉内充满低回声,周围可见大的侧支血管。右上图,更远的地方可见一个血流束,向深注入腘静脉远端,提示是又一侧枝血管,该血管不能与闭塞的腘动脉混淆,腘动脉位置深不容易显示。左下图,侧支血管。右下图,侧支血管反向向胫动脉供血。

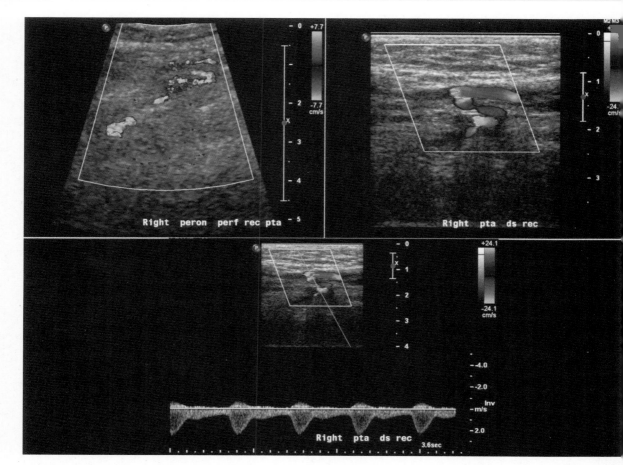

图 5-52 闭塞的胫后动脉通过腓动脉穿支的侧支血管血流重建。左上图,来自于腓动脉弯曲的侧支血管。右上图,通过侧支血管血流重回到闭塞的胫后动脉进行血流重建,注意血流重建的左侧胫后动脉内无血流信号并充满实性回声物质。下图,血流重建处血流反流回胫后动脉。

介入相关性并发症

超声能检测到的介入相关并发症包括血肿（图 6-1 至图 6-3）、假性动脉瘤（图 6-4 至图 6-10）、动静脉瘘（图 6-18 至图 6-20）、出血道、血栓形成、夹层和介入器械移位（图 6-21 至图 6-23）。并发症的发生率差异较大，主要受以下因素影响：穿刺位点的选择、手术的紧急性、术者经验、患者肥胖程度、导管尺寸以及同一穿刺点既往介入治疗次数等。一些介入并发症声像图上表现不明显，如小的动脉硬化斑块脱落造成的小动脉栓塞等。

许多介入并发症是因为穿刺点偏离预期位置引起。由于不清楚插管的深度和角度，因此仅依据皮肤穿刺点来引导导管或穿刺针在皮下走行并不可靠，所以需要进行超声检查来识别这些发病率高的介入相关性并发症。有些患者甚至合并多种并发症。

血肿

血肿是最常见的并发症，可发生在血管浅层或深层。血管前壁穿刺点出血通常引起血管浅层血肿，而后壁穿刺点出血引起深部血肿（如穿刺针贯穿）。股动脉穿刺点是最常见的血肿发生部位。有大血肿的患者进行多普勒检查，一方面患者会感觉不舒服（因为血肿导致局部张力大，使患者痛觉敏感性增加），另一方面因为扫查位置深、患者不适、深部图像质量较差和血肿下解剖结构紊乱等因素，对超声医生来说也存在一定难度。如果血肿下面的动脉搏动传导到血肿，血肿可能也会有搏动感。如果血肿压迫临近动脉或使其扭曲，并有动脉内杂音，通常提示假性动脉瘤可能。

检查患者腹股沟位置时，患者腿应轻度外旋以获得满意图像。血肿声像图特点：

① 血肿内回声均匀。
② 彩色多普勒和频谱多普勒在血肿内未发现血流信号。

出血道

彩色多普勒超声检查时，偶尔会发现内部或外部活动性出血。彩色或频谱多普勒超声显示针道或穿刺道内有血流信号。

动静脉瘘

动静脉瘘通常在穿刺针穿刺动脉时，同时贯穿临近静脉或其属支而产生。因此大多数瘘道有一定长度。偶尔可见动、静脉临近的血管壁撕裂或穿孔，血流直接由动脉流入静脉。动静脉重叠时更容易因深部穿刺直接形成瘘道。

动静脉瘘表现为连续或间断高速血流频谱，不同于假性动脉瘤瘤颈处双期频谱。

位置表浅的瘘道听诊时可闻及典型的间断或连续性杂音。大多数动静脉瘘瘤颈纤细，可自发闭合，小部分需要外科手术修补。一般情况下介入相关的动静脉瘘引起的异常分流不会影响血流动力学，但偶尔也会发生。

通常情况下，于腹股沟水平行双功检查时，腿应轻度外旋以获取满意图像。

超声扫查

应用灰阶和彩色多普勒超声检查。
- 横断面：①股总动脉/静脉；②股浅动脉/静脉；③股深动脉/静脉。
- 纵断面：①髂外动脉/静脉；②股总动脉/静脉；③股浅动脉/静脉；④股深动脉/静脉；
- 瘘口处血流频谱。

声像图特点

- 血流通道(瘘道)。
- 典型的血流频谱为收缩期和舒张期连

续性或间断高速血流频谱。

假性动脉瘤

介入术后假性动脉瘤是组织内局限性血肿通过一个通道连接于动脉。典型表现为组织加压后瘤体可缩小。流入假性动脉瘤的双期搏动血流或位于上方的动脉会使其有搏动感。假性动脉瘤大小不一。

假性动脉瘤血流频谱表现为往返征——收缩期流入瘤体,舒张期流出瘤体,呈典型高速血流。大多数典型频谱是在通道内取样获得,而不是在瘤体内。

于腹股沟水平行双功检查时,腿应轻度外旋以获取满意图像。

超声扫查

应用灰阶和彩色多普勒血流成像探查。
- 横断面:①股总动脉/静脉;②股浅动脉/静脉;③股深动脉/静脉。
- 纵断面:①髂外动脉/静脉;②股总动脉/静脉;③股浅动脉/静脉;④股深动脉/静脉。
- 假性动脉瘤通道和瘤体内的频谱:①测量通道长度;②测量假性动脉瘤瘤体大小;③注意假性动脉瘤内血栓。

声像图特点

- 动脉外团块,可有搏动性。
- 通道内高速双期血流(进-出)。
- 彩色多普勒和频谱多普勒检查可在团块内清楚显示高速湍流频谱。

介入相关的血管夹层

导管、电极和穿刺针操作可能引起动脉或静脉夹层。

介入相关性血栓

介入相关性血栓在动脉和静脉中都很常见。血栓可只附着在导管上,也可自创伤处延至血管壁,也可发生血管内血栓形成症,尤其在应用大型号导管、血管多处创伤和低血容量时更易发生。

实践指南

2005 年美国心脏病学会/美国心脏协会(ACC/AHA)关于浅表动脉疾病实践指南包括介入相关性股动脉假性动脉瘤多普勒超声检查指征[1]。

介入相关性股动脉假性动脉瘤

I 级

1. 可疑股动脉假性动脉瘤患者应当进行多普勒超声评估(证据等级:B)。
2. 大的或有症状的股动脉假性动脉瘤,推荐最初应用超声引导下压迫法或凝血酶注射法治疗(证据等级 B)。

IIa 级

① 股动脉假性动脉瘤瘤体直径 ≥ 2.0 cm 的患者更适于外科治疗,这种情况下使用超声引导下压迫或凝血酶注射法治疗,假性动脉瘤可能继续存在或闭合后再发。(证据等级 B)

② 内径小于 2.0 cm 的无症状假性股动脉瘤患者有必要在损伤 1 个月后复查超声进行重新评估(证据等级 B)。

参考文献

1. Hirsch AT, Haskal ZJ, Hertzer NR, et al. ACC/AHA 2005 practice guidelines for the management of patients with peripheral arterial disease (lower extremity, renal, mesenteric, and abdominal aortic): executive summary. *J Am Coll Cardiol*. 2006;47:1239-1312.

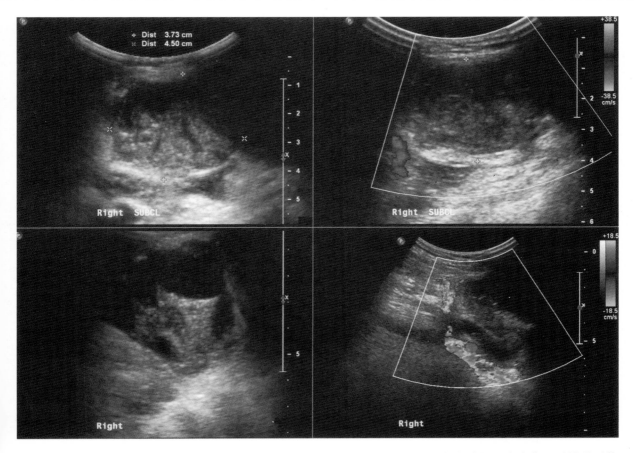

图 6-1 锁骨下动脉穿刺处血肿。呈大理石样外观,但检测不到血流。右下图彩色多普勒血流成像显示锁骨下静脉受血肿挤压移位。该病例锁骨下动脉是不慎刺破的。

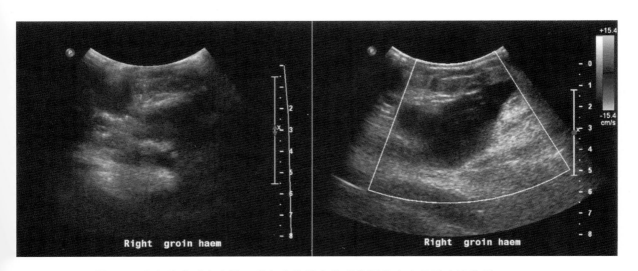

图 6-2 介入治疗后大血肿。彩色多普勒血流成像团块内未显示血流信号。

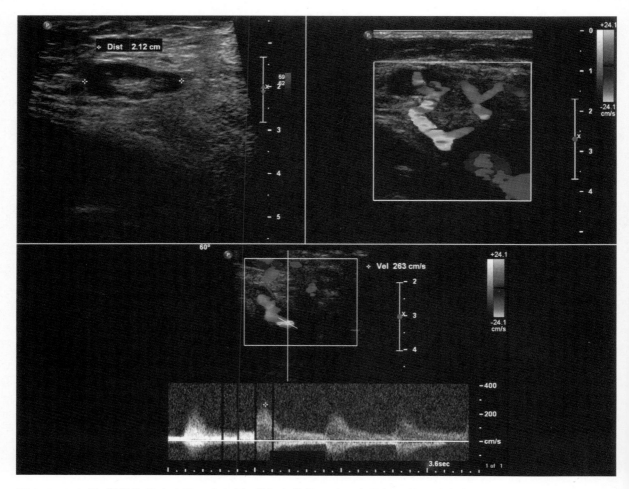

图 6-3 左上图,腹股沟处小血肿。右上图,彩色多普勒显示血流从邻近的股动脉流至浅表组织,提示可能有通道进入假性动脉瘤。下图,频谱多普勒没有发现假性动脉瘤通道内典型的双期血流频谱。

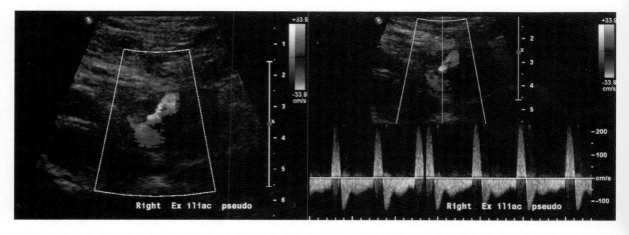

图 6-4 右髂外动脉小的假性动脉瘤。左图,彩色多普勒显示临近动脉的假性动脉瘤内湍流血流信号。右图,频谱多普勒显示假性动脉瘤特征性的"双期双向"往复血流。

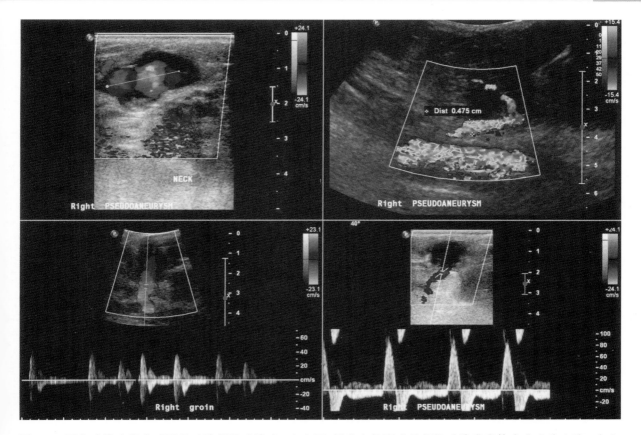

图 6-5 冠状动脉造影术后股总动脉假性动脉瘤。左上图,部分血栓形成的假性动脉瘤瘤体内有少许血流。右上图,显示假性动脉瘤的迂曲通道(或瘤颈)。左下图和右下图,显示连接动脉和瘤体间的通道内频谱多普勒多点取样均显示双期血流。

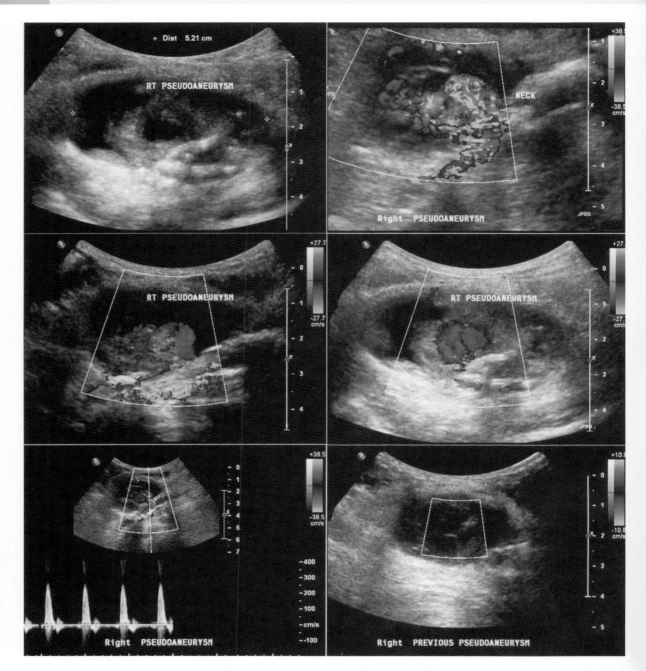

图 6-6 随时间演变的股总动脉假性动脉瘤。上面四幅图显示的是假性动脉瘤瘤体内的部分血栓。残存的假性动脉瘤腔内的血流呈典型的湍流频谱。左下图，频谱多普勒显示"双期双向"往返血流。右下图，两周后超声显示假性动脉瘤腔已被血栓完全充填，降低脉冲重复频率也检测不到血流信号。

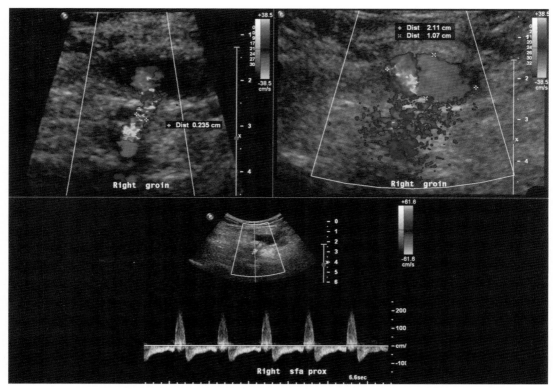

图 6-7 股总动脉小的假性动脉瘤。血流呈典型的往返血流频谱。

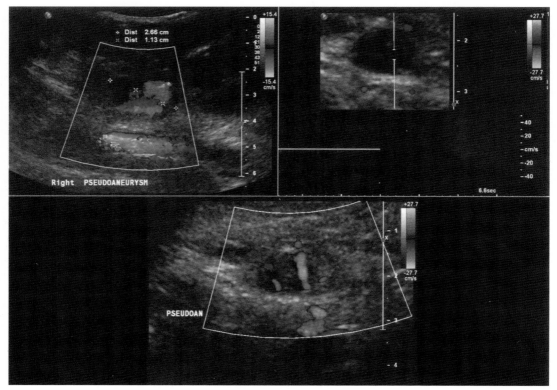

图 6-8 左上图,冠状动脉造影术后股动脉假性动脉瘤瘤体内部分血栓形成,彩色多普勒血流成像仅一半假性动脉瘤腔内血流充盈。右上图,10 天后瘤腔被血栓完全充填,彩色多普勒或频谱多普勒均检测不到血流信号。下图,彩色多普勒显示的附近血管分支(因为延续到瘤体表面)被误认为是假性动脉瘤残腔内血流信号。

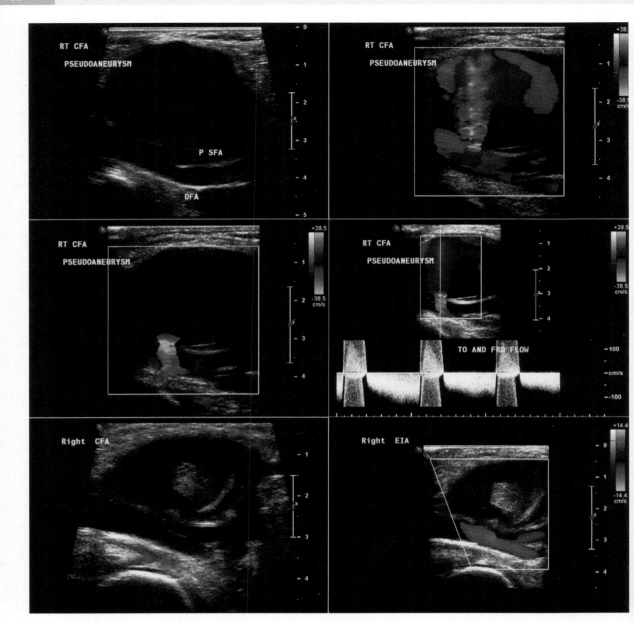

图 6-9 冠状动脉造影术后股总动脉假性动脉瘤。上面四幅图,假性动脉瘤瘤体以及往返进出瘤体的血流。左下图和右下图,注射凝血酶后瘤体内形成血栓,但血栓尾部延伸至瘤体外,沿瘤颈部向股动脉延伸。

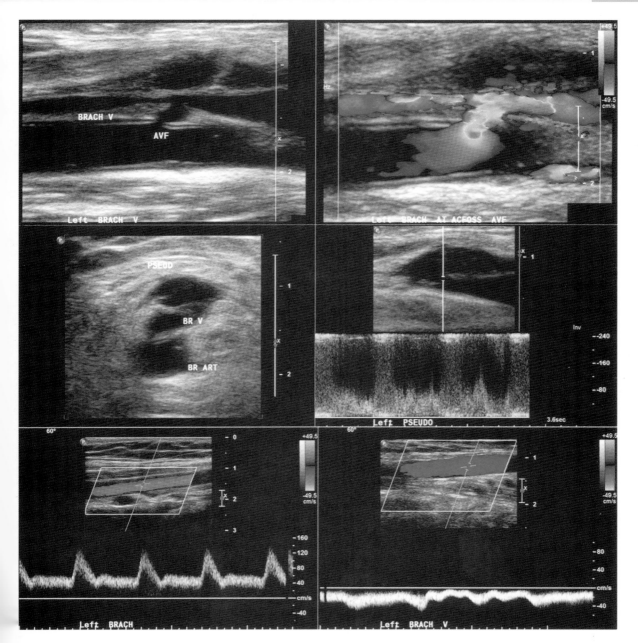

图 6-10　冠状动脉造影术后肱动脉动静脉瘘和起自静脉的假性动脉瘤。原因是肱静脉位于肱动脉上方,穿刺针刺穿静脉造成瘘。上面四幅图,灰阶超声显示动静脉瘘的瘘道和假性动脉瘤瘤体。彩色多普勒血流成像进一步明确动静脉瘘血流。频谱多普勒检测到假性动脉瘤颈部不典型血流频谱,提示假性动脉瘤起自静脉,并且已被邻近的动静脉瘘部分动脉化。两个多月后动静脉瘘和假性动脉瘤自然闭合。左下图和右下图,两个月后肱动脉动静脉瘘和假性动脉瘤消失了,显示正常的解剖以及正常的肱动脉和肱静脉血流频谱。

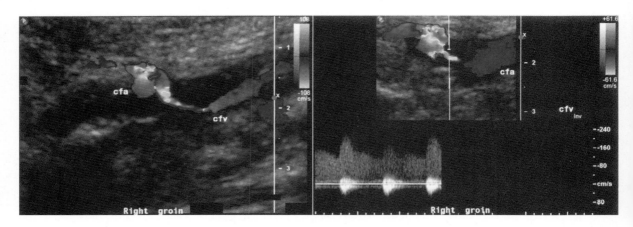

图 6-11　冠状动脉造影术后右股总动脉动静脉瘘。彩色多普勒血流成像提示有瘘道，频谱多普勒显示瘘道内连续、混杂、高速的血流。

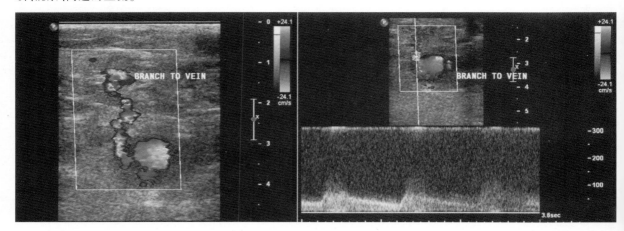

图 6-12　冠状动脉造影术后股总动脉动静脉瘘。彩色多普勒血流成像可以看到瘘道，频谱多普勒显示动静脉瘘典型的连续血流频谱。记录到的血流速度较低，可能是因为取样容积并不在瘘道内，而是临近瘘道开口处股动脉腔内。

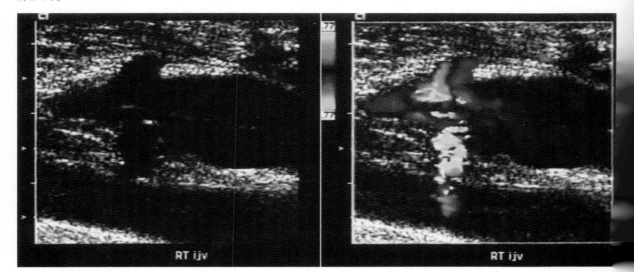

图 6-13　中心静脉置管术后颈总动脉动静脉瘘。宽瘘道在灰阶和彩色多普勒图像中均可明显显示。因导管刺穿静脉后进入动脉引起。

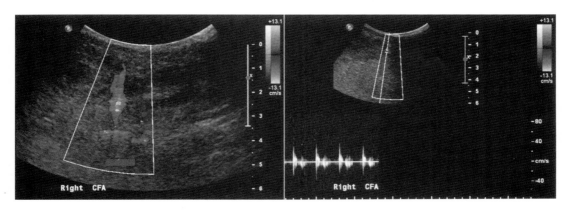

图 6-14 冠状动脉造影术后股总动脉活动性出血。通过彩色和频谱多普勒超声可以显示血流。

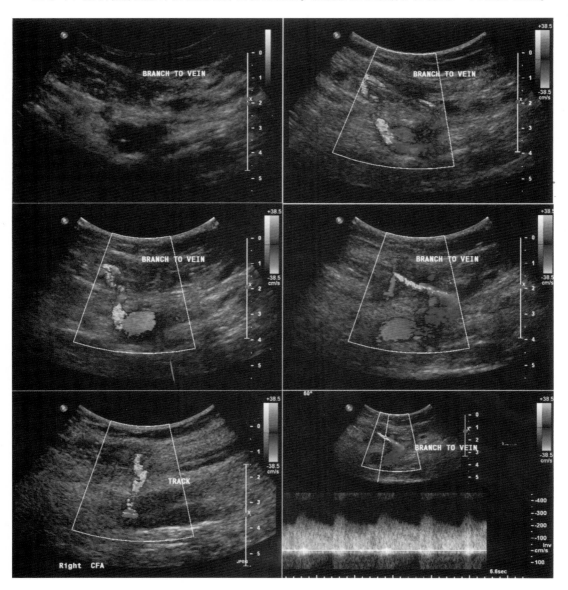

图 6-15 冠状动脉造影术后股总动脉动静脉瘘。彩色多普勒模式下显示两个独立的连接动静脉的通道,频谱显示典型的连续、高速的动静脉瘘血流频谱。

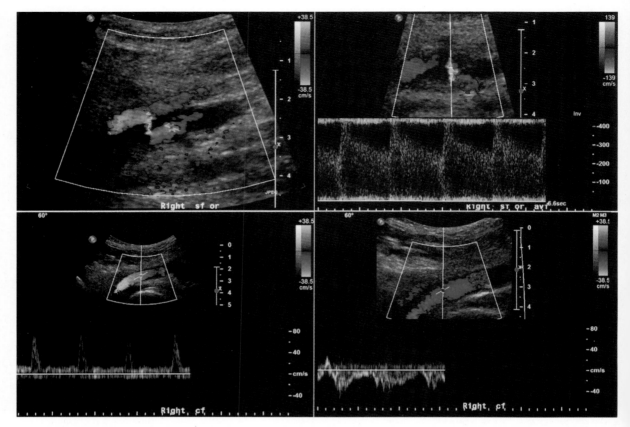

图 6-16 腹股沟插管后动静脉瘘。左上图,彩色多普勒血流成像显示一股射流从股浅动脉起始处直接进入相邻的深部股总静脉。右上图,频谱显示瘘道典型的连续性血流频谱。左下图,股总动脉频谱提示有一股源于动静脉瘘的舒张期连续血流频谱。右下图,股总静脉血流频谱提示收缩期有一股源于瘘的收缩期血流束。

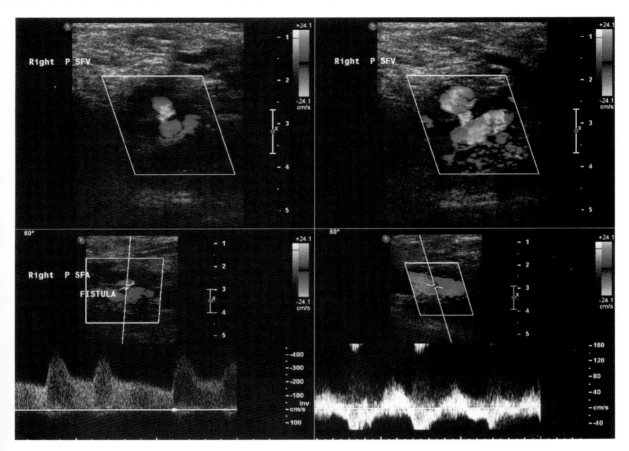

图 6-17　左上图，导管插入术后，短轴切面彩色多普勒显示连接股浅动、静脉间一通道，构成动静脉瘘。右上图，另一短轴切面显示"杂乱"彩色血流进入深处静脉，表明瘘道高速血流流入组织。左下图，频谱多普勒显示瘘道典型的高速低阻血流频谱和舒张期血流。右下图，长轴切面彩色和频谱多普勒显示股动脉远端收缩期前向、舒张期反向血流（因为反向流入瘘道）。

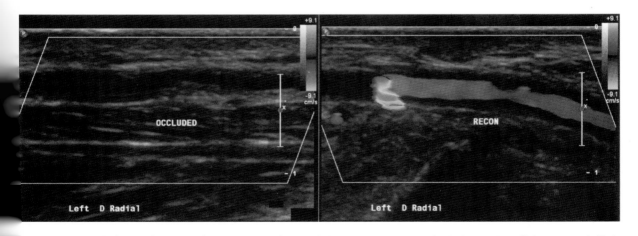

图 6-18　冠状动脉造影术后桡动脉闭塞。左图，灰阶图像提示血栓。右图，彩色多普勒血流显像提示几厘米管腔为未发现血流信号，侧支血管重建血流。

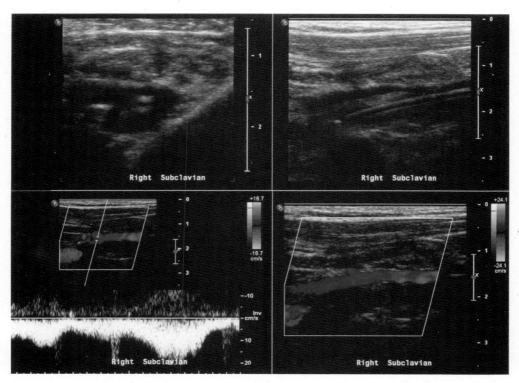

图 6-19 导管介入导致的左锁骨下静脉部分血栓形成。外周中心静脉导管通过贵要静脉穿入,临床出现上肢水肿,导管被拔出。左上图,锁骨下静脉横断面显示腔内血栓和血栓内的一段导管。右上图,左锁骨下动脉长轴切面显示静脉内大块的血栓和一个明显的导管脱落。左下图和右下图,显示残留腔内血流信号。

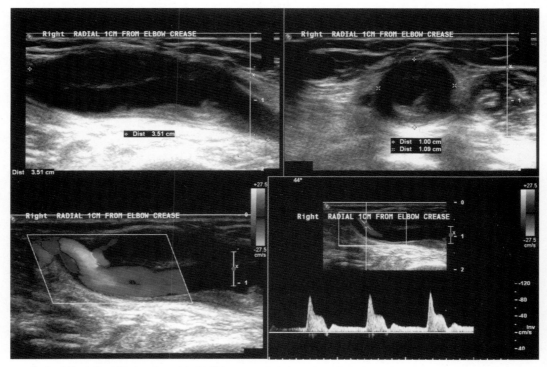

图 6-20 置管术后桡动脉动脉瘤。左上图,长轴切面显示腔内回声不均匀的血栓。右上图,短轴灰阶图像显示动脉瘤内血栓形成。左下图,彩色多普勒长轴切面显示明显的血流通道。右下图,频谱多普勒血流信号显示一个正常的外周动脉波形。

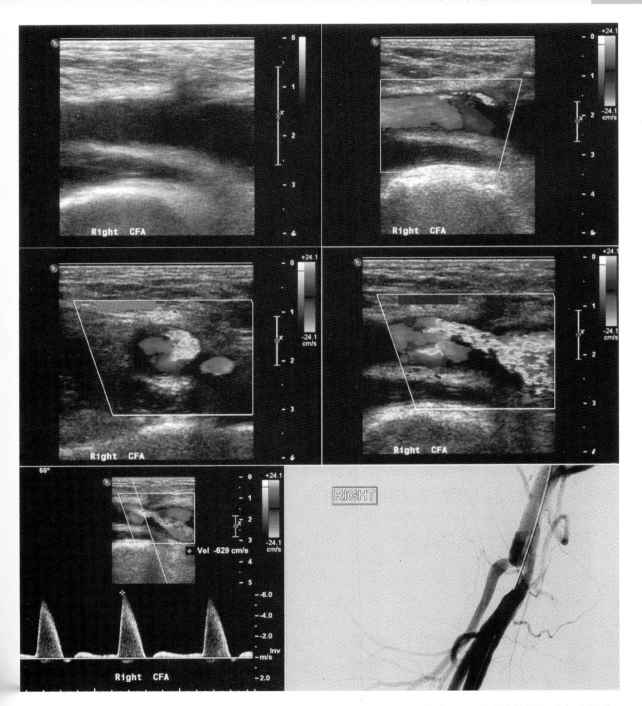

图 6-21　冠状动脉造影术后应用封堵器的腹股沟区超声图像。左上图,置管术后股总动脉长轴灰阶超声图像,表现为正常股动脉,未显示管腔内明显异常回声。右上图,彩色多普勒显示不明原因汇聚的血流和其后的反向血流。左中图,彩色多普勒短轴切面,股动脉近心端彩色混叠。右中图,彩色多普勒显示不同心动周期时相的杂乱血流延伸至远侧。左下图,频谱多普勒显示狭窄引起的收缩期高速峰值血流,基本可以确定是因为封堵器异位引起。右下图,血管造影结束时对股动脉造影,显示封堵器斜向管腔的一侧。

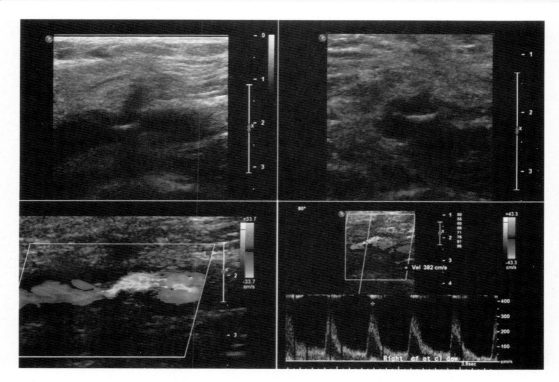

图 6-22 左上图和右上图,股总动脉置管术后长轴和短轴灰阶成像,显示腔内新月形回声,提示封堵器由前壁移位至管腔中部。左下图,彩色多普勒显示封堵器后方血流聚集,伴随血流混杂,提示明显狭窄。右下图,频谱多普勒显示收缩期峰值流速增快,进一步证实彩色多普勒所见。

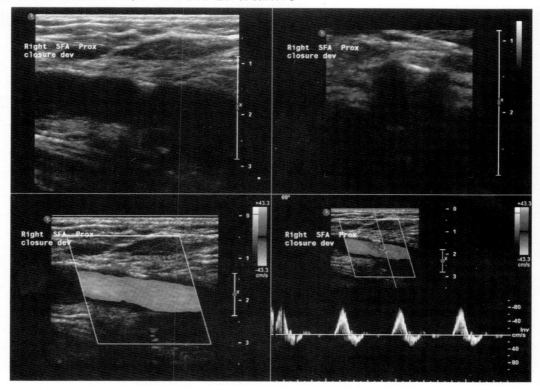

图 6-23 左上图,置管术及封堵器术后长轴灰阶图像,清楚显示股浅动脉前壁的封堵器。右上图,短轴显示封堵器;左下图,彩色血流充盈良好,无血流混杂。右下图,频谱多普勒显示正常的三相血流频谱,封堵器远端未见湍流。

第 7 章

腹主动脉

本章要点

■ 腹主动脉是胸主动脉的延伸,是腹部动脉瘤以及远段阻塞性疾病的主要发生部位,因此,腹主动脉的病变具有多样性,如大动脉炎以及其分支并发症。

腹主动脉解剖

腹主动脉起自横膈水平,沿前纵韧带走行于脊柱前方,位于中线及下腔静脉左侧。沿途发出分支血管,至分叉处逐渐变细。由于走行于椎骨前侧,所以在第三腰椎水平有轻度弯曲。

腹主动脉分支分为三部分:

(1)脏支:腹腔干;肠系膜上动脉;肠系膜下动脉;双侧肾动脉;双侧肾上腺中动脉;双侧精索内动脉(男性);双侧卵巢动脉(女性)。

(2)壁支:双侧骶正中动脉;双侧腰动脉。

(3)终末支:双侧髂总动脉。

腹腔干为一粗短干,长约 1.25cm,起自膈下主动脉前壁。腹腔干分为胃左动脉、脾动脉和肝总动脉,负责脾、肝、胃、十二指肠和胰腺的血液供应。

肠系膜上动脉较粗大,起自腹腔干下方约 1.25cm 处的腹主动脉前壁,负责小肠、盲肠、胰头、升结肠以及部分横结肠的血液供应。肠系膜上动脉在脾静脉和胰头后方下行,至下腔静脉前方,依次发出回肠动脉和结肠动脉,管腔逐渐变细。肠系膜上动脉左侧有 12~15 支分支,形成一系列的动脉弓形网负责小肠的血液供应。

结肠中动脉、右结肠动脉及回结肠动脉起自肠系膜上动脉右侧,其中结肠中动脉同肠系膜下动脉左结肠支吻合形成边缘动脉,腹腔干闭塞时边缘动脉是其重要侧支。

肠系膜下动脉比肠系膜上动脉要细,在腹主动脉分叉上方 3 cm 处,即第三腰椎水平,起自腹主动脉的前壁,负责左半横结肠、空肠及降结肠的血液供应。

肠系膜下动脉于腹主动脉左前方下行,跨过左髂总动脉后延续为直肠上动脉。在发生动脉闭塞性疾病时,作为主要动脉同其他的直肠动脉分支形成侧支网。

肾上腺动脉在肠系膜上动脉水平起自腹主动脉侧壁,横行穿过膈脚后与肾动脉的肾上腺分支和膈下动脉吻合。

腰动脉共 4 对,起自腹主动脉后侧壁,走行于腰方肌和腰大肌后方,同其他动脉吻形成侧支循环,远至腹股沟韧带。

肋下动脉(第十二肋骨肋间动脉)在腹主动脉闭塞时能形成重要的侧支。第三腰动脉是肾动脉狭窄或闭塞时最常见的侧支。

精索内动脉较细,起自肾动脉下方腹主动脉前壁,相比之下,成对的卵巢动脉较粗,是髂内动脉的组成部分,其末梢在宫角附近与子宫动脉上行的卵巢支相吻合。

肾动脉起自腹主动脉第二腰椎水平,肠系膜上动脉下方,但是常存在变异。副肾动脉常不会超过 2~3 支,多起自腹主动脉,少数较细的副肾动脉可起自肾上腺动脉等其他动脉。约 50%的副肾动脉由肾门进入肾脏,另外 50%的副肾动脉由肾上极或肾下极进入肾脏。

双侧肾动脉均穿过膈脚,同腹主动脉形成一定夹角。左肾动脉走行于左肾静脉的上后方、胰腺和脾静脉的后内侧。右肾动脉比左肾动脉长,走行于下腔静脉、右肾静脉、胰头及降十二指肠后内侧。

进入肾门前,每支肾动脉分出 4~5 支分支,分布到肾上腺、输尿管及邻近组织与肌肉。在近肾门处肾动脉分为前后两支和叶动脉供应肾脏。

段动脉进一步分支为叶间动脉,沿肾柱走行,叶间动脉在肾脏皮髓质交界处分为弓形动脉。弓形动脉进一步分支为小叶间动脉,小叶间动脉再分支形成供应肾小球的入球小动脉,肾小球的毛细血管祥是肾脏主要的过滤系统。

肾动脉侧支循环可以来自髂内动脉、睾丸动脉、子宫动脉、精索内动脉、肾上腺动脉及前三支腰动脉,这些动脉是肾脏缺血时最常见的侧枝来源。

临床要点

■ 非糖尿病患者腹主动脉检查要空腹
- 前一晚低脂饮食
- 必要时胃肠道清洗
- 不要咀嚼口香糖,不喝咖啡及碳酸饮料
- 早晨一碗调味凝胶(降低食欲及避免过度吞咽)

■ 主动脉近段及远段的频谱变化
- 肾动脉及腹腔干呈低阻血流频谱
- 腰动脉、外周动脉、肠系膜上、下动脉呈高阻血流频谱

■ 内漏的扫查应采用小的彩色取样框

■ 优化彩色模式有利于发现囊液内的异常血流及通道

腹主动脉瘤

腹主动脉瘤(AAA)是老年人最常见的疾病,65 岁以上男性发病率达 3.5%,而且随着年龄增加而增高。肥胖患者随着年龄增加更为常见且更加严重,有家族史患者发病年龄则更早。

大多数腹主动脉瘤比较小,但随着时间延长会逐渐增大,可能会发生破裂。腹主动脉瘤破裂风险同最大横径密切相关,超过 4.5 cm 时破裂风险增加。

触诊通常可探及大多数 AAA,但腹部肥胖患者很难触及。超声检查易行、准确且无风险,是 AAA 是最常用的检查手段,能检出腹主动脉瘤的破裂或渗漏。CTA 能更好地显示腹主动脉及其分支,对渗漏的检测优于超声,但存在造影剂肾损害的潜在风险。

在腹主动脉瘤血管内修复(EVAR)中,需要明确 AAA 的解剖,划定近端及远端理想附着点等细节。

腹主动脉瘤的评估方案

目的

为了计算和评估腹主动脉瘤的相关参数

技术方法

患者平卧位,必要时斜位或者卧位。

表 7-1 腹主动脉、双髂动脉多普勒扫描

解剖部分	技术	多普勒方式
腹主动脉	短轴	灰阶、彩色多普勒
	近段	
	中段	
	远段	
	长轴	灰阶、彩色、频谱多普勒
	近段	
	中段	
	远段	
髂总动脉	短轴	灰阶
	近段	
	中段	
	远段	
	长轴	灰阶、彩色、频谱多普勒
	近段	
	中段	
	远段	
髂内动脉	短轴	灰阶、彩色多普勒
	长轴	灰阶、彩色、频谱多普勒
髂外动脉	短轴	灰阶
	长轴	灰阶、彩色、频谱多普勒
	近段	
	中段	
	远段	

超声扫查

横切面

- 从剑突至腹主动脉分叉处扫查。
- 肠系膜上动脉、腹腔干、肾动脉、肠系膜下动脉,尽可能用彩色多普勒血流,留存图像。
- 在下列位置测量腹主动脉前后径(外壁-外壁):①上腹;②下腹;③瘤颈;④瘤体。
- 另外,还要做到:①尽可能测量瘤颈与左肾动脉开口的距离;②测量双侧髂总动脉直径。

矢状切面

- 用彩色及频谱多普勒扫查腹主动脉近段、中段、远段及双侧髂总动脉。
- 测量瘤体长度。
- 明确瘤体是囊状还是梭状:①囊状,呈囊样改变;②梭状,呈纺锤形改变。

表 7-2　主动脉瘤术语	
正常动脉	< 3 cm
主动脉瘤	≥ 3 cm
梭形动脉瘤	纺锤形
囊状动脉瘤	圆形或者袋状

超声描述与报告

- 诊断:瘤体——主动脉管壁的局限性扩张;
- 真性动脉瘤(与假性动脉瘤对比):①灰阶图像可以看到搏动性包块;②瘤体内湍流血流信号;③常存在等回声附壁血栓;④腹主动脉瘤内可以看到条带状内膜随心动周期摆动,提示假性动脉瘤。

腹主动脉瘤血管内修复术后,外科修补术后

在腹主动脉瘤血管内修复(EVAR)术后,超声检查利用多普勒血流显像可以确定是否有内漏。仔细扫查瘤腔,避免遗漏任何部位的漏口。超声检查能够看到与瘤体成角的 EVAR 手术支架。当瘤体部分或完全被支架覆盖时,超声能观察到瘤体内血栓的发展。成功的 EVAR 术后瘤体的大小、直径保持不变,但是瘤体内血流常常减少。瘤体内血流增加是令人担心的。通常用 CTA 或者超声随访 EVAR 术后患者,选择哪种检查依赖于患者超声图像的清晰度、肾动脉分支的程度、患者年龄、长期放射线风险以及检查的方便性。

瘤体内支架的评估方案

目的

- 评估手术效果和寻找内漏。
- 测量手术前后瘤体大小变化。

局限性

- 肠气遮挡。
- 肥胖。
- 腹痛。

超声检查前准备

患者准备同腹主动脉检查。

检查者需要掌握的信息:

- 术前瘤体大小
- 并发症与支架的类型及动脉瘤特征密切相关,因此需要了解如下资料:①EVAR 手术记录;②其他相关辅助检查信息;③术前超声检查资料。
- 其他辅助操作。会影响肠系膜下动脉或下腹部腹主动脉,人工血管植入由于病变小或未影响到髂动脉,插入血管内装置适用于其他过程,比如血管成形术或者支架。

支架形状

- 管状人工血管。
- 分叉型人工血管。
- 主髂动脉人工血管(除外对侧髂动脉闭塞,阻止逆向血流进入瘤体,通常用股-股转流来供血于下肢)。
- 腹主-双髂人工血管,联合股-股(左-右)人工血管。

连接端有些需要支架置入,有些不需要置入。

超声扫查

横切面

- 测量瘤体的最大前后径及横径。
- 确定上下连接端——以支架回声确认支架的位置。

横切及纵切面

- 优化彩色模式,分别用灰阶、彩色和频谱多普勒扫查整个瘤体。
- 记录所有进入瘤体的血流并注明位置和方向。
- 尽量确定内漏的程度(比如:AAA 全程还是局部)。
- 确定内漏来源。

潜在内漏位置

多种内漏可同时发生,确认是否存在人工支架变形,如回缩、扭结、盘曲等,这些都可以导致狭窄或栓塞。

- 测量支架内血流速度。
- 探查如下动脉:①肠系膜下动脉的开口

（血流方向）（可能起始处闭塞但远端侧支重建）；②腹主动脉前-中段；③肾动脉。

● 探查近段髂动脉，确定是否存在随心动周期摆动的内膜，是否存在血肿、动静脉瘘以及动脉粥样硬化。

内漏形态

Ⅰ型：连接端内漏，明确上连接端或下连接端

Ⅱ型：分支内漏（起源于自身血管，如肠系膜下动脉或腰动脉，反向血流经过这些动脉进入到瘤体内人工血管外侧的残余管腔）

Ⅲ型：支架连接内漏（支架连接部分是否贴合）

Ⅳ型：人工血管漏，可以是来自织网孔的小泪滴状渗出或者织网薄壁的渗出

并发症

超声易显示

- 内漏。
- 人工血管狭窄。
- 血栓。
- 夹层。
- 穿孔（多数）。
- 人工血管移位（多数）。
- 瘤腔重塑。
- 人工血管感染（极少数）。
- 延迟破裂（多数）。
- 假性动脉瘤。

超声不易显示

- 穿孔。
- 人工血管移位。
- 远端血栓所致血肿。
- 人工血管感染。
- 瘤体延迟破裂。
- 出血。
- 血肿。
- 肠缺血。

腹主动脉瘤修复或腹主-双股人工血管修复术后

超声对评估腹主动脉修复术后的状况和并发症是非常有用的，包括管状人工血管或腹主-双股人工血管修复。超声能够检测出人工血管的阻塞和瘤体吻合失败，对于确认漏口或者人工血管外科感染存在困难。

腹主动脉瘤行腹主－双股动脉转流术的评估方案

目的

评估人工血管通畅性，并确认其位置。

设备

同下肢成像相同的设备。

体位

平卧位。

超声扫查

横切面

- 观察人工血管及吻合口。
- 测量并记录最大前后径。

纵切面

- 用彩色多普勒血流图及脉冲多普勒技术。
- 脉冲多普勒检查时要求：①声束与血管夹角小于60°；②取样容积1.5 mm。

超声描述与报告

正常表现

管腔内呈无回声，且无收缩期峰值流速加快。

异常表现

按狭窄程度分级。

- 小于50%的狭窄：①二维超声显示斑块；②血流频谱呈三相或两相波；③与狭窄远端相比，峰值流速高出30%至100%。
- 50%至99%的狭窄：①二维超声显示斑块；②频谱多普勒反向血流消失；③与狭窄远端相比，峰值流速高出100%；④彩色多普勒显示狭窄后的湍流血流信号。
- 闭塞：管腔内可见回声充填，未见血流信号。

- 吻合口假性动脉瘤:①二维和彩色多普勒显示搏动性包块,彩色多普勒可以看到包块与管腔通过细"颈"相连;②可以探测到高速的双期双向血流信号;③彩色多普勒显示假性动脉瘤体内涡流。

实践指南

2005 年美国心脏学院/美国心脏协会(ACC/AHA)的外周血管疾病操作指南包括了腹主动脉多普勒超声检查指征[1]。

标准认证

国际血管实验室认证委员会(ICAVL)拥有血管实验室标准的考试和认证功能。腹部动脉的多普勒超声标准概括在表 7-3[2]。

表 7-3 ICAVL 认证标准:腹主动脉多普勒检查要点

- 必须有适当的频率范围显示血管及其结构;
- 检查过程必须同时记录;
- 通过临床病历和特定检查得出可靠证据。外周血管检查的指征包括:活动性肢体症状、静息痛、远端溃疡或坏疽、评估治疗的预期疗效、肢体血管重建的随访、肢体远端血管脉搏的消失、发绀、冷敏感、动脉血肿、动脉瘤/假性动脉瘤、动脉重建的随访、外科血管修补术的随访。
- 实验室必须出具报告,确定病变累及范围。完整的检查必须包括双侧。
- 必须经常性局部检查并存档。
- 必须在所有检查完毕后出具报告。
- 腹主动脉超声检查:标准主动脉灰阶图必须符合指南并能显示异常,至少包括:
- 横切面的近、中、远段的直径测量
- 近、中、远段的纵切面
- 髂总动脉起始处的横切面
- 如果出现瘤体,必须显示瘤体外壁的最大径,另外应该有瘤体近端及远端的图像,记录每段主动脉的频谱,必须包括每段血管的最低流速。
- 按指南规定的主动脉位置测量
- 在主动脉其他适当的位置测量
- 记录指南要求的彩色多普勒图像
- 必须注明主动脉多普勒检查的诊断标准(如动脉瘤或狭窄)

*ICAVL, Intersocietal Connissin for Axxreditation of Vascular Laboratories.
Adapted from intersocietal Commission for Accredtation of Vascular Laboratories (ICAVL): The Complete ICAVL Standards for Accreditation in Noninvasive Vascular Testing. <http://www.icavl.org/icavl/Standards/2010_ICAVL_Satandards.pdf>.

参考文献

1. Hirsch AT, Haskal ZJ, Hertzer NR, et al. ACC/AHA 2005 practice guidelines for the management of patients with peripheral arterial disease (lower extremity, renal, mesenteric, and abdominal aortic): executive summary. *J Am Coll Cardiol*. 2006;47:1239-1312.

2. Intersocietal Commission for Accreditation of Vascular Laboratories (ICAVL): The Complete ICAVL Standards for Accreditation in Noninvasive Vascular Testing. <http://www.icavl.org/icavl/Standards/2010_ICAVL_Standards.pdf>; Accessed April 20, 2010.

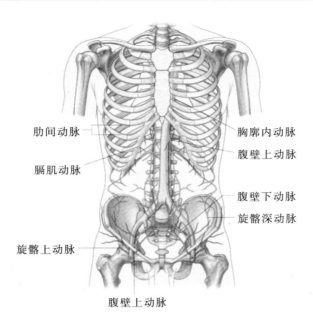

图 7-1 前外侧腹壁的动脉血供（From Drake R, Vogl AW, Mitchell AWM. *Gray's Anatomy for Students*. 2nd ed. Philadelphia:Elsevier; 2010; Fig. 4-39; usnd with permission.）

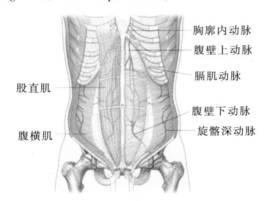

图 7-2 腹壁上、下动脉（From Drake R, Vogl AW, Mitchell AWM. *Gray's Anatomy for Students*. 2nd ed. Philadelphia: Elsevier; 2010; Fig. 4-40;usnd with permission）

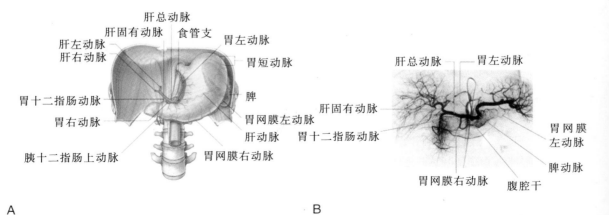

A   B

图 7-3 腹腔干。A，腹腔干的分布。B，腹腔干及其分支的数字减影血管造影图像。（From Drake R, Vogl AW, Mitchell AWM. *Gray's Anatomy for Students*. 2nd ed. Philadelphia: Elsevier; 2010; Fig. 4-111; usnd with permission.）

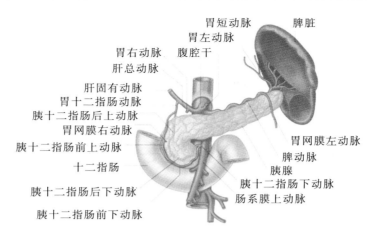

图 7-4 胰腺的动脉血供 (From Drake R, Vogl AW, Mitchell AWM. *Gray's Anatomy for Students*. 2nd ed. Philadelphia: Elsevier; 2010; Fig. 4-112; usnd with permission.)

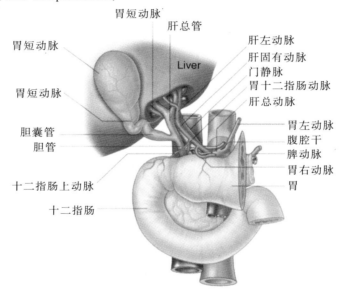

图 7-5 肝总动脉的分布 (From Drake R, Vogl AW, Mitchell AWM. *Gray's Anatomy for Students*. 2nd ed. Philadelphia:Elsevier; 2010; Fig. 4-113; usnd with permission.)

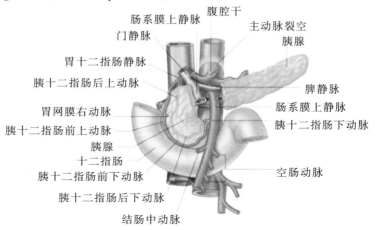

图 7-6 肠系膜上动脉的初始分支及相互关系 (From Drake R, Vogl AW, Mitchell AWM. *Gray's Anatomy for Students*. 2nd ed. Philadelphia: EIsevier; 2010; Fig. 4-114; usnd with permission.)

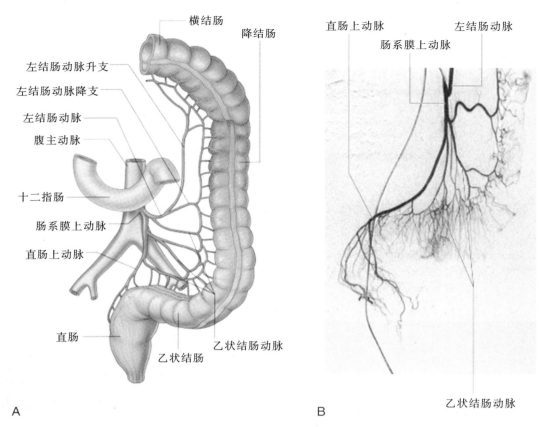

图7-7 肠系膜下动脉。A,肠系膜下动脉的分布。B,肠系膜下动脉及其分支的数字减影血管造影图像(From Drake R, Vogl AW, Mitchell AWM. *Gray's Anatomy for Students*. 2nd ed. Philadelphia:Elsevier; 2010; Fig. 4-116; usnd with permission.)

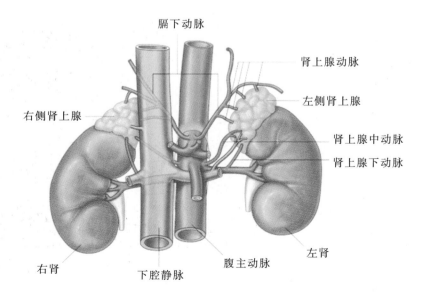

图7-8 肾上腺的动脉血供 (From Drake R, Vogl AW, Mitchell AWM. *Gray's Anatomy for Students*. 2nd ed. Philadelphia: Elsevier; 2010; Fig. 4-147; usnd with permission.)

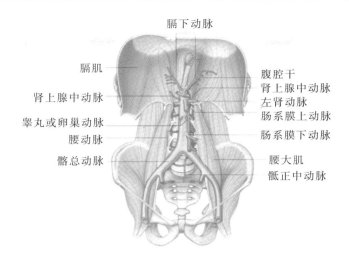

膈下动脉

膈肌　　　　　　　　　　　　　　　　　腹腔干
肾上腺中动脉　　　　　　　　　　　　　肾上腺中动脉
　　　　　　　　　　　　　　　　　　　左肾动脉
睾丸或卵巢动脉　　　　　　　　　　　　肠系膜上动脉
腰动脉　　　　　　　　　　　　　　　　肠系膜下动脉
髂总动脉　　　　　　　　　　　　　　　腰大肌
　　　　　　　　　　　　　　　　　　　骶正中动脉

图 7-9 腹主动脉 (From Drake R, Vogl AW, Mitchell AWM. *Gray's Anatomy for Students*. 2nd ed. Philadelphia: lsevier; 2010; Fig. 4-148;usnd with permission.)

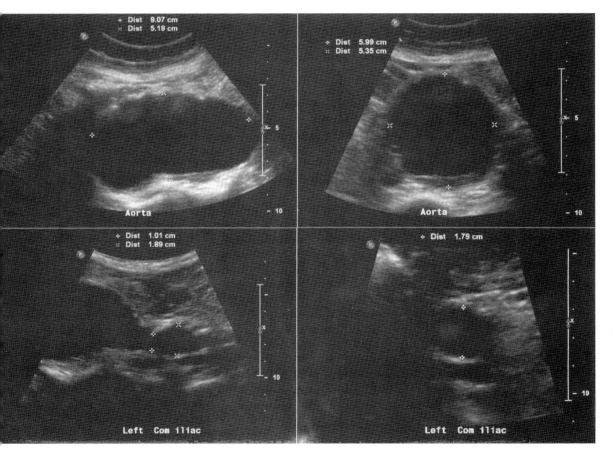

图 7-10 腹主动脉瘤,肾下型,前后径 6.0 cm,少量附壁血栓,与之相连的左髂总动脉独立的小动脉瘤。

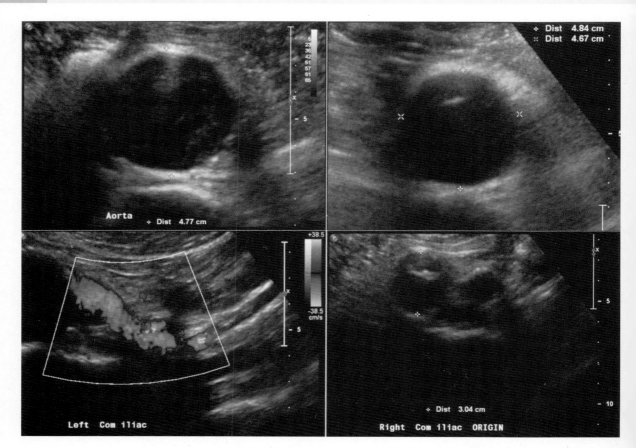

图 7-11　左上图和右上图,肾下型腹主动脉瘤伴少量附壁血栓。左下图,广泛累及左髂总动脉。右下图,右髂总动脉独立的动脉瘤。

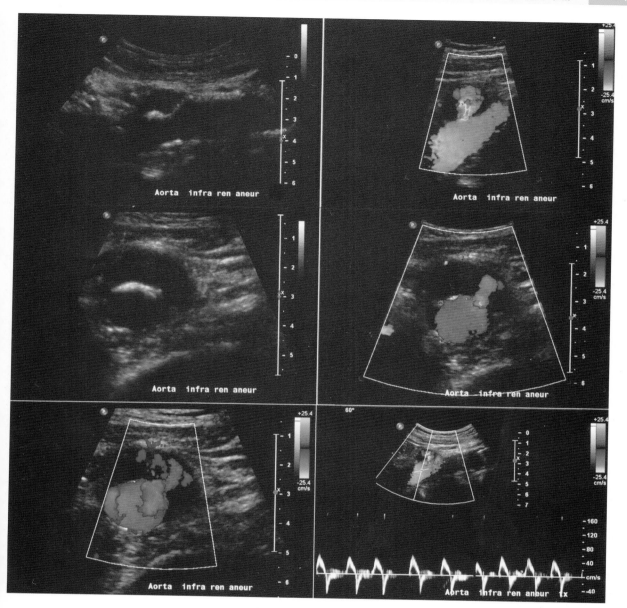

图 7-12 肾下型腹主动脉夹层动脉瘤。左上图,腹主动脉长轴显示了腹主动脉瘤体及内膜片将腹主动脉分为真假腔。右上图:彩色多普勒显示一束血流通过内膜片射入假腔。左中图,腹主动脉分为真假腔水平,可以清楚显示内膜片和内膜撕裂处。右中图,彩色血流图显示血流通过内膜撕裂处进入假腔。左下图及右下图,内膜撕裂处的频谱记录,血流通过撕裂口进出假腔,就像假性动脉瘤一样。

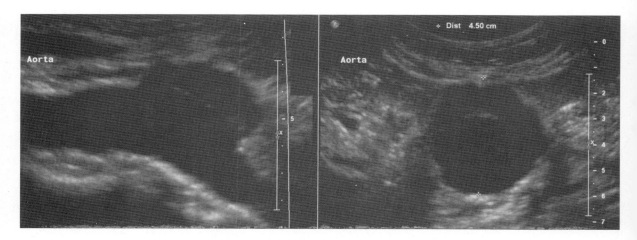

图 7-13 4.5 cm 的肾下型腹主动脉瘤伴前壁少量附壁血栓

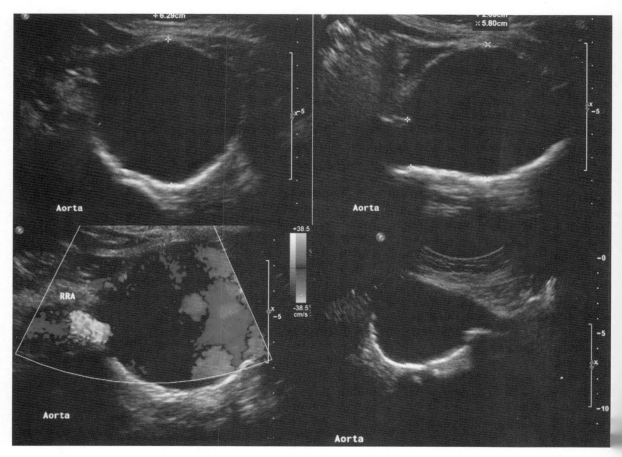

图 7-14 左上图,6.3 cm 的肾上型腹主动脉瘤。右上图,右肾动脉起始处。左下图,彩色多普勒可以看到血流进入右肾动脉。右下图,左肾动脉起始处。腹主动脉瘤延伸到肾动脉上方。

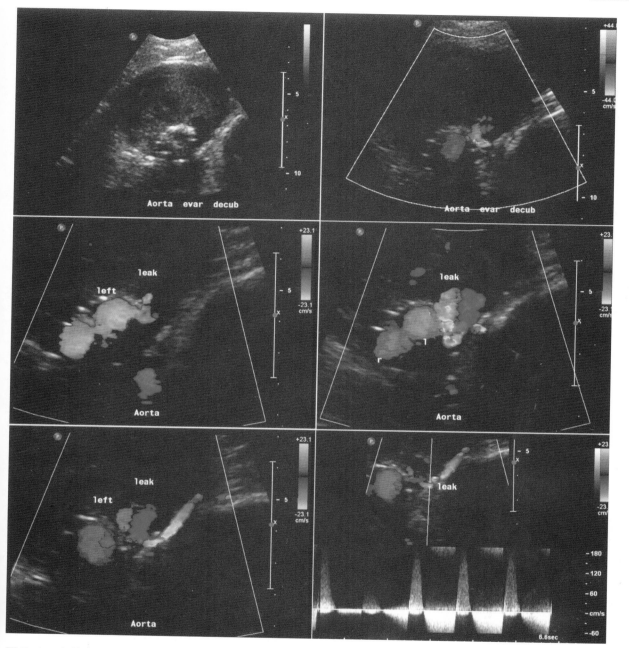

图 7-15　血管内漏修复术(EVAR)后 I 型内漏。左上图,囊内为大量的血栓,EVAR 显而易见。右上图、左中图、右中图、左下图,彩色多普勒显示漏口位于左髂动脉支架与修补交叠处。右下图,频谱显示自漏口至囊腔的双相血流。

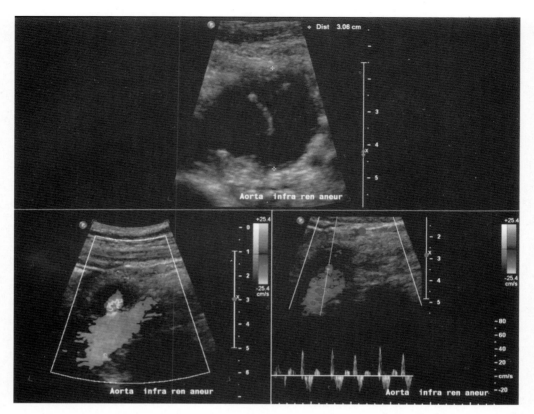

图 7-16 肾下型腹主动脉夹层动脉瘤。上图，腹主动脉短轴显示腹主动脉瘤体及内膜片将管腔分为真假腔。左下图，彩色多普勒显示一束血流通过内膜片射入假腔。右下图，内膜撕裂处的频谱记录，血流通过撕裂口进出假腔，就像假性动脉瘤一样。

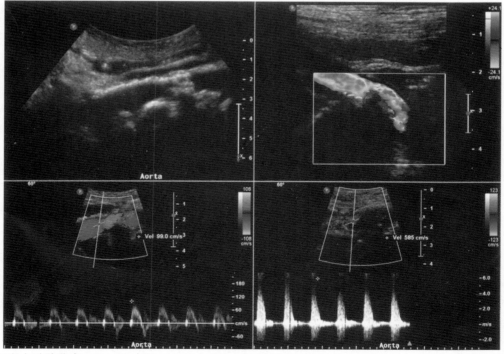

图 7-17 远段主动脉狭窄。左上图，灰阶显示较大斑块占据远段主动脉管腔 50% 以上。右上图，彩色血流图像显示主动脉狭窄。下图，左图显示狭窄前血流频谱，右图显示狭窄处血流频谱。狭窄处血流收缩期流速是狭窄前的近 6

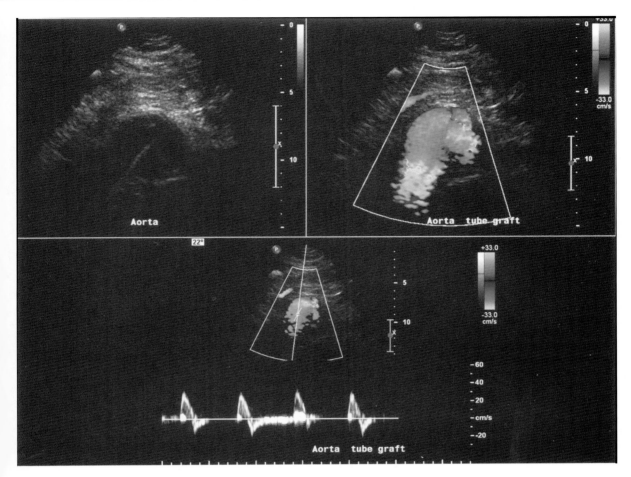

图 7-18 折叠的管状人工血管。左上图和右上图,灰阶及彩色多普勒可见腹主动脉瘤腔内血栓形成,深部可见管状人工血管折叠为 90°。下图,频谱显示血流的流速范围和频谱形态正常,人工血管管腔没有明显狭窄。

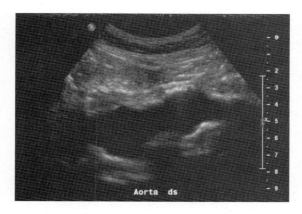

图 7-19 哑铃状肾下型腹主动脉瘤

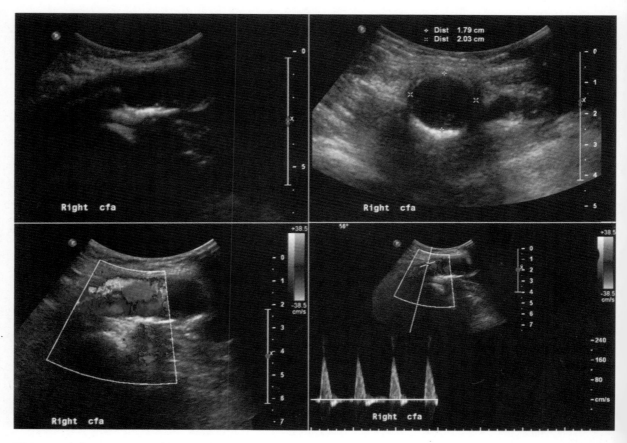

图 7-20 腹主-双股人工血管远端吻合口。左上图和右上图，腹主-双股人工血管进入双股动脉灰阶长轴和短轴图。左下图和右下图，直径约 2 cm 人工血管远端的正常彩色和频谱多普勒。双股动脉已经发展为动脉瘤，但血流没有紊乱。

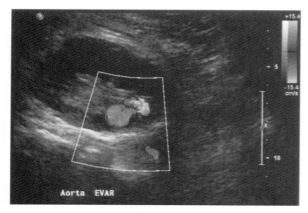

图 7-21 血管内漏修补术(EVAR)后 I 型内漏。多普勒血流图检查到 EVAR 管腔外/旁的湍流。

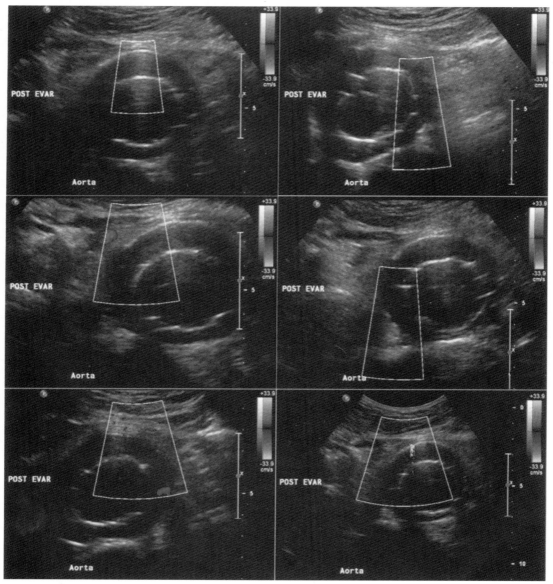

图 7-22 血管内漏修补术(EVAR)后需要全周及全长的详尽血流图。在右下图中,11 点位置有一个人工传感器所致的彩色血流斑,不是内漏。频谱的重复频率高于理想值(理想值是 18 cm/s)。

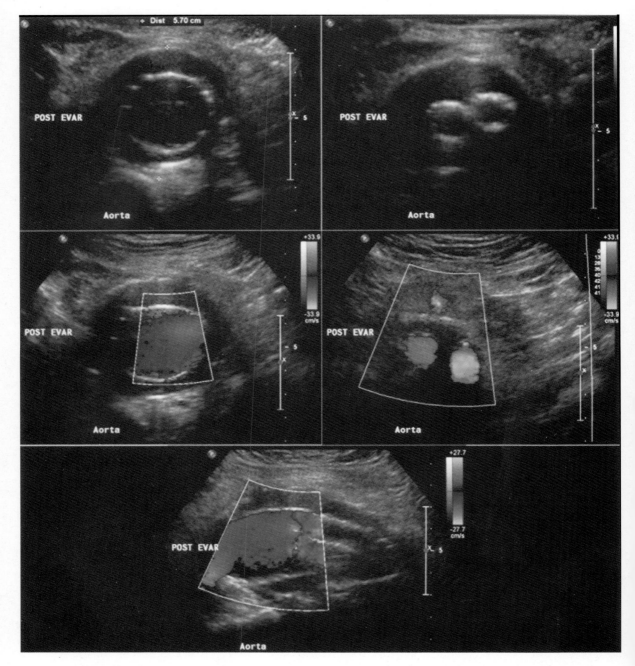

图 7-23 血管内修补术(EVAR)后的灰阶及彩色血流图。没有内漏,瘤腔外能看到血流(右中图),然而血流不是内漏。

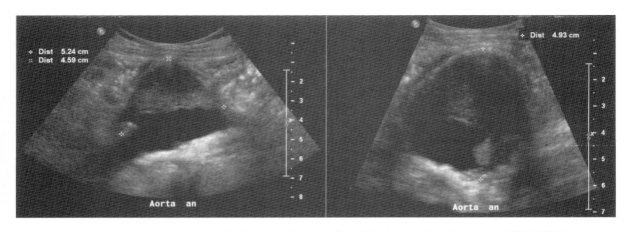

图 7-24　大约 5 cm 的肾下型囊状腹主动脉瘤,完全为血栓填充。这个病例显示了造影的局限性。

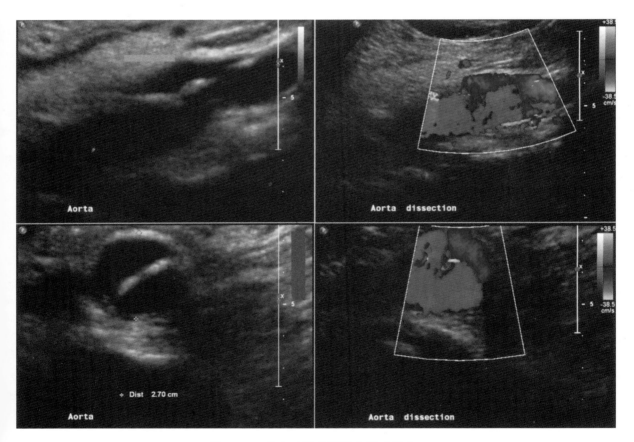

图 7-25　腹主动脉局限性夹层动脉瘤。

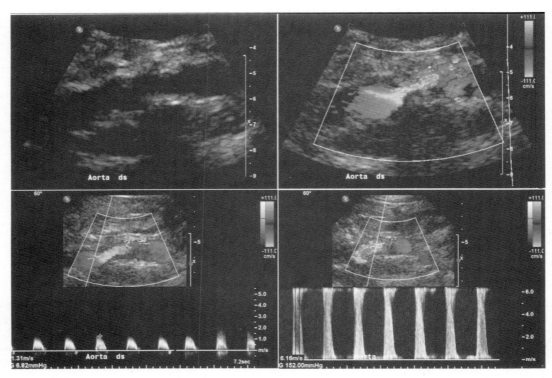

图 7-26　远段腹主动脉狭窄。左上图,腹主动脉远段大量斑块。右上图,彩色多普勒显示最狭窄处的紊乱血流。左下图和右下图,狭窄前(左)血流及狭窄后(右)血流,血流速比值增高,意味着腹主动脉远段重度狭窄。

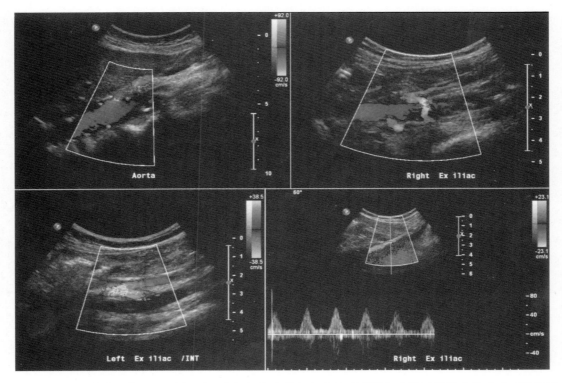

图 7-27　远段腹主动脉闭塞。左上图和右上图,灰阶及彩色血流显示了腹主动脉远段的突然中止。因为没有斑块和残余管腔,血流通过终端是很难的,血流进入到肠系膜下动脉(IMA),位于腹主动脉前方。左下图,血流通过侧枝回到了右髂外动脉。右下图,血流返回到左髂内动脉至髂动脉分叉,再流至髂外动脉。

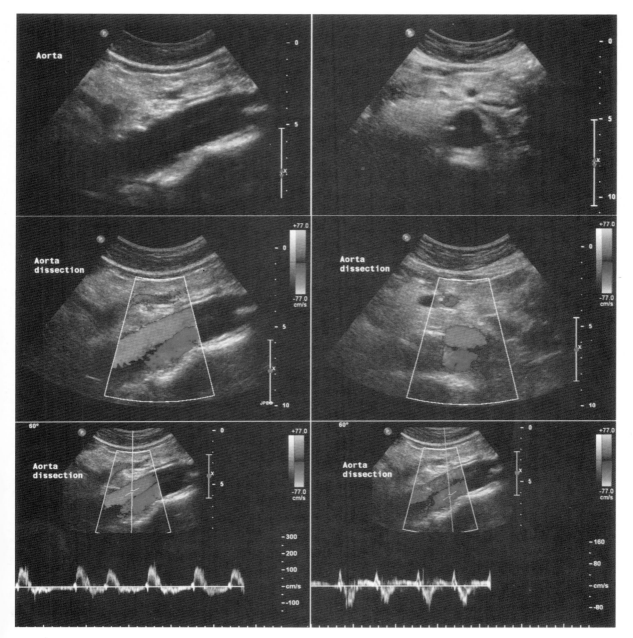

图 7-28 A 型夹层动脉瘤修复术后残余的腹主动脉夹层动脉瘤的长轴和短轴图像。左侧,长轴图。右侧,短轴图。内膜片在真假管腔壁均可看到。注意,假腔的血流在增加而不是在减少,这是因为远端撕裂口输入血流。

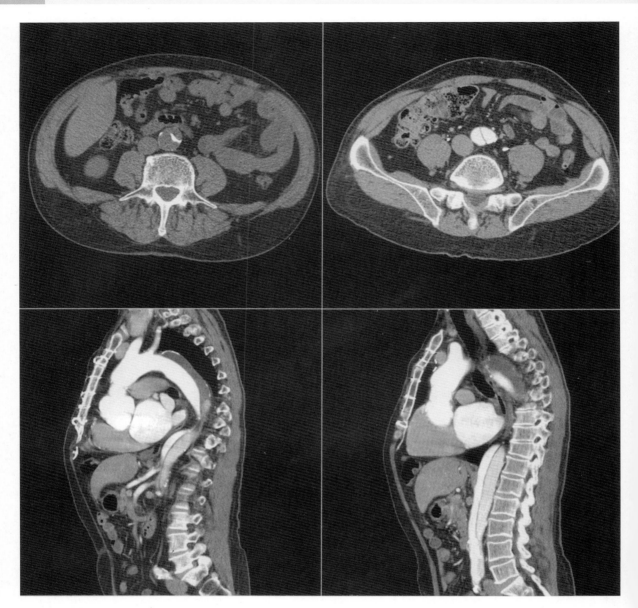

图 7-29 与图 7-28 同一个病例的 CT 增强扫描。左上图,在平扫图像上内膜显示慢性钙化。右上图,假腔潜在增大得到证实。左下图和右下图,升主动脉水平修补,降主远端假腔血栓形成完全闭塞,在心后水平有潜在假腔。

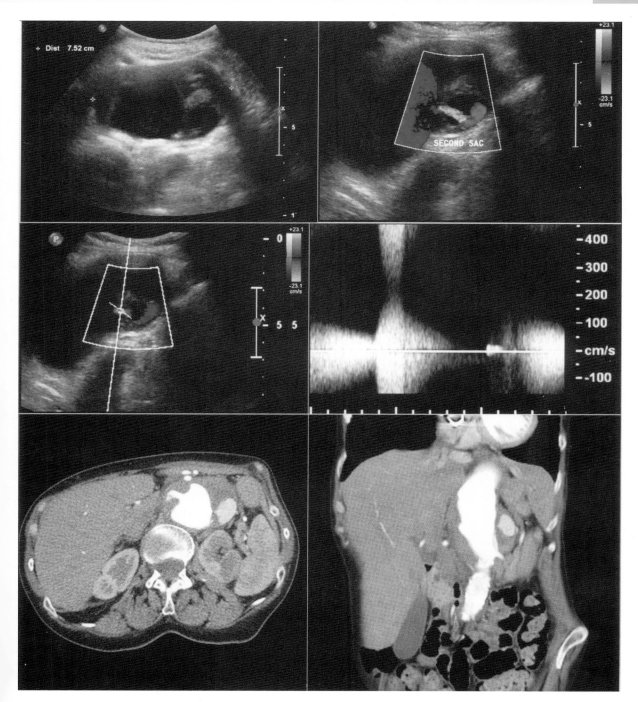

图 7-30　腹主动脉瘤伴随附壁血栓的小囊状假性动脉瘤。在第二囊腔通过一小孔可见进出高速血流,CT 证实了这点。

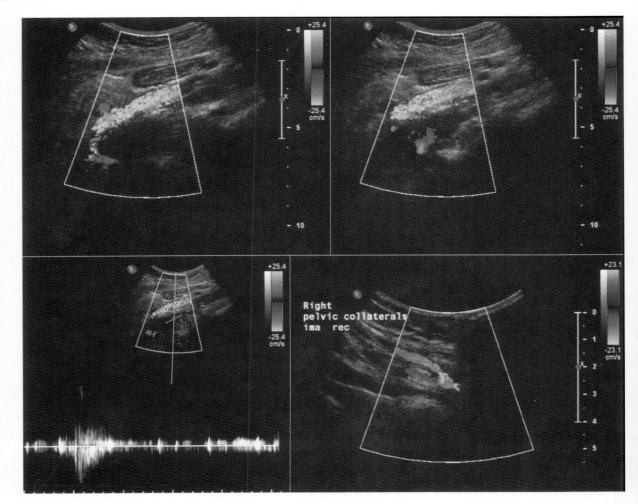

图 7-31 远段腹主动脉慢性闭塞,肠系膜下动脉至右髂动脉侧支血流形成。左上图和右上图,彩色多普勒是一显著扩张变形的 IMA,作为侧支血管。扩张的 IMA 深侧是腹主动脉高回声,其内未见血流。左下图,频谱多普勒显示腹主动脉没有血流,只有噪音。右下图,IMA 的一支(红色血流)已经重建了至右髂外动脉的血流(蓝色血流)。

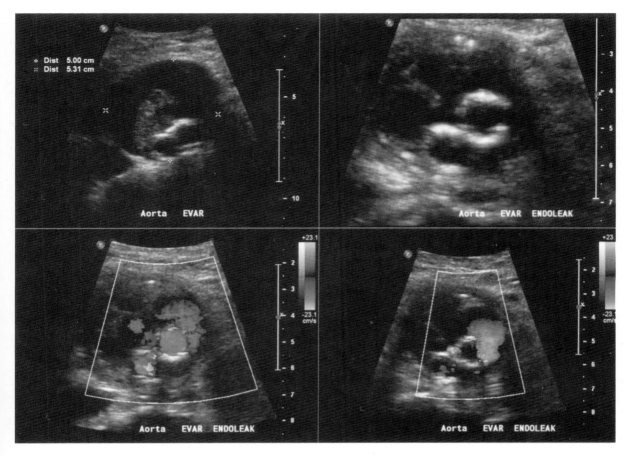

图 7-32 血管内修补术(EVAR)后内漏伴瘤腔局部血栓。无论在血栓可见区域还是在其他彩色血流充盈部分均可见局部血栓。

第8章

肾动脉疾病

本章要点
- 依据规范进行严谨的多普勒超声检查,评估肾动脉具有可行性。
- 患者检查前准备很重要。
- 了解肾动脉的解剖变异也很重要。

肾动脉的解剖

肾动脉起自腹主动脉第二腰椎水平,紧邻肠系膜上动脉下方,常存在变异(图8-1)。主要的副肾动脉可以为2~3支,但是更细的动脉可起源于肾上腺动脉或其他血管,约50%的副肾动脉延伸至肾门,其余50%延伸至肾上极或下极(图8-2)。双侧肾动脉穿过膈脚,与主动脉几乎成直角。左肾动脉在左肾静脉的后上方及胰腺和脾静脉的后下方延伸。右肾动脉较左肾动脉长,在下腔静脉、右肾静脉、胰头、十二指肠降部后方走行。

在进入肾门前,每支肾动脉发出4个或5个分支延伸至肾上腺、输尿管、肌肉和相邻组织。在近肾门处肾动脉分为前后两支和叶动脉供应肾脏。

段动脉进一步分支为叶间动脉,沿肾柱走行,叶间动脉在肾脏皮髓质交界处分为弓形动脉。弓形动脉进一步分支为小叶间动脉,小叶间动脉再分支形成供应肾小球的入球小动脉,肾小球的毛细血管袢是肾脏主要的过滤系统。

肾动脉狭窄

动脉粥样硬化、纤维肌性发育不良、大动脉炎都可以导致肾动脉狭窄(RAS),肾动脉狭窄可以没有临床症状,或导致高血压、缺血性肾病、复发性肺水肿等。探索准确无创的检查手段,监测RAS的进展、预测肾动脉血管重建术的临床反应是非常必要的。虽然肾动脉狭窄介入术在大部分的病例中是成功的[1],但是动脉粥样硬化性RAS高血压的肾血管重建术与抗高血压药物治疗哪个获益更多,目前仍存在争论[2-4]。

肾动脉狭窄超声诊断标准

肾动脉双功能超声检查结果可预测是否存在明显的RAS。收缩期峰值流速(PSV)与血管造影显示的狭窄程度以及病灶前后的压力梯度有关。血流与超声束夹角在45°~60°之间,PSV大于180~200 cm/s,或者肾动脉与主动脉的PSV比值大于3.5,可以预测存在严重的RAS(表8-1)[5-8]。

预测肾动脉血管重建的标准

脉冲多普勒记录肾内(叶间)动脉血流RI、PSV与EDV比值。RI可以用来预测血管重建的效果。肾动脉狭窄恶化时,收缩早期峰值流速减低,导致"小慢波"征象,舒张期流速增快。RI受狭窄程度、狭窄累及范围、血管扩张性、心肾因素(例如:心动过速,主动脉瓣关闭不全)、多普勒取样位置的影响(肾门部至皮质部RI逐渐减小)[8]。

Radermacher等认为RI低于80高度提示血压对肾动脉血管成形术或支架置入术的反应良好,$RI=1-EDV/ESV\times100$ (EDV是舒张末期流速,ESV是收缩末期流速)。而RI ≥ 80时,肾功能恶化的相对危险性增加100倍以上[9]。然而,该研究并未清晰阐明RI是在狭窄侧还是对侧肾脏测量的。血管狭窄影响狭窄后血管的RI值,因此,RI不应在狭窄后血管内取样。此外,双侧RAS的存在和肾实质损伤的描述混淆了RI的意义。该研究中大于50%的RAS也包括了一些血流动力学临界的病例,他们在治疗中没有得到益处[8]。

一些作者描述RI的作用,Voiculescu等认为虽然狭窄后RI值小于55是血压有所反应的预测值,但对侧肾脏RI大于等于80不能预测血压反应[10]。同样在一组36例的小样本研究中,加西亚等观察到根据RI大于或小于80不能预测血压反应和肾功能改变[11]。在一组241例支架治疗RAS(>70%)的研究中,RI大于80(39例)与血压及肾功能改善相关[12]。

临床注意事项

■ 无糖尿病患者行腹部(血管)超声检查前需做：肠道准备

　● 检查前一天晚上低脂饮食。

　● 必要时胃肠道准备。

　● 禁止咀嚼口香糖,禁止咖啡因或碳酸饮料。

　● 早晨检查前服用一碗调味凝胶(有助于减低食欲,减少过度吞气)。

■ 侧卧位常为最佳检查体位。

　● 以肝做声窗可以获得右肾的最佳图像。

　● 以脾做声窗可以获得左肾的最佳图像。

■ 患者侧卧位,胳膊上举过头,可以使膈肌上升,更好的显示肾上极。

■ 下肢摆放最佳位置对于图像显示也是有帮助的,大腿横跨对侧,小腿伸直立,小腿在后方,并且膝关节屈曲。

■ 选择至血管最短的途径扫查。

■ 保持低帧频率和窄的彩色取样框。

■ 虽然相控阵探头能够比凸阵探头获得更好彩色图像,但凸阵探头的灰阶图像通常相对更好。

■ 首先扫描最重要的血管(例如肾脏,如果这是主要的研究目标)并屏住呼吸,因为持续的探头压迫和屏气会导致过多气体形成,影响后面部分的检查研究。

■ 左肾静脉通常是右肾动脉开口/近端的标志,因为左肾静脉向右跨过腹主动脉前方,从左侧汇入下腔静脉。

■ 肾实质血流取样要包括肾上、下极,因为可能不止一条肾动脉供应上极或下极。

■ 疾病诊断结果依据的超声参数的必须一致（例如：收缩期峰值流速,肾动脉主动脉收缩期峰值流速比）,如果不一致应加以说明,例如：主动脉近端狭窄,会影响肾动脉–主动脉收缩峰值流速比,因此 PSV 比这个比值更适用。

超声检查诊断 RAS 的局限性：①不能鉴别闭塞和狭窄；②不能鉴别肾动脉狭窄和其他因素导致的动脉波形改变（例如：主动脉狭窄或收缩）；③不能确定狭窄病变的位置；④不能确定小于 60% 的狭窄；⑤对副肾动脉及段动脉以下的病变不敏感。

多普勒超声评估肾动脉狭窄方案

目的

确定是否存在闭塞性疾病或动脉瘤疾病,并确定其范围和严重程度。

常见适应证

● 上腹部杂音。

● 肾动脉支架术后、搭桥术后或血管成形术后随访。

● 怀疑肾性高血压。

仪器设备

● 彩色多普勒成像系统。

● 5~7 MHz 线阵探头。

● 2~5 MHz 扇形或凸阵探头。

● 2~4 MHz 引导探头。

● 耦合凝胶。

● 数字图像采集系统。

操作程序

● 向患者说明检查过程, 回答患者的一些问题。

● 询问并记录病史。

● 核实该检查与患者症状相关。

● 确定患者是否服药。

● 回顾以前的超声检查结果。

● 选择适当的预设条件。

● 检查过程中选择适当的标注。

● 获得并储存图像。

● 必要时出具初步报告。

技术方法

● 患者检查前至少仰卧 10 分钟。

● 技师站或坐在患者旁。

● 检查部位有感的体液存在被感染的危险时,检查者需戴手套。

超声扫查

● 起始段。

● 中段。

● 远段。

● 狭窄部位：狭窄前、狭窄处、狭窄后 PSV 测量以及狭窄后湍流图像。

检查部位

● 主动脉(评估明显的狭窄、动脉瘤或解剖变异)。

表 8-1　肾动脉狭窄的超声诊断标准

参　数	参考文献	血管造影标准	灵敏度	特异度	阳性预测值	阴性预测值
PSV > 200 cm/s	Staub	> 50%	92%	81%		
RAR > 2.5	Staub	> 50%	92%	79%		
PSV < 200 cm/s		> 70%				100%
和 RAR < 2.5						
PSV > 219 cm/s	Kawarada		89%	89%	83%	93%
PSV ≥ 200 cm/s	Hua	> 60%	91%	75%	60%	95%
RAR ≥ 3.5		> 60%	72%	92%	79%	88%

PSV,收缩期峰值流速;RAR,肾动脉与主动脉的 PAV 比值

- 腹腔干。
- 肠系膜上动脉开口。
- 肾动脉近段、中段、远段。
- 副肾动脉(20%的患者可见,多见于单侧)。
- 双肾。
- 弓形动脉。
- 叶间动脉。
- 段动脉。

主动脉图像

在纵切及横切面上寻找动脉瘤、斑块、血栓,走行迂曲及其他异常情况。

灰阶及彩色多普勒超声成像

- 确认肠系膜上动脉和腹腔干动脉的开口。
- 记录肾动脉水平正常主动脉外壁的最大前后径。
- 如果有动脉瘤,在纵切面记录。

多普勒超声图像(纵切面)

- 分叉处纵切面图像确认二维灰阶超声检查发现的阳性结果并确保没有漏诊。
- 记录位于肠系膜上动脉下方水平主动脉的流速,用于计算肾动脉-主动脉 PSV 比值(RAR)。
- 如果怀疑腹主动脉疾病（根据图像或流速标准）或者腹主动脉近端流速低于 40 cm/s,RAR 是不可靠的。
- 肾动脉近端或开口处收缩期上升支延迟,提示肾动脉开口近端主动脉疾病。

肾血管图像

右肾动脉

- 确定肠系膜上动脉、左肾静脉,定位肾动脉,因为它位于主动脉右前方,紧邻左肾静脉下方。
- 寻找一个可在同一平面显示肾脏和主动脉的声窗(如脾脏可能需要经肋间扫查)。
- 应用彩色和频谱多普勒,追踪肾动脉开口至肾脏不同节段肾动脉 PSV。

左侧卧位(右肾)

- 患者转向左侧,腰下垫一个小枕头,重复上述步骤。

左肾动脉

- 直接在右肾动脉对侧即可找到左肾动脉,但是左肾动脉从前外侧至后外侧的位置变异很大。
- 尽可能在角度 ≤ 60° 的情况下应用频谱多普勒记录自开口至近端肾动脉流速。
- 每一个狭窄部位采用三个取样位置,狭窄前、狭窄处、狭窄后(严重狭窄引起湍流,并且可能由于血流的自动调节而漏诊)。

右侧卧位(左肾)

- 患者转向右侧,腰下垫小枕头,重复上述步骤。

肾脏

- 肾脏二维灰阶超声长轴图像测量肾脏的长度、厚度并发现异常(例如囊肿)。
- 独立测量三次,记录重复性好的数值,如果有超过 1 cm 的差异,重新测量,排除测量误差。
- 记录弓动脉和段动脉的 RI 值。

超声描述与和报告

正常表现

- PSV:80±20 cm/s。

- RAR<3.5。
- 正常波形：双相。
- 无局部流速增快。
- 低阻波形。

直径狭窄率小于 60%

- 低阻波形。
- RAR<3.5。
- PSV<1.8 m/s。
- 局部流速增快。

直径狭窄率大于 60%

- RAR>3.5。
- 真性狭窄后湍流血流信号。
- 局部流速升高>1.8 m/s。

正常肾脏

- 长度：9~13 cm。
- 宽：4~6 cm。
- 长度差异 1 cm。
- 长度差异>1.0 cm，提示偏小肾脏异常。
- 回声：除了肾窦脂肪外，正常肾脏回声与肝脏相似。

频谱速度标准

- 双向：正常（与颈内动脉相似）。
- 三相波：高度异常。
- 单向波：高度异常，符合远端闭塞或显著的肾功能障碍表现。

肾血管阻力

肾脏内血管测量 RI 值，可以用来评估肾脏阻力和提示肾血流灌注。RI < 0.7 考虑正常，0.7 < RI < 0.8 是可疑升高，RI > 0.8 考虑异常。

实践指南

美国心脏病学院 （ACC）/美国心脏病协会（AHA）2005 年 ACC/AHA 外周血管疾病实践指南包括肾动脉多普勒超声适应证。

标准认证

血管认证实验室委员会(ICAVL)维护血管实验室检查和认证标准。外周血管检查的标准总结见表 8-2。

表 8-2　ICAVL 评审标准 内脏血管/肾血管总结点

- 内脏血管检查要有合适的临床适应证
- 必须记录检查适应证
- 应检查可探查到得每条内脏血管的全程
- 实验室应该制定书面标准以确定检查范围，并界定正常与异常。
- 检查受限可以发生在有适应证者或重复检查时，应记录受限原因。
　书面确定完整检查的组成和文档记录，彩色多普勒技术是对灰阶和频谱多普勒的补充，如果使用其他血流成像模式（例如，能量多普勒）应说明它们是如何使用的。
- 代表性的频谱多普勒和/或彩色多普勒必须记录。存在异常时要有更多的图像证明异常的类型和严重性。
- 肾脏系统
  - 相邻的主动脉。
  - 肾动脉。
  - 肾静脉。
  - 灰阶图像，肾脏上下极间长度测量。
- 完整的肾血管检查包括双侧评估。
- 肾血管双功超声检查的解释必须使用验证的诊断标准，以评估疾病的存在，并记录其位置、病因、程度和严重性。
- 诊断标准必须是实验室特定的并有据可依。
- 这些标准可根据已发表的文章或内部建立并验证的大纲。
- 检查必须包括灰阶超声及频谱多普勒，必要时描述特定斑块形态及加用彩色多普勒。
- 解释与报告应指出被检查血管有无异常，如果存在疾病，必须是根据其位置，病因，范围和严重性进行描述。
- 实验室必须有内脏相关检查的书面程序规定，包括 DSA、增强 CT、MRA，相关规定要使用狭窄和/或疾病的实验室诊断标准分类，血管造影的相关性不可用时，可用外科手术的相关性。
- 必须有至少 15 个患者进行关联检查，必须体现实验室已提交申请前 3 年之内所完成的血管组组合的相关一致性应大于70%
- 必须保存相关文件

Adapted from intersocietal Commission for Accreditation of Vascular Laboratories (ICAVL): The Complete ICAVL Standards for Accreditation in Noninvasive Vascular Testing.<http://www.icavl.org/icavl/Standards/2010_ICAVL_Satandards.pdf>.

参考文献

1. Morellato C, Bergelin RO, Cantwell-Gab K, et al. Clinical and duplex ultrasound follow-up after balloon angioplasty for atherosclerotic renal artery stenosis. *Vasc Surg.* 2001;35:85-93.

2. van Jaarsveld BC, Krijnen P, Pieterman H, et al. The effect of balloon angioplasty on hypertension in atherosclerotic renal-artery stenosis: Dutch Renal Artery Stenosis Intervention Cooperative Study Group. *N Engl J Med.* 2000;342:1007-1014.

3. Roussos L, Christensson A, Thompson O. A study on the outcome of percutaneous transluminal renal angioplasty in patients with renal failure. *Nephrol Clin Pract.* 2006;104:c132-c142.

4. Wong JM, Hansen KJ, Oskin TC, et al. Surgery after failed percutaneous renal artery angioplasty. *J Vasc Surg.* 1999;30:468-482.

5. Staub D, Canevascini R, Huegli RW, et al. Best duplex-sonographic criteria for the assessment of renal artery stenosis: correlation with intra-arterial pressure gradient. *Ultraschall Med.* 2007;28:45-51.

6. Kawarada O, Yokoi Y, Takemoto K, et al. The performance of renal duplex ultrasonography for the detection of hemodynamically significant renal artery stenosis. *Catheter Cardiovasc Interv.* 2006;68:311-318.

7. Hua HT, Hood DB, Jensen CC, et al. The use of color flow duplex scanning to detect significant renal artery stenosis. *Ann Vasc Surg.* 2000;14:118-124.

8. Krumme B, Hollenbeck M. Doppler sonography in renal artery stenosis: does the resistive index predict the success of intervention? *Nephrol Dial Transplant.* 2007; 22:692-696.

9. Radermacher J, Chavan A, Bleck J, et al. Use of Doppler ultrasonography to predict the outcome of therapy for renal artery stenosis. *N Engl J Med.* 2001; 344:410-417.

10. Voiculescu A, Schmitz M, Plum J, et al. Duplex ultrasound and renin ratio predict treatment failure after revascularization for renal artery stenosis. *Am J Hypertens.* 2006;19:756-763.

11. Garcia-Criado A, Gilabert R, Nicolau C, et al. Value of Doppler sonography for predicting clinical outcome after renal artery revascularization in atherosclerotic renal artery stenosis. *J Ultrasound Med.* 2005;24: 1641-1647.

12. Zeller T, Muller C, Frank U, et al. Stent angioplasty of severe atherosclerotic ostial renal artery stenosis in patients with diabetes mellitus and nephrosclerosis. *Catheter Cardiovasc Interv.* 2003;58:510-515.

13. Hirsch AT, Haskal ZJ, Hertzer NR, et al. ACC/AHA 2005 practice guidelines for the management of patients with peripheral arterial disease (lower extremity, renal, mesenteric, and abdominal aortic): executive summary. *J Am Coll Cardiol.* 2006;47:1239-1312.

14. Intersocietal Commission for Accreditation of Vascular Laboratories (ICAVL). The Complete ICAVL Standards for Accreditation in Noninvasive Vascular Testing. <http://www.icavl.org/icavl/Standards/2010_ICAVL_Standards.pdf>:Accessed April 20, 2010.

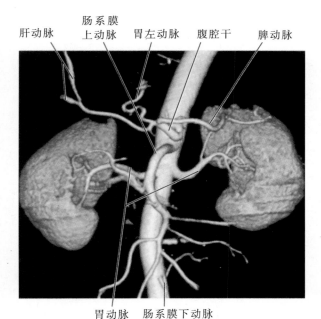

图 8-1 腹主动脉主要分支断层扫描血管造影:肾动脉、腹腔干、肠系膜上动脉。(Courtesy of Dr Nasir Khan, Chelsea & West-minster Hospital, london).

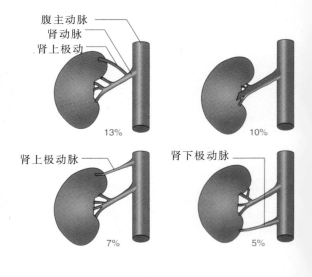

图 8-2 肾动脉分支的数量和模式的变化(大约百分比) (From Standring S, ed. *Gray's Anatomy*. 40th ed. London: Elsevier; 2009;Fig.74-10B; used with permission)

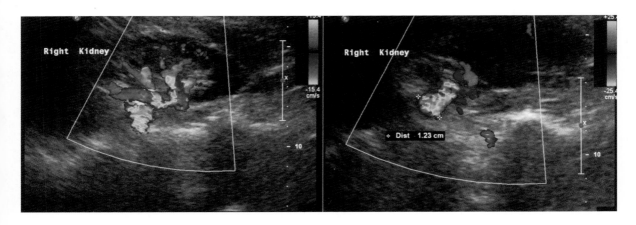

图 8-3　彩色多普勒检测出右肾动脉远端 1.2 cm 动脉瘤

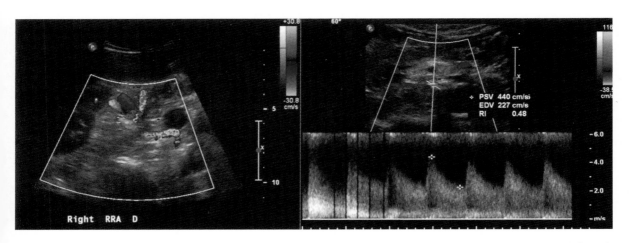

图 8-4　近端右肾动脉狭窄.左图,彩色多普勒图像(患者平卧位)示彩色混叠。右图,频谱多普勒显示收缩期和舒张期血流速度加快(患者仰卧位,主动脉短轴切面)。

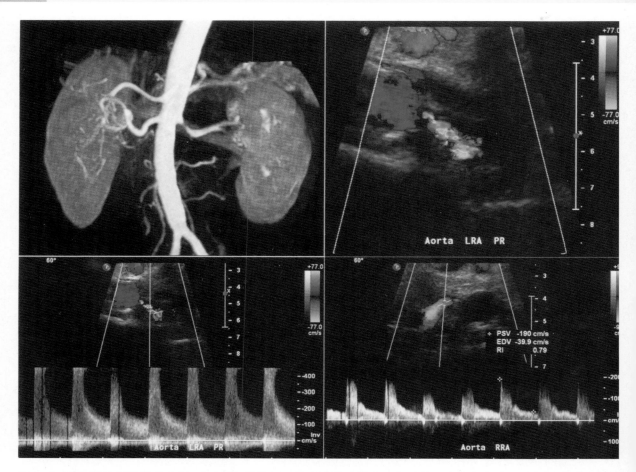

图 8-5　肾动脉狭窄继发高血压。左上图,磁共振血管造影检查符合左肾动脉不完全的闭塞或小范围闭塞。右上图,彩色多普勒显示右肾动脉狭窄部位的湍流。左下图,近端左肾动脉频谱多普勒显示收缩期血流速度明显增高。右下:近端右肾动脉频谱多普勒显示正常的血流速度与正常的彩色多普勒血流一致,也和 MRA 结果一致。注意:MRA 可以看到右肾动脉上支。

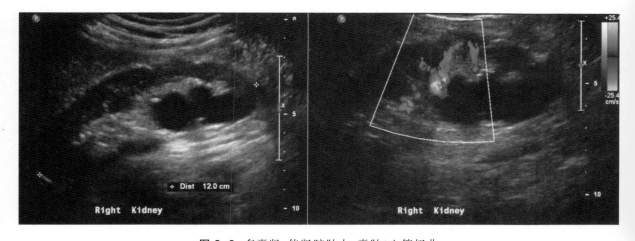

图 8-6　多囊肾,伴肾脏肿大、囊肿、血管扭曲

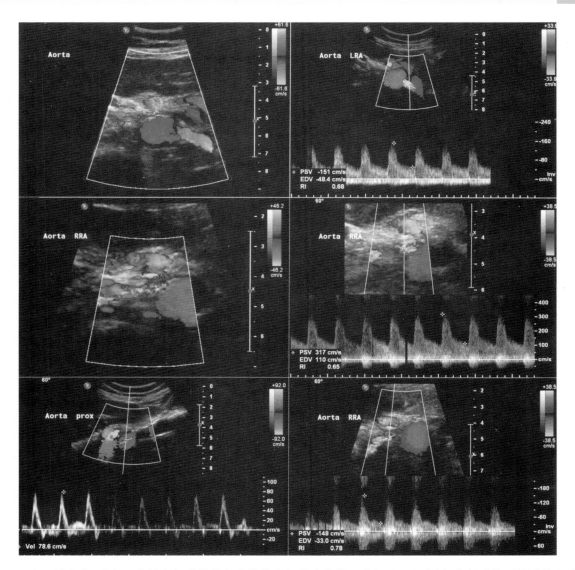

图 8-7 左上图和右上图,正常的左肾动脉彩色多普勒和频谱多普勒血流记录。左中图,右肾动脉近端混叠血流。右中图,与狭窄一致的收缩期和舒张期血流速度增快。左下图和右下图,根据主动脉流速,肾/主动脉比值 4:1(3.5 为临界值,>3.5 提示>60%的狭窄)。

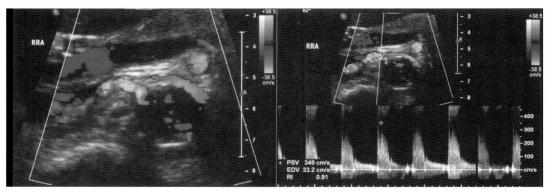

图 8-8 右肾动脉近端彩色多普勒血流显示混叠血流,并且频谱多普勒显示收缩期血流速度增高,舒张期流速不按比例升高,与远端阻力升高相一致(实质/小血管疾病)。

第 9 章
内脏和内脏动脉

本章要点

■ 应用双功能超声对腹腔/腹腔动脉进行超声评估，对多数患者来说是准确而可行的。

动脉粥样硬化性主动脉疾病可能导致腹腔干或肠系膜动脉的起始处狭窄。大部分内脏/肠系膜动脉粥样硬化疾病发生在开口处和近段，狭窄通常涉及多个血管。

内脏/肠系膜血管存在着解剖变异。例如肝右动脉起自肠系膜上动脉的变异，一支肝动脉干起自肠系膜上动脉或一支腹腔干-肠系膜上脉共干的变异，超声可正确识别这些变异[1]。

主动脉病变广泛并严重的高血压（难治性收缩期高血压）可以导致腹腔血管压力升高。同时，肾动脉狭窄可能会进一步引起高血压，如果单独使用收缩期峰值流速（PSV）这个标准评估内脏（或其他）血管狭窄的严重程度，血压越高，则需要建立更高的 PSV 标准。

收缩期峰值流速较舒张末期流速更具意义，舒张末期流速提供的信息较少[2]。如果肠系膜上动脉 PSV ≥ 275 cm/s，使用空腹和餐后扫查的肠系膜上动脉 PSV 都只能提供较少的信息。对慢性内脏缺血症状的患者应考虑造影检查确诊。双功能超声成像可用于外科血运重建术随诊（图 9-1 至图 9-6）[3]。

腹腔内脏动脉解剖;腹腔干、肠系膜上动脉和肠系膜下动脉

腹腔动脉（腹腔干）是一根长约 1.25 cm 的短粗干，起自膈肌下方的主动脉前壁，它分为胃左动脉、脾动脉、肝总动脉，供应脾脏、肝脏、胃、十二指肠和胰腺。

肠系膜上动脉是一个大动脉，起自主动脉腹腔干下方约 1.25 cm 处。这支动脉供应整个小肠、盲肠、胰头、升结肠和一半横结肠的血流，肠系膜上动脉位于胰腺的后方，脾静脉跨越其近段向前下走行。穿过下腔静脉前方，逐渐变细，到达末端并与回结肠动脉的回肠枝吻合，有 12~15 条分支起自肠系膜上动脉左侧，这些分支与相邻的分支吻合，形成一系列的动脉弓供应小肠的血流。

中间、右侧及回结肠分支动脉起自肠系膜上动脉右侧。值得注意的是中结肠动脉，它与肠系膜下动脉的左结肠动脉分支形成吻合。形成边缘动脉。这是腹腔干动脉闭塞性疾病存在时的一个重要侧支。

肠系膜下动脉较肠系膜上动脉小，起自第三腰椎水平主动脉分叉上方约 3.0 cm 处的主动脉前壁。肠系膜下动脉供应左半横结肠，大部分直肠和降结肠。

肠系膜下动脉位于主动脉前壁，接着在左侧向下走行，最终跨过左侧髂总动脉，之后延伸为直肠痔上动脉，在主动脉阻塞的情况下，这个重要的干动脉和其他痔动脉分支提供了一个侧支网络。

腹腔干狭窄

双功能超声扫查腹腔干技术已经成熟，显示率高达 96%。而造影显示率高达 98%，低于 50% 的腹腔干动脉狭窄超声难以探及。但是该狭窄不直接引起流量减低[（表 9-1）[2,4-6]。

肠系膜上动脉狭窄

双功能超声扫查肠系膜上动脉的技术已经成熟，显示率达 98%。造影技术的显示率是 100%[4]。

因为在这个患者人群中，高血压是常见的（表 9-2），因此，确定肠系膜上动脉明显狭窄的具体 PSV 临界值是很不确定的[2,4]。

超声诊断肠系膜上动脉狭窄通常通过另一种方式验证，而超声检测确定阴性的，是不太可能通过其他方式证明的（图 9-7 至图 9-12）。

评估内脏／内脏动脉的双功能超声标准

目的

确定腹腔干、肠系膜上动脉、肠系膜下动脉的闭塞或动脉瘤疾病的存在与否。

常见适应证

- 上腹部杂音。
- 支架监测。
- 餐后上腹部疼痛。
- 可疑肠缺血。

仪器设备

- 彩色多普勒成像系统。
- 1~5 MHz 凸阵探头。
- 2~4 MHz 线阵探头。
- 耦合剂。
- 数字图像采集系统。

操作程序

- 1 型糖尿病患者不需要准备。
- 确保患者遵循肠道准备方案：①检查前一天晚上低脂饮食；②禁止喝碳酸饮料；③检查当天早晨禁止吸烟；④检查部位必需时，服用透明液体；⑤检查当日早晨服用一碗调味凝胶。
- 向患者说明检查过程并回答患者的问题。
- 询问并记录病史。
- 确认与患者症状相关的程序要求。
- 确定患者是否正在服用药物。
- 回顾以往的任何可用的双功能超声检查。
- 选择适当的预设检查条件。
- 整个检查过程中选择适当的屏幕上的标注。
- 记录图像。
- 完成技师的初步报告。

临床要点

- 重要的是要注意，门静脉血流方向朝向探头，而下腔静脉血流背向探头，远离肝脏。
- 在腹腔干起始位置高的情况下，它往往可以通过剑突软骨扫描图像。
- 鉴别腹腔干，寻找经典的"海鸥征"，让人联想到躯干(轴)和翅膀(肝动脉干拱起向右，然后入肝，脾动脉拱起向左，然后入脾)，腹腔干本身可以因起点的不同而不同(即，起自侧壁比前壁更多)
- 如果肠系膜上动脉或腹腔干严重病变。其他血管的流速代偿性增强。这能够导致一个狭窄的推断，因此，鉴别流速增加是否局灶性的或是弥漫性的评估是很重要的。
- 餐后血流
  - 腹腔干餐后血流变化不大，因为肝和/或脾的代谢相对稳定。
  - 餐后肠系膜上、下动脉血流会发生显著变化；腹腔动脉的收缩期峰值流速(PSV)会增加到原来的 2 倍，舒张期流速会增加到原来的 3 倍。
- 在腹部很容易无意间压迫需要检查的静脉。
- 大多数肝动脉起源于腹腔干，但是它偶尔起自肠系膜上动脉近端，导致两条血管的交汇点产生湍流，这可能导致狭窄的错误诊断。
- 正中弓形韧带压迫腹腔干，这里有一条弓状韧带的带状结构(它连接两侧膈脚)，围绕腹腔干并能导致它受压。压迫点狭窄和血流增快，这种情况在人群中的发生率是 0%-24%。因为正中弓状韧带压迫在呼气末是最明显的，指导患者深吸气是非常有用的，这将暂时放松韧带，并且这样做可以降低血流速度，从而提示这个过程不会是动脉粥样硬化。

技术方法

- 患者仰卧位。
- 技师站在或坐在患者旁边。
- 如果有体液感染的威胁，技师戴上手套。

超声扫查

标准记录是主动脉、腹腔干、肠系膜上动脉和肠系膜下动脉。评估显著狭窄、动脉瘤、或解剖变异(例如，正中弓状韧带压迫腹腔干)，记录主动脉短轴和长轴图像，灰阶和彩色多普勒、频谱多普勒，动脉瘤，动脉粥样硬化斑块，血栓，夹层，迂曲，异常。如果有必要，让患者平卧位以提高主

表 9-1　超声评估腹腔干狭窄

参　数	参考文献	血管造影标准	敏感性	特异性	阳性预测值	阴性预测值
PSV ≥ 275 cm/s	Mitchell[5]	狭窄 ≥ 70%	92%		80%	99%
PSV ≥ 275 cm/s 或无血流	Moneta[2]		89%	92%	80%	
PSV ≥ 275 cm/s	Gentile[6]	70%~99%				
空腹			89%	97%	80%	99%
餐后			67%	94%	60%	91%
空腹及餐后			67%	100%	100%	96%
PSV ≥ 275 cm/s	Zwolak[4]	≥ 50%~100%	60%	100%		
EDV ≥ 275 cm/s	Zwolak[4]		90%	91%	90%	91%

EPV,舒张期峰值流速;PSV,收缩期峰值流速.

表 9-2　超声评估肠系膜上动脉狭窄

参　数	参考文献	血管造影标准	敏感性	特异性	阳性预测值
PSV > 200 cm/s 或无血流	Moneta[2]	≥ 70%	75%	89%	85%
逆行性肝血流	Zwolak[4]	50%~100%	100%		
EDV ≥ 55 cm/s 或无血流	Zwolak[4]		93%	100%	
PSV ≥ 200 cm/s 或无血流	Zwolak[4]		93%	94%	

EPV,舒张期峰值流速;PSV,收缩期峰值流速.

动脉的显示。

另外,鉴别腹腔干,肠系膜上、下动脉的灰度,彩色多普勒、频谱多普勒,自始到终在血流与声波夹角 ≤ 60°时测量 PSV,鉴别脾动脉与肝动脉干。

超声描述与报告

腹腔干

● 正常:①无斑块;②层流,并且整个舒张期血流正向;③PSV:100~180 cm/s(大约)。

● 低于 70% 的狭窄:①可以看到斑块,这是可变的,依赖图像质量;②PSV ≤ 200 cm/s;③彩色多普勒显示局灶性和狭窄后湍流。

● 大于 70% 的狭窄:①可以看到斑块;②PSV ≥ 200 cm/s;③彩色多普勒显示局灶性和狭窄后湍流。

● 闭塞:没有血流充盈。

肠系膜上动脉

● 正常:①无斑块;②层流,并且整舒张期血流正向;③PSV:125~180 cm/s(大约)。

● 小于 70% 的狭窄:①可以看到斑块;②PSV < 275 cm/s;③彩色多普勒显示局灶性和狭窄后湍流。

● 大于 70% 的狭窄:①PSV > 275 cm/s;②彩色多普勒显示局灶性和狭窄后湍流。

● 闭塞:未探及血流信号。

肠系膜下动脉

● 正常

● 无斑块

● 层流:舒张期血流正向

● 减压狭窄(大于 50%的狭窄):①有斑块;②彩色多普勒显示局灶性和狭窄后湍流;③速度比值 > 2。

● 闭塞:①无血流;②超声检查严重的肠系膜下动脉狭窄建议标准见表 9-3。

诊疗指南

2005 年美国心脏病学院/美国心脏病血流学会(ACC/AHA),诊疗指南包括内脏、肠系膜、内脏动脉多普勒超声特征。

表 9-3 超声检查肠系膜下动脉狭窄的标准评估腹腔干狭窄

	敏感性	特异性	阳性预测值	阴性预测值	准确性
EDV > 25 cm/s	40%	91%	57%	83%	79%
肠系膜动脉/主动脉 PSV 比值	80%	88%	67%	93%	86%
PSV > 200 cm/s	90%	97%	90%	97%	95%

PSV,收缩期峰值流速;EPV,舒张期峰值流速。

From Pellerto JS,Revzin MV,Tsang JC,Greben CR, Naidich JB.Doppler sonographic criteria for the diagnosois of the diagnosis of inferior mesenteric artery stenosis.J Ultrasound Med.2009;28(5):641–650

急性非闭塞性肠缺血

病因:建议—1 型

①对于低血流状态或者休克,特别是心源性休克并伴有进行性腹痛的患者应怀疑非闭塞性肠缺血(证据等级:B)

②对于接受缩血管药物和服用 (如可卡因、麦角、血管加压素和去甲肾上腺素)的患者,伴有进行性腹痛时应怀疑非闭塞性肠缺血 (证据等级:B)

③对于动脉阻塞性肠缺血缩窄修复或外科血管重建后出现进行性腹痛的患者应怀疑非闭塞性肠缺血(证据等级:B)

诊断:建议—1 型

①怀疑慢性肠缺血:腹痛,无其他原因可解释的体重下降,特别是那些有小血管疾病的患者(证据等级:B)

②多普勒超声,计算机断层扫描血管造影(CTA),增强 MRA 是支持临床诊断肠缺血的有用初始检查(证据等级:B)

③对于怀疑慢性肠缺血的患者应进行血管造影检查,包括侧位主动脉造影,因为对于他们来说,非侵入性成像是不可用或不确定的(证据等级:B)

④动脉造影显示患者疑似有非闭塞性肠缺血,治疗其基础疾病后病情不能迅速改善。

介入治疗:建议—1 型

指出慢性肠道缺血患者经皮血管内介入治疗肠动脉狭窄(证据等级:B)

外科治疗:建议

Ⅰ 型:提示慢性肠道缺血的患者外科治疗慢性肠道缺血。

Ⅱb 型:因为其他指征进行主动脉/肾动脉手术的患者可以考虑无症状肠道动脉阻塞的血管重建术(证据等级:B)。

Ⅲ 型:除因为其他指征进行主动脉/肾动脉手术的患者以外,无症状肠道动脉阻塞不适于外科血管重建术者(证据等级:B)。

内脏动脉瘤:建议

Ⅰ 型:没有怀孕的育龄妇女和接受肝移植的男女患者,当内脏动脉瘤直径 2.0 cm 或更大时,建议开放性修补术或导管介入术。

Ⅱa 型:非育龄妇女和男性动脉瘤直径 ≥ 2.0 cm 时,建议开放性修补和导管介入术。

标准认证

2007 年国际血管实验室认证委员会(ICAVL)标准:内脏血管检查认证标准总结如下[8]:

对每一根可以检查到的内脏动脉进行全程检查。

适当的或者常见适应证可能出现检查受限,检查受限的原因必须记录。

内脏血管检查必须包括标准组件以提供足够的文档解释。

书面标准必须适当的定义研究范围,完整检查的组件和文档。还应该说明彩色多普勒是如何补充灰阶成像和频谱多普勒,如果有其他血流成像模式,该标准应说明它们如何使用。

各内脏血管可探测部分的全程都应该检查，根据标准要求，下面血管的代表性灰阶图像，频谱多普勒和/或彩色多普勒必须进行记录，显示异常存在的类型和严重程序的额外图像需要额外记录。肠系膜上动脉系统中，以下血管的图像是必须记录的：相邻的主动脉、腹腔干、肠系膜上动脉、肠系膜下动脉。

异常情况要求记录现实异常类型和严重程度的额外图像。怀疑狭窄病变的血管必须记录狭窄处和狭窄远端的波形。

解释内脏血管的多普勒检查必须使用经过验证的诊断标准，以评估疾病的存在，并记录病变的位置、病因、程度和严重性。

诊断标准必须是实验室的特定的和记录的。

必须有解释灰阶图像、频谱多普勒的标准，并且当应用时，对于每一个执行的检查，应有解释斑块形态和特定的彩色多普勒的标准。

研究结果生成的解释和报告提示所研究血管异常情况的存在与否，如果存在疾病，诊断必须是根据它的位置、病因、范围和严重性的特点得出的。

在一般情况下，一个实验室每年最低应完成100例完整的内脏检查。

内脏血管的多普勒超声检查结果，必须定期与血管造影和手术结果做相关对照。

实验室必须有内脏血管检查与造影结果相关对照分析的书面程序，血管造影结果包括DSA，CTA 和 MRA 的结果，相关对照分析报告必须使用实验室狭窄分类和/或疾病确定的诊断标准，当不能与血管造影对照分析时，可以使用手术结果对照分析。

至少有 15 例的相关对照分析，这些相关分析必须反映这个实验室所有血管组的组合，并且是在提交申请前的三年内完成的检查。

相关系数矩阵应该表现出大于 70% 的一致。

参考文献

1. Horton KM, Talamini MA, Fishman EK. Median arcuate ligament syndrome: evaluation with CT angiography. *RadioGraphics*. 2005;25:1177-1182.

2. Moneta GL, Yeager RA, Dalman R, Antonovic R, Hall LD, Porter JM. Duplex ultrasound criteria for diagnosis of splanchnic artery stenosis or occlusion. *J Vasc Surg*. 1991;14(4):511-518.

3. Moneta GL. Screening for mesenteric vascular insufficiency and follow-up of mesenteric artery bypass procedures. *Semin Vasc Surg*. 2001;14(3):186-192.

4. Zwolak RM, Fillinger MF, Walsh DB, et al. Mesenteric and celiac duplex scanning: a validation study. *J Vasc Surg*. 1998;27(6):1078-1087.

5. Mitchell EL, Moneta GL. Mesenteric duplex scanning. *Perspect Vasc Surg Endovasc Ther*. 2006;18(2):175-183.

6. Gentile AT, Moneta GL, Lee RW, Masser PA, Taylor Jr LM, Porter JM. Usefulness of fasting and postprandial duplex ultrasound examinations for predicting high-grade superior mesenteric artery stenosis. *Am J Surg*. 1995;169(5):476-479.

7. Hirsch AT, Haskal ZJ, Hertzer NR, et al. ACC/AHA 2005 practice guidelines for the management of patients with peripheral arterial disease (lower extremity, renal, mesenteric, and abdominal aortic): executive summary. *Circulation*. 2006:1474-1547.

8. Intersocietal Commission for Accreditation of Vascular Laboratories (ICAVL). ICAVL Standards. <http://www.icavl.org/icavl/main/standards.htm>: Accessed March 26, 2009.

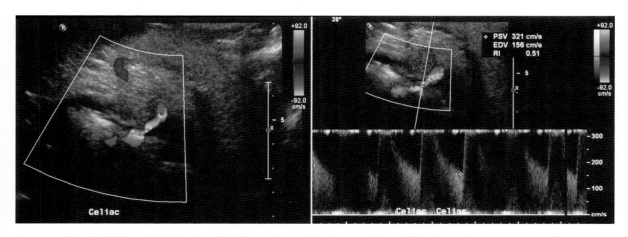

图 9-1 彩色多普勒血流图和流速显著升高,证实了腹腔干开口存在显著狭窄,收缩期流速明显增高并超过了标尺的数值范围。注意,脉冲重复频率减少到颜色混叠或减少,主动脉血流不显示。

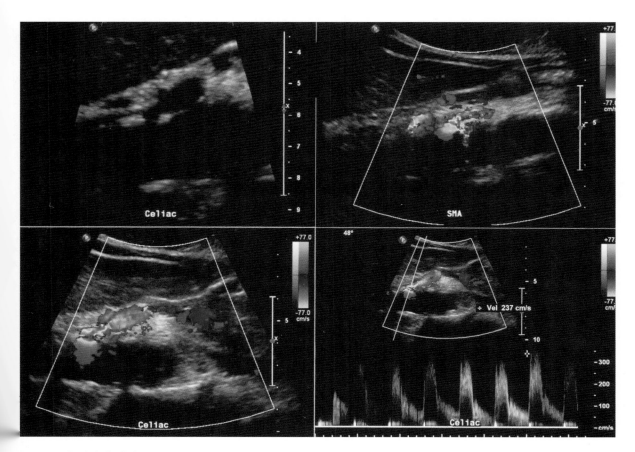

图 9-2 灰阶成像确定斑块和腹腔干开口狭窄的存在。在肠系膜上动脉和腹腔干开口有血流加速,流速显著升高,与有关狭窄的血流动力学一致。

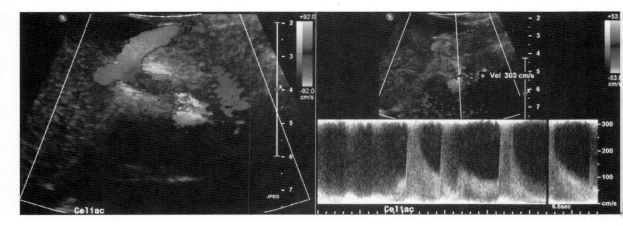

图9-3 腹腔干开口狭窄。左图,彩色多普勒血流定位,腹腔干开口血流加速和湍流,并且描绘出腹腔干的典型分支分布,肝动脉干和脾动脉呈"海鸥征".右图,频谱多普勒显示收缩期流速的显著增快,与明显狭窄的血流动力学一致。鉴于选择的标尺,真正的收缩期峰值速度是未知的。

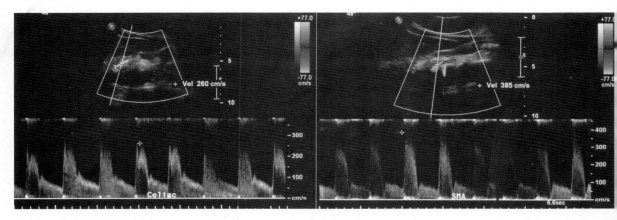

图9-4 显示了同一个患者腹腔干动脉和肠系膜上动脉的明显狭窄。并发内脏动脉开口处狭窄是很常见的。

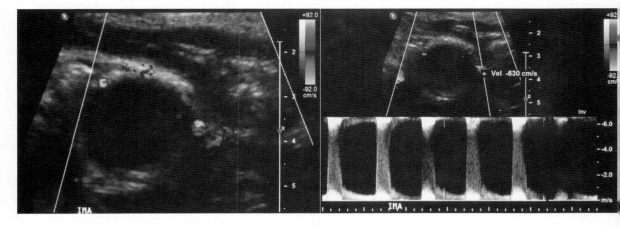

图9-5 肠系膜下动脉的明显狭窄,彩色多普勒定位了肠系膜下动脉开口处的湍流,并且频谱多普勒取样确定了血流明显增快的存在,与狭窄血流动力学一致。

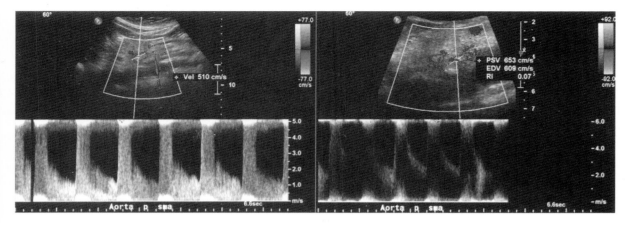

图 9-6 肠系膜上动脉近端血流增快说明存在狭窄。

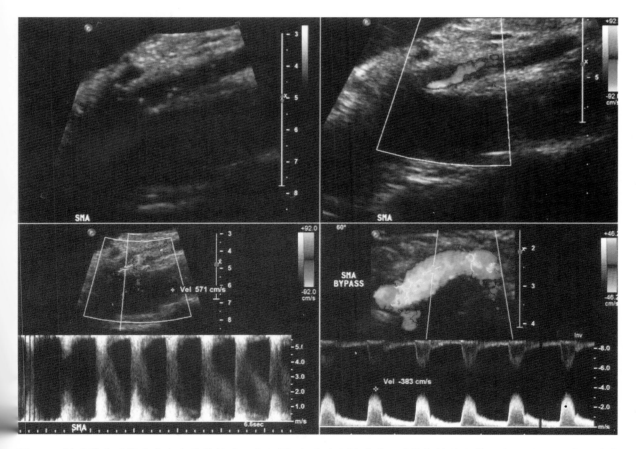

图 9-7 肠系膜上动脉狭窄和旁路移植术。左上图,腹腔干和肠系膜上动脉起始处斑块。右上图,肠系膜上动脉近端狭窄处湍流。左下图,频谱多普勒显示肠系膜上动脉近端明显的血流加速。右下图,肠系膜上动脉桥血管的彩色血流图和血流频谱多普勒。

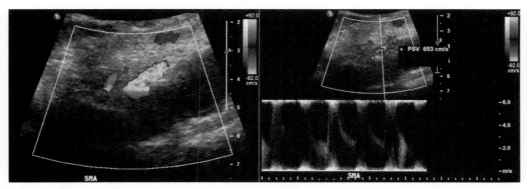

图 9-8 彩色多普勒血流图显示了肠系膜上动脉开口的血流加速和湍流,并且频谱多普勒显示的血流速度确定了血流速度明显增快,与显著狭窄相一致。

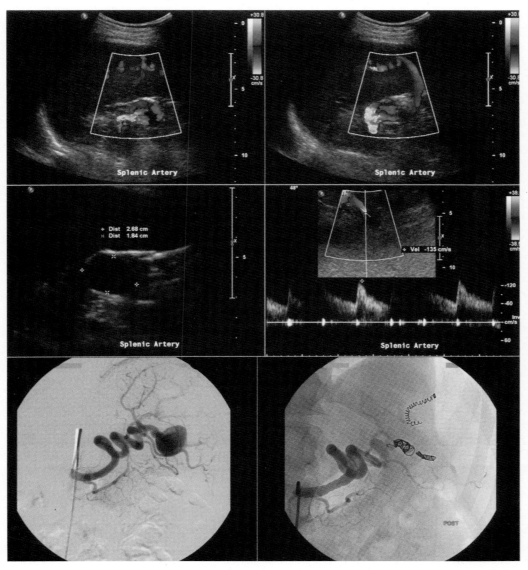

图 9-9 灰阶图像和彩色血流图显示脾动脉瘤(上面四幅图)通过脾动脉的血流速度是正常的,选择性血管造影确认动脉瘤弹簧圈栓塞治疗前、后(下面两幅图)。

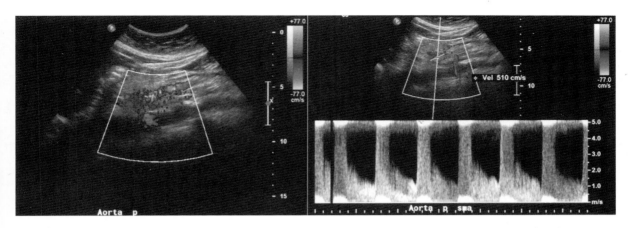

图 9-10 虽然显示不完全,但是在肠系膜上动脉近端可以看到彩色多普勒显示血流和湍流,频谱多普勒显示的血流速度确认流速明显加快,与显著狭窄一致,频谱多普勒记录的比灰阶图像和彩色多普勒图像再清晰不过。

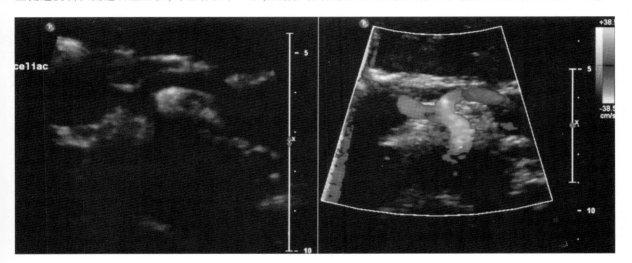

图 9-11 腹腔干分支独特"海鸥征"的灰阶图像(左图)和彩色多普勒图像(右图)。

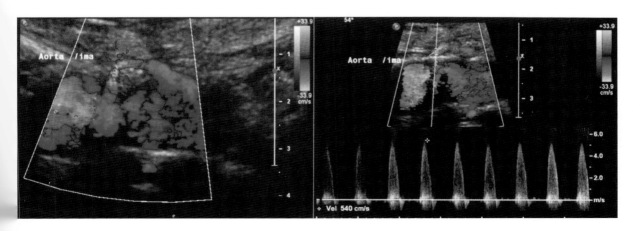

图 9-12 彩色多普勒提示肠系膜下动脉开口处收缩期流速增快,提示狭窄,并且已经通过频谱多普勒记录的收缩期血流速度明显增快得到证实。

第10章

上肢静脉疾病

上肢静脉解剖

颈部的静脉接受来自面部和头部的血液,汇合成颈前静脉、颈后外静脉、颈外静脉、颈内静脉。然而,仅有颈外静脉和颈内静脉可以使用超声探查。

颈外静脉引流来自头皮与脸部的血液。静脉下部有两个静脉瓣,走行于颈部的浅表位置,与胸锁乳突肌后缘平行,汇入锁骨下静脉。没有动脉与颈外静脉伴行。正常人颈外静脉的管径变异较大,通常与颈内静脉的管径相反。

颈内静脉引流颈部深层结构与大脑的血液,包括两个静脉瓣,位于距离末端 2.5 cm 处,有时不能阻止反流。颈内静脉于颈部外侧走行,位于颈内动脉与颈总动脉的外侧。仅在右侧,颈内静脉越过锁骨下动脉的起始段,与锁骨下静脉汇合并汇入无名静脉。

左颈内静脉管腔内径通常较右侧颈内静脉细,跨越颈总动脉后,与左侧锁骨下静脉汇合形成左侧无名静脉,之后跨越无名动脉,并与右侧无名静脉共同汇入上腔静脉。

左侧与右侧椎静脉引流来自颈部肌肉的血液。

胸壁的多支静脉在肱静脉与头静脉汇入点之间(胸背静脉、胸外侧静脉、胸肩峰静脉胸支、肩胛下静脉)汇入腋静脉,当锁骨下静脉或腋静脉血栓时,上述静脉可以作为重要的侧支血管。

一项包括 127 例静脉造影的研究显示,这些胸壁静脉在必要时血流方向可以改变,腋静脉血栓与胸壁静脉侧支有关。研究显示,在锁骨下静脉血栓形成的情况下,颈部静脉会形成侧支,尤其左右侧颈外静脉也会连在一起形成静脉弓[1]。

手部有掌侧与背侧的深、浅静脉。浅静脉通过相互交织的静脉网相互连接,从而形成背侧静脉网。指静脉汇合至掌侧的静脉网,手部的深浅动脉弓均有相应的静脉伴行,这些静脉形成掌侧的静脉弓。

头静脉是一支较长的浅静脉,由腕部外侧走行至肩部,汇入锁骨下方的腋静脉,汇入处称作头静脉弓。副头静脉起自头静脉的不同节段,并于头静脉的近段汇入头静脉。一种比较常见的变异是具有一支比较粗大的贵要静脉与两支较细的头静脉。

肘正中静脉将肘下方的头静脉与肘上方的贵要静脉连接起来,引流手掌部血液的前臂正中静脉走行于前臂的尺侧并汇入贵要静脉。前臂正中静脉有可能作为肘正中静脉的一部分或者发出两支,分别汇入贵要静脉和头静脉,代替肘正中静脉。

另外一支浅静脉,贵要静脉起自腕部的内侧,沿前臂的尺侧后面走行,在肘部偏上方的位置与肘正中静脉汇合,越过肱动脉,走行于肱二头肌的内缘,之后贵要静脉汇入一支肱静脉(通常位于内侧的一支),之后汇入腋静脉。

桡静脉与尺静脉与相应的动脉在前臂伴行,通常桡静脉较细,这两支静脉起自掌深弓与掌浅弓,并汇合为肱静脉。

前臂的深静脉多相互吻合,并与浅静脉相互连通。

上肢静脉血栓

上肢静脉血栓可由外伤、静脉注射、心脏起搏器置入、心包缩窄或者易栓症引起。

上肢静脉的双功能超声评估

目的

确定是否存在由静脉血栓或者外压因素导致的完全或者不完全静脉阻塞。

超声诊断与患者症状相关的其他病变(比如

临床要点

- 在扫查锁骨下静脉时,由于锁骨的影响,不可用探头直接将静脉压闭,可嘱患者用力吸气,使静脉塌陷。
- 扫查锁骨下静脉与无名静脉时可从患者头部扫查,这种姿势可以提供更好的扫查角度,扫查者更易用力。
- 扫查腋静脉时,可嘱患者将手臂抬起,与身体呈90°角,将手臂平放床上。这种体位可以更清晰的显示腋静脉的全程并且显示腋静脉汇入锁骨下静脉处。
- 确定双侧锁骨下静脉近段的位置,可从双侧的颈内静脉开始扫查,追踪至双侧锁骨下静脉与颈内静脉汇合成无名静脉的位置。
- 对于将行动静脉人工造瘘术前定位的患者,使患者保持头高脚低位,使上肢静脉充盈,注意扫查腋静脉与锁骨下静脉时应保持水平卧位。
- 使用充足的耦合剂使探头与皮肤贴合,避免探头用力过大,保证测值准确。

增大并压迫静脉的淋巴结,局部积血或者脓肿,以及产生压迫效应)。

适应证和禁忌证

适应证

- 上肢水肿。
- 上肢皮肤发红。
- 可触及的条索样物。

禁忌证

- 上肢伤口包扎。
- 上肢开放性伤口。

仪器

- 彩色双功超声成像系统。
- 用于浅表探查的高频率（如 5~17 Hz）线阵探头。
- 用于较深位置探查的中频率（如 3~9 Hz）线阵探头。
- 用于深层探查的低频率（如 2~5 Hz）凸阵/扇形探头。
- 数据报告。

操作程序

- 向患者解释将要进行的检查并解答患者疑问。

- 确认将要进行的检查与患者的临床症状相符合。
- 询问并记录患者的病史:①是否有深静脉血栓病史;②是否有外周或中心静脉注射史,是否曾安装心脏起搏器;③是否有外伤史;④是否有易栓症。
- 进行上肢静脉的物理检查,检查是否存在静脉扩张,肢体肿胀或者可触及条索样物。
- 查询患者之前的检查结果。
- 双功超声检查的设置:①选择合适的静脉条件;②设置目录。
- 存储图像。
- 完成超声技师的初步报告。

技术方法

患者采取仰卧位。

检查由床的一侧或者患者头侧开始。

如果患者症状出现在一侧,必须同时检查对侧的锁骨下静脉以及颈内静脉。

患者采取平卧位扫查腋静脉与锁骨下静脉,采取头高脚低位(头抬高 45°)扫查余上肢静脉。

一般的静脉扫查时,技师多采取沿静脉走行横切扫查(扫查顺序由技师自行决定),观察静脉全程,以确定静脉管腔内是否存在异常的填充物,管腔是否可以压闭。纵切扫查时使用彩色多普勒以及脉冲多普勒,确定静脉管腔是否部分或完全阻塞。

扫查必须包括以下静脉:颈内静脉;锁骨下静脉;腋静脉;肱静脉;贵要静脉;头静脉。如果局部有症状,需扫查伴行静脉（桡静脉与尺静脉）(表 10-1)。

其他相关扫查技术

为了清晰显示颈内静脉,患者的头需轻度偏向对侧,扫查时探头位于颈内静脉的前外侧,自颈根部扫查至下颌角。颈内静脉位于颈动脉的浅侧,使用探头轻压颈内静脉即可压闭管腔,如果压闭比较困难,管腔内又未发现异常回声,可使患者坐位(减少静脉充盈压力)。患者手臂平放且轻度外展。

可将探头置于锁骨下方,扫查锁骨下静脉的中段以及远段。锁骨下静脉近段以及无名静脉/头臂静脉可从胸骨上窝扫查。

表 10-1 上肢静脉超声检查流程

解剖节段	扫查方法	扫查模式
颈内静脉	短轴扫查	灰阶
	长轴扫查	灰阶,彩色/脉冲多普勒
锁骨下静脉	长轴扫查:远段,中段,近段	灰阶,彩色/脉冲多普勒
腋静脉	短轴扫查:腋窝处加压/不加压	灰阶
	长轴扫查:远段,中段,近段	灰阶,彩色/脉冲多普勒
贵要静脉(上臂)	短轴扫查:腋窝处加压/不加压	灰阶
	长轴扫查:远段,中段,近段	灰阶,彩色/脉冲多普勒
肱静脉	短轴扫查:腋窝处加压/不加压	灰阶
	长轴扫查:远段,中段,近段	灰阶,彩色/脉冲多普勒
*头静脉(上臂)	短轴扫查:腋窝处加压/不加压	灰阶
	长轴扫查:远段,中段,近段	灰阶,彩色/脉冲多普勒

*如果前臂出现症状,前臂头静脉以及贵要静脉需要探查。

锁骨下静脉血栓形成时，可形成较粗大的侧支血管，超声可能难以清晰显示锁骨下静脉，可根据锁骨下动脉位置定位锁骨下静脉，并且采取横切扫查，显示管腔内血栓回声以及管腔的压闭性。

正常情况下,深呼吸时锁骨下静脉管腔塌陷。

扫查腋静脉时,患者上肢应外展,与身体呈90°角,扫查腋静脉横切面时应用探头尝试压闭管腔,扫查纵切面时使用彩色多普勒与脉冲多普勒观察血流情况。扫查其余静脉时患者上肢放于身体两侧并轻度外展,应对静脉进行横切及纵切扫查,并使用彩色以及脉冲多普勒技术,扫查过程请参考下肢血管章节。腋窝处贵要静脉与肱静脉位于上肢的内侧。

头静脉、肘正中静脉、贵要静脉以及动脉的伴行静脉在上肢的远段扫查,桡静脉与尺静脉仅在上肢局部出现症状时扫查。

双侧椎静脉引流供应颈部肌肉的血液,颈部的深静脉以及前椎静脉与椎静脉汇合,之后汇入头臂静脉。颈部主要侧支循环包括颈部前、后、内静脉网,椎静脉反流出现于胸腔内压力增加时(比如瓦氏动作时)。

深静脉血栓的特征

管腔不可压瘪

静脉系统压力低,在正常充盈状态下,使用探头轻压静脉管腔时,管腔可被压瘪。当静脉血栓形成时,由于管腔内血栓的存在,使静脉管腔的可压闭性完全性或者部分性消失。在观察静脉管腔的压闭性时应采用横切面进行扫查,从而确定静脉受压后管腔没有滑动,离开原来的位置。在静脉长轴观察静脉可压闭性时会产生假阳性。通常在不可压闭的静脉节段内可显示软组织物质回声的血栓。探头加压检查应包括以下位置:①颈内静脉;②锁骨下静脉;③腋静脉;④肱静脉;⑤头静脉;⑥贵要静脉。

血流阻塞

正常情况下,静脉流速随呼吸运动而变化。突然挤压一段静脉远段的肌肉会使静脉内血流迅速充盈。在静脉血栓存在时,若管腔完全阻塞,静脉的周期性、自发性以及增强性均消失,管腔不完全阻塞时,静脉的周期性、自发性以及增强性减弱。因此静脉的血流动力学特征可以验证一些病例静脉血栓的存在。然而在诊断与治疗的角度,完全阻塞和不完全阻塞没有差别。

标准认证

ICAVL 提出的上肢静脉检查要点包括[2]:

静脉横断与纵断面二维图像确认静脉的解剖位置以及病变,使用彩色以及脉冲多普勒技术判断静脉的生理特性。

要求写出特定疾病的诊断流程。

按照流程进行扫查。

记录适应证

检查过程完整并详尽记录检查结果

对于以下静脉,需记录二维、彩色以及多普勒图像,显示静脉随呼吸的周期性:①颈内静脉;②锁骨下静脉;③腋静脉;④肱静脉;⑤头静脉;⑥贵要静脉。

如果检查一侧血管,必须测量对侧锁骨下静脉频谱。

根据流程或者病情需要,进一步检查并记录结果。

记录当前血管检查室诊断标准。

总体看,每个检查室每年至少完成 100 例(上肢或下肢)完整检查。

检查结果必须妥善保存并参与年度审核。完整的检查结果包括几个部分:适应证、检查过程以及结论。

检查室必须具有书面的上肢与下肢静脉双功能超声常规检查流程。

检查室严格遵守上述检查流程。

参考文献

1. Richard HM, Selby JB, Gay SB, Tegtmeyer CJ. Normal venous anatomy and collateral pathways in upper extremity venous thrombosis. *RadioGraphics*. 1992;12: 527-534.

2. Intersocietal Commission for the Accreditation of Vascular Laboratories (ICAVL). ICAVL standards. <http://www.icavl.org/icavl/main/standards.htm>; Accessed March 26, 2009.

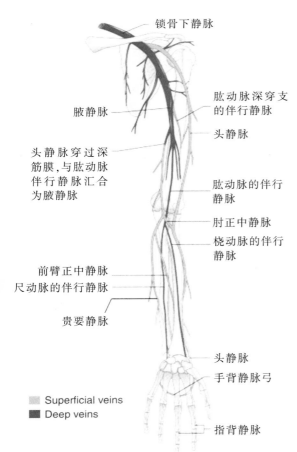

图 10-1 左上肢静脉图示。(From Standring S. *Gray's Anatomy*. 40th ed. Philadelphia: Elsevier; 2009; Fig. 45-5; used with permission.)

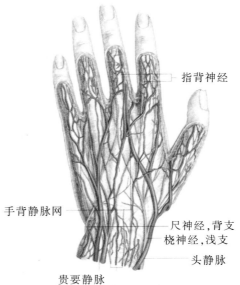

图 10-2 手背侧静脉图示。(From Standring S. *Gray's Anatomy*. 40th ed. Philadelphia: Elsevier; 2009; Fig. 50-44; used with permission.)

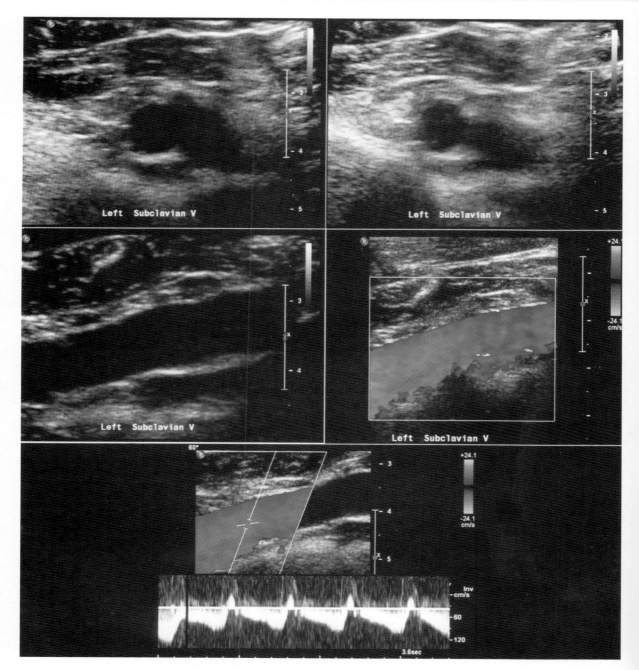

图 10-3 锁骨下静脉双功能超声检查。上图，图像显示锁骨下静脉短轴切面，右上图显示锁骨下静脉可被部分压闭（锁骨下静脉压闭性变化较大）。左中图与右中图，锁骨下静脉长轴切面，管腔内未见明显异常回声。彩色多普勒超声显示管腔内血流充盈好。彩色增益设置过高，导致周围组织内也可见血流信号。下图，脉冲多普勒显示锁骨下静脉血流频谱，显示出典型的周期性，采集频谱时患者屏住呼吸，因此图中未显示随吸气表现出的增强性。锁骨下静脉频谱根据心肺功能正常与否存在变化。图中还显示了微弱的锁骨下静脉旁锁骨下动脉频谱。

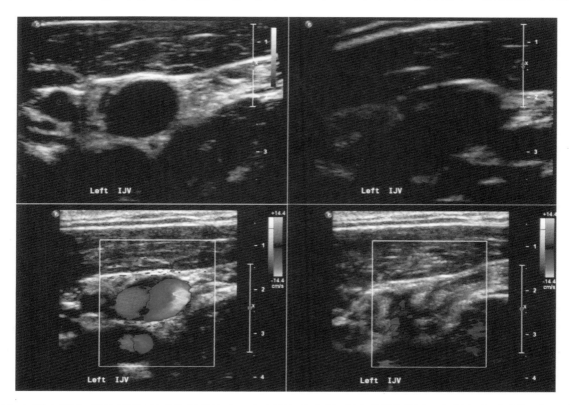

图 10-4 颈内静脉(短轴切面)双功能超声检查。左上图与右上图,颈内静脉短轴切面,深方为颈动脉,右上图显示了颈内静脉可压闭性探查不满意。由于颈内静脉图像显示较为清晰,一般无需探查可压闭性。左下图与右下图,彩色多普勒声像图,显示管腔可压闭,右下图为加压后,管腔结构或者彩色均不能显示,管腔内未见明显异常回声。

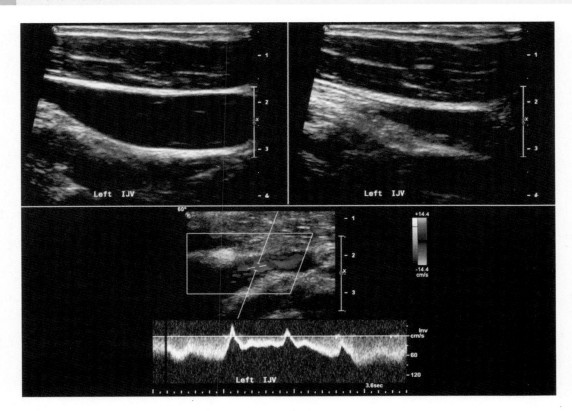

图 10-5 颈内静脉(长轴切面)双功能超声检查。左上图,颈内静脉管腔内未见明显异常回声。然而管腔内可见混响伪像。右上图,显示了颈内静脉可压闭,尽管短轴切面探查可压闭性更可靠。下图,颈内静脉血流频谱,具有与心动周期同步的周期性以及随呼吸运动体现的增强性。

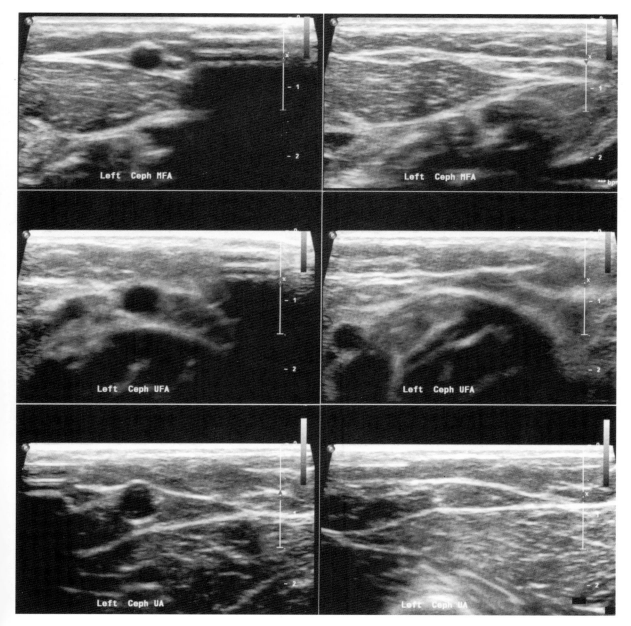

图 10-6　头静脉前臂中段声像图(上图),前臂上段声像图(中图),上臂段声像图(下图)。图中显示静脉短轴切面未加压(左)以及加压后(右)。很多以排除血栓为目的的上肢静脉检查仅检查至肘部,本检查显示静脉全程。

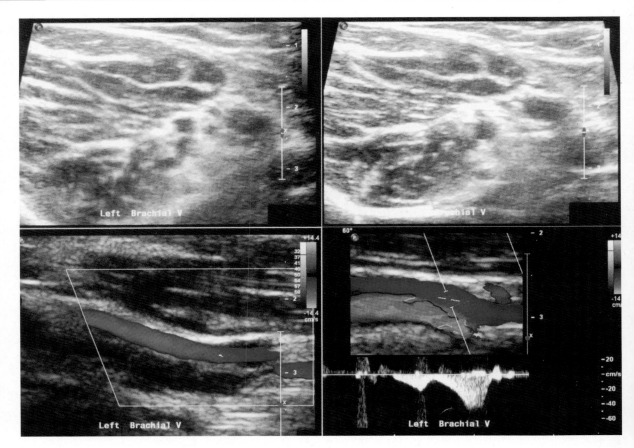

图 10-7 肱静脉双功超声声像图。左上图,显示肱动脉以及相邻的肱静脉短轴断面图像。右上图,显示肱静脉可压闭。左下图,显示一支肱静脉内血流充盈好。右下图,显示肱静脉血流频谱,具有周期性,挤压上臂时周期性变化更显著。注意右侧的贵要静脉并未被压闭,需要从另一角度使用探头对贵要静脉加压。

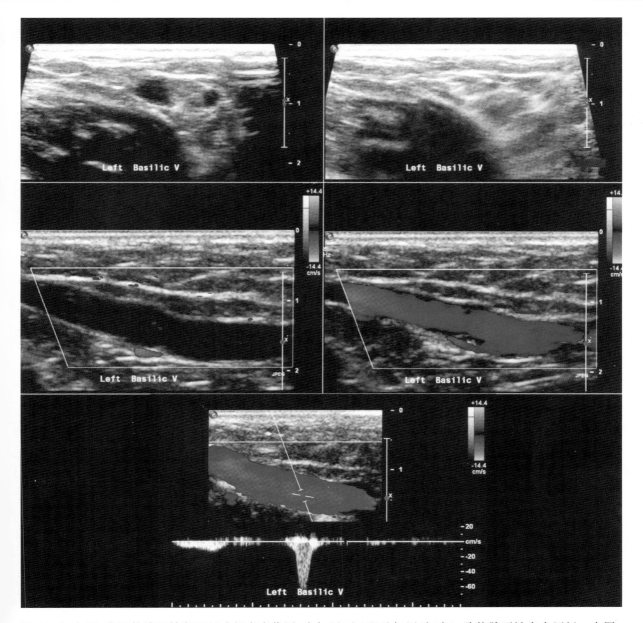

图 10-8 上图,贵要静脉短轴断面双功超声声像图,未加压(左)以及加压后(右),肱静脉可被完全压闭。中图,显示贵要静脉纵断声像图管腔内未见异常回声,血流充盈好。下图,显示贵要静脉血流频谱,对前臂加压时显示出增强性。贵要静脉在上臂的不同位置汇入肱静脉。

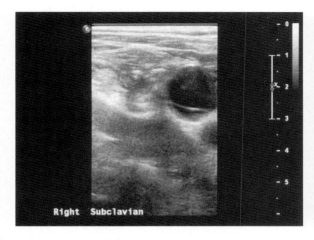

图 10-9　锁骨下静脉短轴切面声像图，图中显示一静脉瓣。

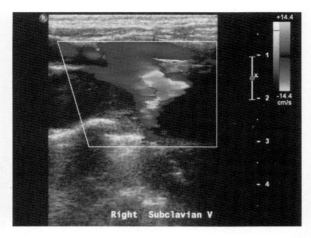

图 10-10　锁骨下静脉血栓，图中显示左侧锁骨下静脉管腔内充满软组织回声的血栓。彩色多普勒显示血栓处充盈缺损，证实了血栓存在。

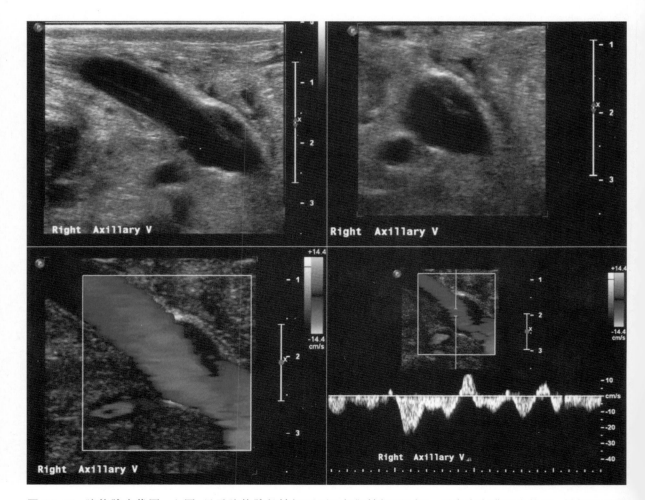

图 10-11　腋静脉声像图。上图，显示腋静脉长轴切面（左）与短轴切面（右）。回声未充满整个管腔。纵切面可见附壁回声，管腔未被血栓完全阻塞。左下图，血栓处血流充盈缺损。右下图，静脉血流频谱具有周期性以及增强性，与血栓部分阻塞管腔相符合。

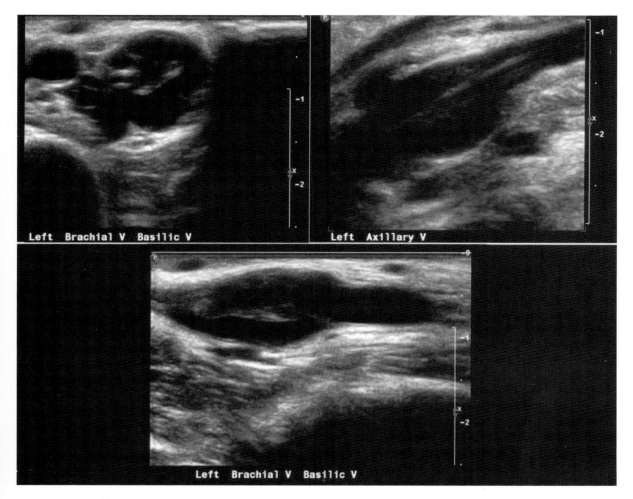

图 10-12 贵要静脉血栓声像图。左上图,显示肱静脉短轴切面。可见血栓回声几乎充满管腔的一半。右上图,显示腋静脉长轴切面。管腔内可见血栓回声及外周静脉导管回声。下图,显示贵要静脉纵断面。可见血栓回声几乎充满管腔的一半。

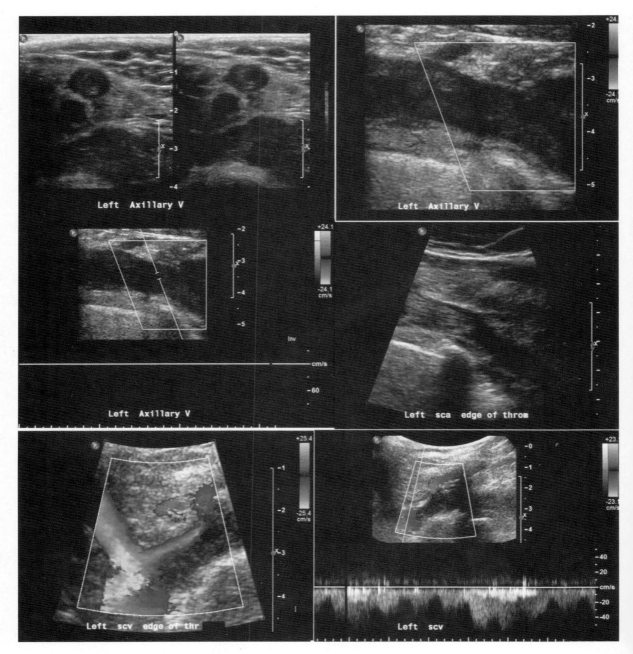

图 10-13 腋静脉血栓声像图。左上图,显示加压后腋静脉短轴切面。管腔不可压闭。腋静脉管腔扩张,其内充满低回声血栓。右上图,显示加压后腋静脉长轴切面。管腔内充满低回声血栓,未见彩色血流充盈。左中图,管腔内未测到血流频谱,确证静脉血栓存在。右中图,显示腋静脉与锁骨下静脉交界处,血栓延伸至锁骨下静脉起始处。左下图,颈内静脉与锁骨下静脉交界处彩色多普勒声像图,颈内静脉管腔内血流充盈好,锁骨下静脉可见附壁血栓回声,局部血流通过。侧支血流沿血栓远段边缘流至锁骨下静脉近段。右下图,锁骨下静脉血流频谱,表现出周期性与增强性。上肢深静脉血栓与支气管癌有关。

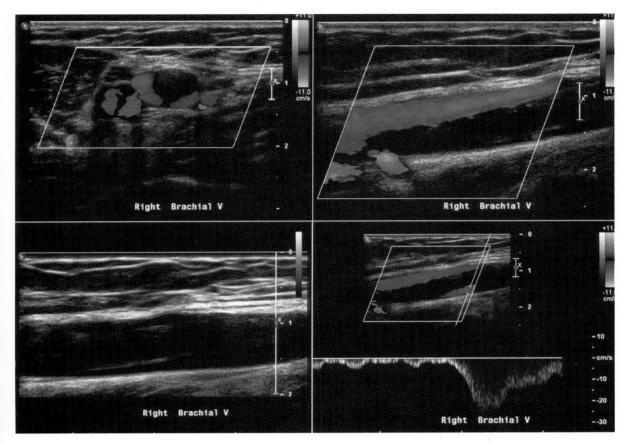

图 10-14 肱静脉血栓。左上图,肱静脉与肱动脉短轴切面彩色多普勒声像图。右上图,肱静脉长轴切面彩色多普勒声像图。管腔内看见血栓回声,残余管腔内可见血流信号充盈。左下图,灰阶声像图,显示管腔内血栓回声。右下图,残余管腔内血流频谱,具有增强性。

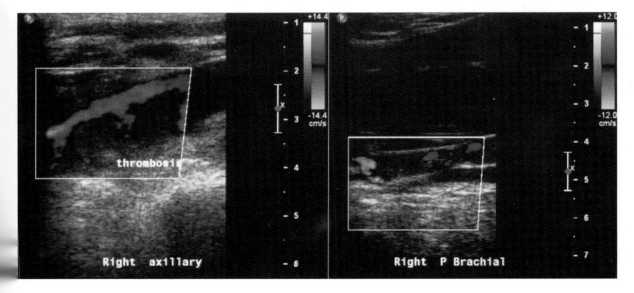

图 10-15 腋静脉和肱静脉血栓。等回声血栓充填腋静脉大部分管腔以及肱静脉全部管腔。

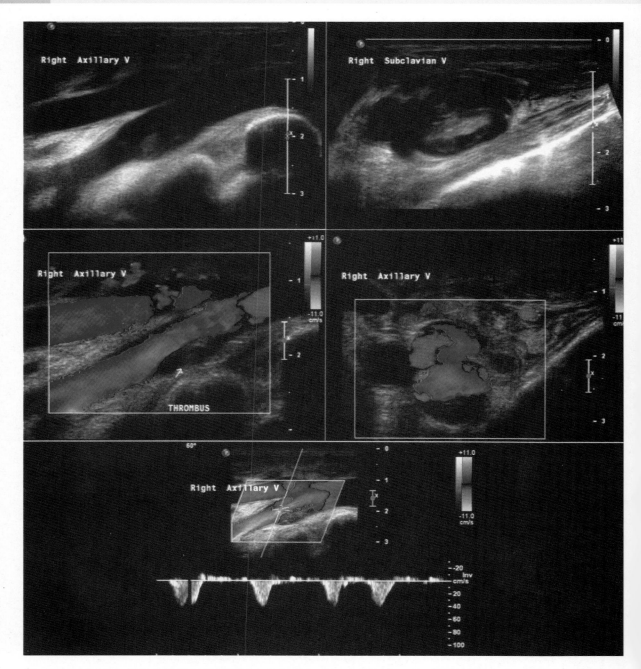

图 10-16 左上图,锁骨下静脉以及腋静脉血栓长轴切面灰阶声像图,不完全阻塞管腔。右上图,锁骨下静脉血栓形成处短轴切面灰阶声像图,探头加压,管腔不能完全压闭。左中图及右中图,图像显示腋静脉内血栓回声。下图,彩色及脉冲多普勒声像图,显示血栓累及长度以及正常静脉频谱。

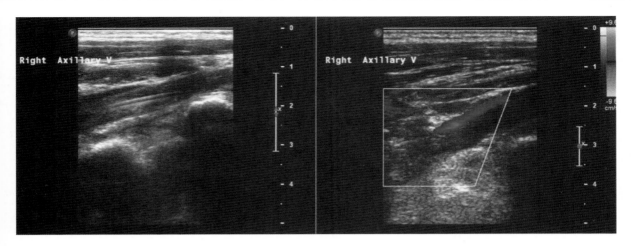

图 10-17 腋静脉内 PICC（经外周静脉中央静脉置管）周围血栓。左图为灰阶声像图,右图显示血栓处血流束变细。

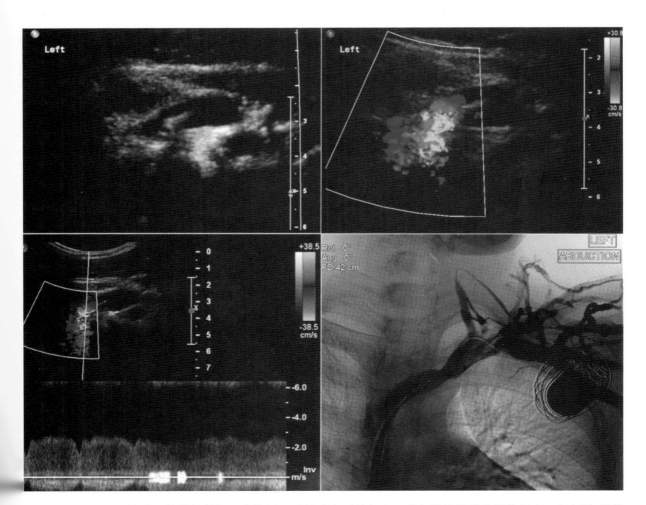

图 10-18 左上图,锁骨下静脉长轴切面声像图显示管腔内可见起自心脏起搏器导线的线状回声。右上图,长轴断面彩色多普勒声像图显示血流束中断现象,提示锁骨下静脉导线经过处管腔变窄。左下图,血流频谱显示该处血流速度增快,随呼吸运动显示出的周期性减弱。右下图,静脉造影证实超声结果。

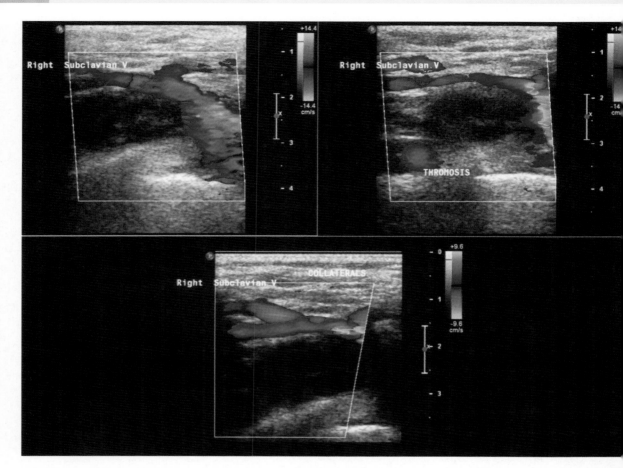

图 10-19 锁骨下静脉管腔内巨大血栓,完全阻塞管腔(左上图),阻塞处周围可见多支侧支血管(右上图与下图)。

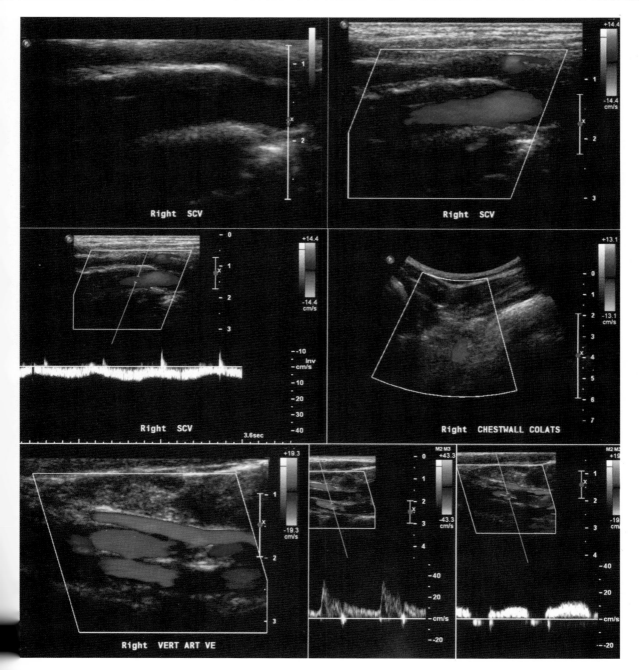

图 10-20 锁骨下静脉前壁血栓(左上图与右上图),静脉频谱基本正常(左中图)。胸壁侧支血管粗大,显示清晰(右中图)。椎静脉血流逆流(左下图为动脉,右下图为静脉),提示侧支循环存在。

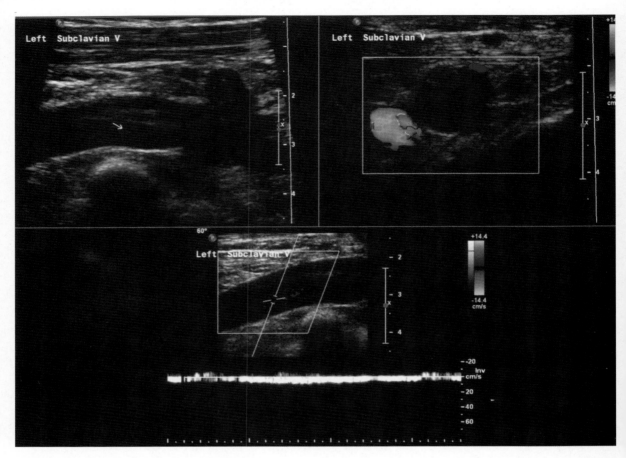

图 10-21 左上图与右上图,锁骨下静脉慢性血栓,图中显示长的纤维回声带,提示管腔再通。下图,静脉血流频谱波动性减弱,提示血流量减少,近端管腔可能阻塞。

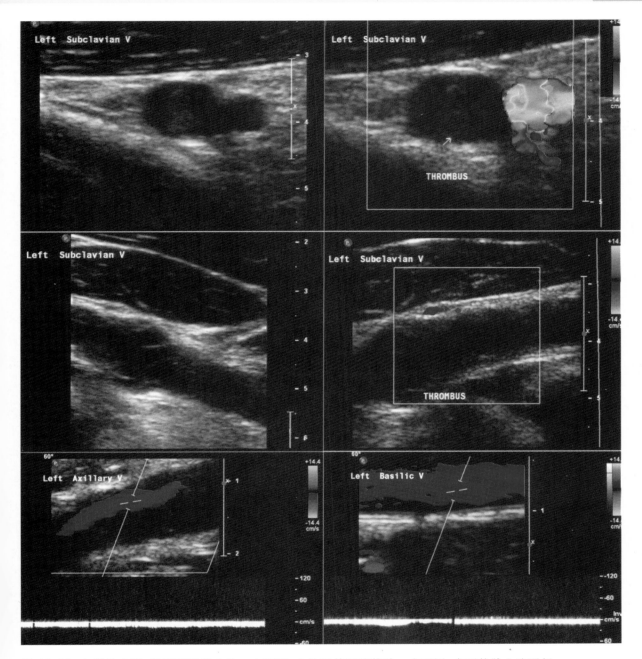

图 10-22 上图及中图,锁骨下静脉血栓。左下图,血栓延伸至腋静脉。右下图,贵要静脉血流通畅。

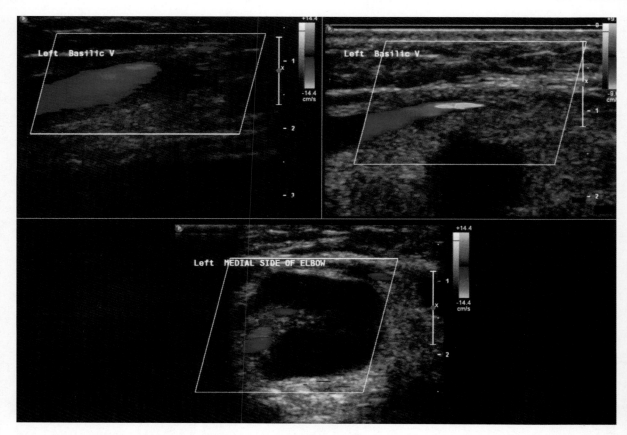

图 10-23 上臂中部可见一混合回声包块(下图),并压迫肱静脉(左上图和右上图)。变换扫查角度,显示肱静脉部分受压(下图)。

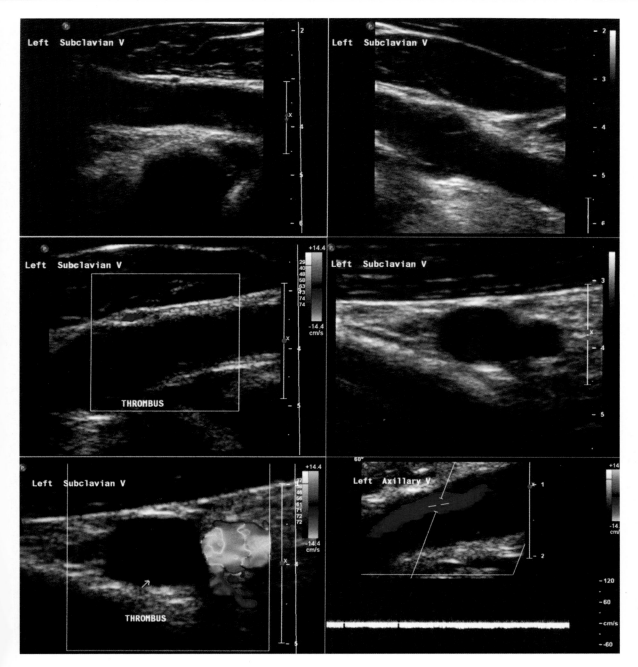

图 10-24 锁骨下静脉长轴切面(左上图和右上图)以及短轴切面声像图(右中图),显示管腔不可压闭,彩色多普勒声像图(左中图和左下图)显示管腔内未见血流信号。血栓累及腋静脉(右下图)。

第11章

下肢静脉疾病

本章要点
- 掌握正常下肢静脉系统解剖和变异。
- 掌握标准化的多普勒检查方法。
- 掌握下肢静脉系统可能的疾病和潜在的病变,并熟悉其特征。

下肢静脉的解剖

下肢静脉系统包括三个组成部分:①浅静脉;②深静脉;③穿静脉,穿过筋膜将血液从浅静脉引流入深静脉。

大约85%的静脉回流是通过深静脉系统完成,15%是通过浅静脉系统完成[1]。

以上所有静脉都有单向二叶瓣,可以阻止静脉血反流,它们位于静脉窦里,该处静脉壁扩张使得瓣膜可以自由开闭。浅静脉系统内的瓣膜比深静脉系统要少,例如在腓静脉里每2.5 cm有一个瓣膜。大约20%的人腹股沟和心脏之间没有静脉瓣膜,大约20%的人髂外静脉有1个瓣膜,60%的人股总静脉有一个瓣膜[2]。

浅静脉系统

浅静脉系统主要包括:大隐静脉、小隐静脉。

大隐静脉共有20个瓣膜(主要位于小腿内),起自足背静脉弓,沿着腓骨和股骨面走行,在腹股沟水平止于股总静脉,此处称为隐股交界。

副大隐静脉,平行于大隐静脉主干走行,位于隐静脉筋膜之前(前侧部或后部),在人群中出现的概率是50%~70%,和大隐静脉主干相比,管壁更薄,收缩力更弱[3]。它们可以成对出现,在任意水平汇入大隐静脉主干,引流部分大腿及腹壁下部的血流。

一些浅静脉先汇入大隐静脉,然后再回流入股总静脉:阴部外静脉、旋髂浅静脉、腹壁浅静脉分别引流臀部、生殖器和其他一些部位的静脉血液。

小隐静脉在足的外侧缘起于足背静脉网,沿小腿后面上行。小隐静脉沿着一条"stocking"线走行,该线是指第二次世界大战后妇女穿的尼龙袜的接缝,位于腿后部中央。小隐静脉的终点是可变的,它既可以通过腘静脉、股浅静脉远段进入深静脉系统,还可以通过腓肠肌静脉汇入腘静脉。

大隐静脉在大腿侧常成对出现,但小隐静脉在小腿侧很少成对出现。

Giacomini静脉是另一条浅静脉,1837年Giacomini首次发现,所以以他的名字命名了这条静脉。70%的人存在这条静脉,它连接着小隐静脉近端和大隐静脉近端[4]。

穿静脉

之所以命名为穿静脉,是因为它们穿过了筋膜。也可以将它们叫做"连接静脉",因为它们将血液从一个静脉系统带到另外一个静脉系统。一些穿静脉将血液从浅静脉系统带到深静脉系统,当它们的瓣膜先天性缺如或损坏时,它们由短而直的静脉变成扩张扭曲的静脉。其他一些穿静脉连接腓肠肌静脉丛和足底静脉丛。

深静脉系统

深静脉系统起自足底,跖背静脉是通过树枝状排列的血管网络(足底皮肤血管)相通形成足背静脉弓。在足的两侧,内侧及外侧分别由足浅静脉弓发出,构成胫后静脉。足深静脉弓被认为是足部的静脉血液容器,通过穿静脉与胫前静脉和胫后静脉相连接。

腓肠肌静脉与其同名动脉伴行,位于小腿最浅表,在腓肠肌的表面形成血管丛,于小隐静脉水平汇入腘静脉。它们连同附着于深筋膜的比目鱼肌静脉有时被称为腓肠静脉,被认为是深静脉系统的一个组成部分。比目鱼肌静脉引流腓肠肌前侧的比目鱼肌的血液,依次引流至成对的腓静脉和胫后静脉。

在腘窝存在着三个静脉系统:皮下、肌间、肌内静脉,在三个重叠的平面走行。

小腿深静脉中胫后静脉、胫前静脉和腓静

临床要点

■ 扫查患者的小腿部血管时,患者应位于座位边缘使腿部悬空,从而增加血管压力导致静脉扩张。当扫查股浅静脉远段时,可使用凸阵探头,它能施加的压力更大,同时穿透力比较好,声束可以深入到内收肌的缝隙或深处。

■ 当扫查肌肉发达的腿部或结实的腰部的一部分时,如果允许,可以在相反方向人工施压,从而得到良好的股浅静脉远段参数。

■ 当扫查患者的腘静脉时,通过使患者仰、俯或斜靠于靠垫上使他的腿部处于舒展状态,然后进行超声扫查。舒展膝盖使静脉可以免于胫骨粗隆的压迫。

■ 如果患者不能够弯曲他的膝盖(例如髋关节或膝关节置换手术后),可以从侧面对它进行扫查(静脉位于腘窝的侧面)。

■ 如果缺乏对血管解剖多样性的足够了解,在诊断识别变异血管损伤时就容易造成误诊。以下为常见的变异性改变,另外还有很多不再——赘述:
  ● 腘静脉分为两支或三支;
  ● 胫前胫后静脉分叉位置高;
  ● 股浅静脉分为两支;
  ● Giacomini 静脉从小隐静脉延伸至大隐静脉。

■ 精确的解剖描述并不是一件简单的事。例如:股总动脉和股总静脉的位置高低是不同的,股静脉的分叉一般位于股动脉分叉下方 1~2 cm,因此,在股浅动脉和股总静脉间可以发生动静脉瘘。

■ 在下腔静脉的近端,血流形态受以下因素影响:
  ● 呼吸的困难程度和呼吸模式;
  ● 心房收缩时右心房的回流和右房室瓣功能不足导致的回流。

大多数情况是成对出现的,偶尔会有三支,它们都与同名动脉伴行。腓静脉和胫后静脉共同组成了腓胫干。

胫前静脉和胫腓干可在不同的位置汇入腘静脉,膝关节水平以上或以下或者就在膝关节水平。大约有 5% 的腘静脉是双支,在内收肌位置演变为股浅静脉,然后平行于它的同名动脉走行汇入隐股交界处。

大约有 33% 的患者,股浅静脉是双支。大约 1%~2% 的情况下,在某些节段(常常在远端三分之一)会出现三支,这是往往会更加复杂[5]。

股深静脉从它周围的大量属支中接受血流,常常与远端的腘静脉和近端的臀部血管相通。当股浅静脉形成血栓时,股深静脉可以形成侧支引流其血流。它大约在腹股沟韧带下 4 cm 汇入股总静脉。

外侧和内侧回旋静脉引流臀部、腿部、膝盖和髂腰肌处的肌肉内的血液,然后汇入股深静脉。

股总静脉进入腹股沟韧带后转变为髂外静脉,然后在骨盆骶髂关节前方与髂内静脉汇合成髂总静脉。耻骨、腹壁下、旋髂深静脉的血液全部汇入髂外静脉。

盆腔壁、肠管、生殖器官和臀部的静脉与动脉血管伴行,髂内静脉的一些分支有时存在异常,这些血管直接汇入了髂静脉。异常情况包括:部分肠道的血液回流(本应由肠系膜下静脉引流入门静脉);卵巢静脉回流(本应由卵巢静脉回流到肾静脉或者直接汇入下腔静脉)。

左侧,髂静脉先是走行于髂动脉内侧,而后当它向近端走行时,它的位置发生了扭转,转至髂动脉后方。在 May-Thurner 综合征中,就在位置变换的地方,髂静脉在第 5 腰椎水平有时受对侧髂动脉压迫。有趣的是,研究报道这种受压综合征也存在于健康的无症状的个体中[6]。右侧髂静脉直着向前、向中间走行,在第 5 腰椎体右前方和左侧总静脉交汇。腰静脉汇入到每一侧的髂总静脉。

下腔静脉是人体最大的静脉,是由左右侧髂总静脉在主动脉右侧、第 5 腰椎水平汇合而成,然后向上走行。下腔静脉进入肝门(肝门是一个很大的沟,位于肝右叶后方),然后穿过膈肌进入右心房。下腔静脉的罕见变异包括左位下腔,发生率约 0.2%~0.5%,指下腔静脉位于主动脉的左侧,止于左肾静脉,然后跨过主动脉到达右肾静脉侧,然后正常走行。另外一种变异是双侧下腔静脉,发生率约 0.2%~0.3%,分别从右侧和左侧髂总静脉上行,而左侧下腔静脉止于左肾静脉[7]。

下腔静脉的奇静脉连接在人群中的存在率约为 0.6%,这种情况下,下腔静脉变成奇静脉直接穿过膈肌与上腔静脉汇合,这时,上腔静脉收集所有下肢的静脉血。在奇静脉连接的患者中,肝静脉直接汇入右心房。

下腔静脉收集以下六组静脉:

(1)4 支腰静脉,收集腹壁、皮肤及脊柱的肌肉、脊髓等的血液。腰升静脉将每一侧的腰静脉、髂总静脉和奇静脉连接起来。

(2)2 条精索或卵巢静脉,分别来自于睾丸和卵巢,都有瓣膜。卵巢静脉和子宫静脉一样,在怀孕期都会变得很粗大。

(3) 4 至 6 条肝静脉，起自肝血窦，它们被分成上组和下组。上组包括 3 支静脉，在第二肝门部汇入下腔静脉。下组由小静脉组成，来自右叶和尾状叶。

(4) 2 条肾静脉（左右各一）（正常情况下）。左侧肾静脉收集左侧睾丸和卵巢静脉的血液。

肾静脉异常包括：①环主动脉左肾静脉（8.7%），有两支左肾静脉，上面一支左肾静脉横过主动脉前壁，下面一支左肾静脉向后行走。②主动脉后左肾静脉（2.7%），左肾静脉在主动脉后方走行。③肾静脉和下腔静脉畸形同时存在。

(5) 左右膈下静脉，引流膈肌的血液。它们是门静脉高压侧支循环形成的一个主要来源。

(6) 右侧肾上腺静脉，引流肾上腺的血液，然后汇入下腔静脉，左侧肾上腺静脉汇入左肾静脉或膈下静脉。

消化系统的静脉血液首先经门静脉进入肝脏，然后通过肝静脉汇入下腔静脉。门静脉在第2 腰椎体水平于胰颈部的后方，由脾静脉和肠系膜上静脉汇合而成，平均长约 8 cm。脾静脉收集了低位十二指肠、结肠脾曲的血液。肠系膜上静脉收集了部分小肠和大肠的血液。胃右静脉收集了胃小弯侧的血液，胃左静脉收集了食道下段的血液，胃右静脉和胃左静脉均汇入门静脉。

胆囊静脉收集了胆囊的血液，汇入门静脉。附脐静脉也注入门静脉。门静脉最经典的结构是在肝门部分成右支和左支，进入肝叶内之后再继续分支。门静脉变异的发生率约 20%，最常见的变异是门静脉主干分成三支，但是也有许多其他的分支变异，而且这些都是和胆囊异位相关的[8]。

进行下肢静脉检查的目的有三个：评估可疑静脉血栓性疾病，显示动脉搭桥术静脉导管，评估静脉瓣关闭不全。

静脉血栓

在人群中，确诊为静脉血栓的人数以每年 0.1% 的速度增长，其实增长率可能更高，且比我们了解到的死亡人数还要多。静脉血栓的死亡率大约 10%。仅有近一半的致死性血栓事件被确诊和列为可疑病例，还有更多非致死性血栓事件。深静脉血栓和肺静脉栓塞检查方法已经由侵入性的静脉造影和肺血管造影演变为血清学检查 D 二聚体、核素通气灌注检查，多普勒超声检查，CT 肺血管造影及近段静脉造影。

虽然当前的诊断方法有潜在的优点，但是也有其局限性：准确性受操作者因素影响，无创性检查具有主观性，并且重复性差，从而给静脉血栓性疾病评估带来了很多麻烦。

尽管 90% 的静脉血栓发生于下肢深静脉，其实静脉血栓可能存在于下肢和上肢的任何水平，同样也可以发生于内脏静脉、头部和颈部静脉、上腔和下腔静脉。尽管大多数肺静脉血栓是来源于下肢深静脉，但并不是所有都如此。

多普勒超声在可疑静脉血栓诊断中的应用

从髂静脉到脚（包括小腿静脉），全面扫查下肢静脉，是诊断下肢深静脉血栓的首选的方法。这种方法需要更多时间，但是对于评估小腿静脉很有实际意义，简化的多普勒扫查方法（只扫查股静脉和腘静脉来排除深静脉血栓）受欢迎是因为他们简捷有效。但是小腿深静脉血栓也应该被扫查，是因为它可能有临床症状，也可能引起静脉炎后综合征，发展形成近端深静脉血栓，最后导致肺静脉栓塞。小腿静脉血栓进展为近端深静脉血栓的病例较少，它容易受到临床因素的影响，但是发生率可能高达 5%。因此，简单扫查在深静脉血栓诊断中的应用应慎重，而且应该至少重复一次检测深静脉血栓的进展情况。

肺静脉栓塞评估中深静脉血栓扫查的作用是有争议的。大约 20% 的 PE 案例不能通过静脉造影检测到深静脉血栓，原因往往是大块血栓的存在，使得管腔太小不能检测到。大约有 70% 的肺静脉栓塞患者多普勒扫查没有检测深静脉血栓。CT 肺动脉造影是下肢静脉造影的必要补充。CT 造影与多普勒扫查进行比较的病例较少，尚未得出明显的结论。除非有禁忌证存在，下肢深静脉血栓是抗凝治疗的适应证，但是相对于肺静脉血栓，下肢静脉血栓并不是抗凝治疗的紧急适应证。因此，在发生下肢静脉血栓的情况下，是否出现肺静脉血栓是抗凝治疗所要考虑并且是有用的信息。

深静脉血栓形成的危险因素

- 深静脉及浅静脉血栓的病史。
- 长期卧床休息或固定。
- 近期手术。
- 深静脉血栓家族病史。
- 妊娠。
- 充血性心力衰竭。
- 癌症或癌症病史。
- 局部创伤。
- 血栓形成诱因(C 蛋白缺乏,S 蛋白缺乏,抗凝血酶Ⅲ缺乏,V Leiden 因子,部分促凝血酶原突变)。

摘要:多普勒超声扫查在诊断血栓疾病中的问题

- 深静脉血栓:简化扫查不描述小腿水平的深静脉血栓形成,而这正是近端深静脉血栓形成的源头。
- 浅静脉血栓扫查:①浅和深静脉疾病可能并存或独立存在,因此,排除了浅静脉血栓并不能排除深静脉血栓;②特殊情况下,浅静脉血栓可能经隐股交界处延伸到股静脉。
- 肺静脉栓塞:①只有少数 PE 患者多普勒超声能探测到深静脉血栓;②下肢深静脉血栓是抗凝治疗的适应证,但是肺静脉血栓是绝对适应证。

下肢静脉血栓的多普勒超声扫查

目的

静脉血栓形成的研究

- 显示深静脉血栓阻塞的存在与否。
- 显示浅静脉血栓阻塞的存在与否。
- 鉴别急性和慢性静脉血栓。

鉴别诊断疾病

超声诊断可能会提示病理改变,并与患者症状关联。

- 静脉瓣膜功能不全(深静脉和浅静脉)。
- 腘窝囊肿破裂(Baker 囊肿)。
- 血肿。
- 积液。
- 淋巴结肿大。
- 实性肿块。
- 外在压迫综合征。
- 邻近动脉瘤压迫。

常见的临床适应证

- 疑似深静脉血栓:①腿肿或腿疼痛;②疑似肺静脉栓塞。
- 疑似浅静脉血栓:①浅静脉走行迂曲;②腿疼痛。

禁忌证及局限

- 创伤敷料。
- 开放性创伤。
- 无法移动肢体进行扫查。

设备

- 多普勒超声系统。
- 3~9 MHz 线阵探头,以观察位置表浅的血管。
- 2~5 MHz 凸阵探头,以观察较深位置的血管。
- 耦合剂。
- 数字报告。

操作程序

- 向患者解释操作程序并回答疑问。
- 询问并记录病史。
- 根据患者症状确定操作流程。
- 确认患者是否存在下肢静脉血栓的风险或者病史。
- 如果认为存在问题的话,可以做简单的体检。
- 回顾先前的超声检查结果。
- 选择合适的预设条件。
- 检查过程中选择合适的标注。
- 存储图影像。
- 必要情况下可以先完成初始报告。

技术方法

- 双侧下肢均要进行扫查。
- 患者仰卧,上身抬起约 45°(头高位)使静脉扩张。

● 被检查的肢体外旋，膝盖微微弯曲。

● 医生应站或坐在患者旁边：①医生应戴手套来防止被患者体液感染；②沿不同静脉进行扫查；③扫查大腿的远端区域时，从后面扫查远端股静脉，此处静脉更接近探头；④扫查大腿的上部和中部时，用不持探头的手从侧面施加压力，探头在扫查中心施加压力。

通常的静脉扫查是沿静脉横向扫查（根据医生的判断力进行选择）并确定腔内是否有实性物质且是否是不可压缩的。利用纵向扫查以及多普勒频谱来探测血流，观察是部分阻塞还有完全阻塞。以下静脉需扫查：髂外静脉（可能需要更换为低频探头）；股总静脉；股深静脉（起始）；隐股交界处；股静脉（即股浅静脉）；腘静脉；胫后静脉；腓/胫前静脉（只有存在局部压痛时扫查，因为这些静脉因附近骨头围绕不会被压瘪）；大隐静脉起始处；小隐静脉起始处；腓肠肌静脉；比目鱼肌静脉。

扫查髂外静脉时要从腹股沟韧带水平沿对角线向脐部进行扫查。横切扫查，有些区域血管可以被挤压，但更多依赖利用灰阶超声管腔腔内改变，以及在矢状面观察彩色充盈及多普勒信号。

如果髂外静脉血栓已被确诊，应该用灰阶、彩色及频谱多普勒对髂总静脉和下腔静脉进行扫查。

应该用灰阶超声在股动脉分叉水平对腹股沟处的股总静脉进行扫查。每隔 1~2 cm 探头应施加压力（施加足够的压力使静脉压瘪）。

股深静脉深藏于股总静脉分叉的下面（必要时要应用彩色多普勒来显示管腔）。

股浅静脉，即通常的股静脉，距离股动脉分叉远处约 1~2 cm，应顺大腿内侧扫查（需要在扫查时用另一只手在侧面进行挤压）。彩色和频谱多普勒可用来进一步扫查非闭塞性血栓周围的血管。为了扫查位于腱裂孔处的股静脉远端，需将探头移动至更靠后的近腘窝端位置。

腘静脉的扫查采用同样方式从后方扫查腘窝至胫腓干水平。

胫后静脉和腓静脉只需沿小腿内侧至踝部水平进行横向挤压扫查。

腓肠肌静脉比目鱼和肌静脉位于小腿后部的肌肉内，只需在横断面上进行挤压扫查。这些血管非病理状态下因为管腔太细而不能被扫查到，但是当血栓时管腔会明显扩张。

常规扫查不能显示穿静脉，但有时很容易看到它们在深静脉和浅静脉之间、沿着小腿内侧行走（穿越筋膜）。为了获取更加清晰的图像需要斜向扫查。

胫前静脉扫查时要从胫骨和腓骨的头侧到踝关节水平，沿着腓骨前外侧边缘，用横断面和纵断面扫查。因为胫前静脉的位置很深，而且离周围的骨头很近。挤压它很困难甚至是不可能的。

深静脉血栓的特征

加压时不可压瘪

静脉系统压力比较低，在正常状态下是扩张的，因此轻轻用探头加压就可以将其压瘪。静脉血栓形成时，管腔内血栓样物质使得静脉充盈不完全，不能被压瘪。挤压静脉最好在横切面上进行，因为它可以保证成像平面不会移动到血管边缘，避免造成纵切面上加压时出现的可以压缩的假象。在管腔不可压缩的区域可以看不管腔内血栓样软组织物质。在以下位置需要进行挤压：

● 髂外静脉。
● 股总静脉。
● 股深静脉近段。
● 股静脉：近段，中段，远段。
● 腘静脉。

血流阻塞

正常情况下，静脉的血流速度随呼吸呈周期性变化，而且和呼吸的力度呈正比。正常情况下，突然挤压远端肌肉静脉腔内血流会明显增加。深静脉血栓发生时血流完全堵塞，血流的自发性、周期性，以及挤压远端肌肉血流流速增加的现象均会消失。部分堵塞时，这些表现也会减弱。因此，血流的这些症状在一些深静脉血栓病例中得到了确认，然而，从诊断和治疗的角度来看，闭塞和非闭塞的深静脉血栓是没有差别的。

浅静脉：大隐静脉和小隐静脉

大隐静脉应在横切面上进行扫查，范围从腹股沟水平的隐股交界处开始，沿着大腿和小腿内侧，向踝关节前内侧扫查，扫查过程中每隔 1~2 cm 加压。在纵切面上，彩色和多普勒血流可以用以评估瓣膜的功能和闭合情况。

小隐静脉的扫查应该从它与深静脉系统的

交界处开始,有时也可以变异,但是常常起自腘窝和股骨远段水平,然后沿小腿后中线至踝关节水平,扫查方式同大隐静脉。

高分辨率/高频线阵探头（例如 9~17 MHz）可以获得更好的诊断图像。

广泛的深静脉血栓可以引起大隐静脉血流增加及出现持续性血流,因为此时会有比平时更多的静脉血从深处的血管床通过深的穿支静脉流向大隐静脉,然后经大隐静脉回流。

血栓特征

血栓一旦被确诊,应该进一步评估血栓的性质,区别急性和慢性血栓。

急性血栓的特征

- 回声较低。
- 黏附性差。典型的、新形成的血栓与血管壁的粘附性较差。
- 海绵状质地。急性血栓常常表现出胶状、有回声的。
- 静脉扩张。当新形成的血栓生长时,为了适应血流量静脉会增宽。直到静脉到达了最大宽度,扩张的静脉被血栓填满了。阻塞性或闭塞性血栓通过提高静水压力,使管腔扩张。
- 边缘光滑。有的时候,新近形成的血栓有光滑的边界,但也可以有例外的。

慢性血栓的特征

- 回声较强。

- 血栓黏附性较好。随着血栓时间延长,就会发生溶栓和机化。在慢性期,纤维化成分比血栓更多,而且紧紧的黏附在静脉血管壁上。一些再通的血栓,也紧紧的黏附在血管壁上。
- 质地坚硬。血栓的纤维化组织使其变得更加致密和结实,这也是它会产生声影的原因。
- 静脉收缩。血栓的纤维化组织会导致胶原收缩,引起静脉逐渐变细。静脉变得比以前更细。当对侧肢体的相应静脉段是正常时,常常会低估受累静脉的病变程度,受累静脉常常会变成无回声、超声检查在在腿部肌肉中不易显示。
- 大的侧支静脉。当一个主要的深静脉梗阻时,相邻的分支血管就会扩张对其进行代偿。

静脉血栓多普勒标准

静脉血栓多普勒标准在表 11–1 中列出。

动脉搭桥术取材前隐静脉检查

目的

在行动脉搭桥术取材之前评估作为静脉管道的大小隐静脉通畅性及管径。

技术方法

如上所述,患者仰卧而且被检测的肢体外旋。相对于纵切扫查,横切位扫查更容易跟踪,故图像常在横切面上扫查获取。

表 11–1　静脉血栓多普勒超声表现

类型	灰阶(短轴)	彩色多普勒(长轴)	频谱
正常	静脉壁连续,腔内呈无回声	腔内被血流完全填充	周期性/血流增加
急性深静脉血栓	静脉扩张,腔内呈低回声,海绵状外观		
闭塞的	不可压缩的	无血流填充	近端无血流增加
部分闭塞	可部分压缩的	流道可见部分血流充填	血流增多程度可能减弱
慢性深静脉血栓	内径缩小 混合回声 稍强回声		
闭塞的	不可压缩的	无血流填充	近端无血流增加
部分闭塞	可部分压缩的	流道可见	血流可能无增加,可能有逆流

大隐静脉

- 从腹股沟处其与深静脉系统交汇处开始扫查,经腿部内侧至脚踝处。
- 每隔 1~2 cm 施压一次,评估其通畅性,并记录隐静脉系统的侧支出现与否。
- 依据扫查深静脉的方法进行扫查,确定其是否通畅。
- 从腹股沟测量静脉外径主要选取以下几点:隐股交界处;大腿根部;大腿上端;大腿中部;大腿下端;膝盖位置;小腿上端;小腿中部;小腿靠近脚踝部位。
- 如确认有副大隐静脉,也需对其进行测量。
- 记录血管分支。

小隐静脉

- 患者仰卧或斜躺,从腘静脉(如果有变异位置可以更高一些),沿小腿后部中线至外侧踝扫查。
- 按上述描述测量血管外径。
- 在纵切面上运用彩色和频谱多普勒确认这些血管是否通畅。

静脉功能不全的评估

慢性静脉功能不全可能涉及浅静脉系统或深静脉系统。穿静脉往往归类在浅静脉系统。深静脉系统、浅静脉系统以及连接两者的穿静脉内均有静脉瓣膜。正常下肢静脉瓣的功能是借助小腿和大腿肌肉泵的挤压作用,克服静水压使静脉血回流。

浅静脉功能不全也被称为"原发性静脉功能不全",往往有家族遗传性(比率约75%)。深静脉功能不全是引起慢性静脉功能不全的更为不常见的原因,是由先前的下肢深静脉血栓导致的,下肢深静脉血栓引起静脉阻塞、瓣膜挛缩,最终导致瓣膜扭曲及功能不全。

正常静脉瓣膜的功能是防止血液倒流。当突然挤压小腿,或者患者在进行 Valsva's 动作时的股静脉近端,正常瓣膜只允许短时间的反流(<0.5 s)。由慢性血栓、瓣膜损伤和萎缩导致的深静脉瓣膜功能不全比较常见,但不普遍。

目的

明确静脉功能不全是否存在。

技术方法

- 检查时患者应处于仰卧和直立位或头高足低位。
- 远端压迫解除时,观测不到持续血流信号。
- 患者做瓦氏呼吸或用手轻压患者腹部,检查患者的股总静脉或股浅静脉近端。
- 检测膝盖以上下肢静脉系统的储存功能时,可以对小腿进行挤压 (或使用自动膨胀套囊)。检测腘静脉时可以挤压大腿部肌肉。
- 假如要对小腿静脉进行详细研究(包括大量的穿静脉),可以使用足部挤压法[9]。

超声描述与报告

近端或远端压迫或瓦氏呼吸后检测到 0.5 s 或更长的反流,则可以判定瓣膜功能不全。

其他影响静脉血流的疾病和因素

动静脉瘘

当存在中等大小(或较大瘘)的动静脉瘘时,瘘口位置的静脉侧及瘘口位置以上的静脉内会出现搏动性血液,这是由瘘口处传递而来。在瘘口的近端,由于静水压增大,静脉管腔变大。当瘘口较小时,搏动和静脉扩张消失,说明此处的静水压较小。

严重(右心)心力衰竭

当存在三尖瓣重度关闭不全(原发或继发性右心衰竭的组成部分)时,在静脉系统甚至下肢静脉水平都可观测到静脉搏动。对下肢静脉血流进行双侧取样,会得到相似的结果。

妊娠

在妊娠后期,膨大的子宫会压迫腹部和骨盆处的静脉,这些外在的压力会导致静脉血液信号异常或缺失,且在超声下不易显示。通过使患者旋转到另一边或者保持侧卧的姿势可以缓解压力,改善检查效果。

蜂窝组织炎

当存在蜂窝组织炎尤其是大红斑时(充血的

表现)情况下,动脉和静脉血流信号会增加。

标准认证

2007 ICAVL 下肢静脉检测要求如下[10]:

• 应用灰阶超声行纵切和横切扫查(并进行加压)对解剖和病变进行评估,应用多普勒评估生理学改变。

• 特殊疾病的诊断需有协议书。

• 检查需与协议书保持一致。

• 需记录适应证。

• 诊察需全面,记录也要全面。

• 具有代表性的灰阶和多普勒图像及频谱多普勒波形应重点记录,这些可以显示以下静脉的呼吸变异或检查者操作引起的增强效应:股总静脉;隐股交界处;股静脉近段;股静脉中段;股静脉远段;腘静脉;胫后静脉;腓静脉。

• 在适当的时候, 或者应协议书所要求,必须扫查以下静脉:髂总和髂外静脉、下腔静脉、大隐静脉、小隐静脉,股深静脉近段,腓肠肌静脉、比目鱼肌静脉,胫前静脉以及穿静脉。

• 假如进行单侧检查,必须记录对侧锁骨下静脉的频谱波形。

• 在适当的时候, 或者应书面协议所要求,应该行进一步检查并做好记录。

• 诊断标准必须具体化、而且形成文件。

• 扫查内容因适应证不同而不同。

• 当进行单侧或双侧检查时,研究机构必须要有一个书面协议,来决定研究的解剖学范围。

• 必须要有一个评估 DVT 或静脉栓塞的独立协议。

• 当评估可疑血栓时, 必须要有代表性的图像。

• 当评估栓塞时,对图像解读、横切时加压、多普勒波形必须有一个标准。

• 对静脉多普勒检查的解读必须使用验证了的诊断标准, 评估静脉血栓是否存在及血栓的范围,管腔是否通畅,瓣膜功能及小腿肌肉泵功能。

• 一般来说,一个研究机构每年至少要完成100 例完整的检查(上肢和下肢)。

• 所做记录必须保存下去,以便于对每年的检查数量进行评估。

• 研究机构必须对静脉多普勒检查有一个书面操作流程,反应检查的相关性。这些相关性必须综合反映上肢和下肢的检查。

• 相关的文件必须保存下去。

参考文献

1. Schuenke M, Ross LM. Neurovascular systems. In: Schuenke M, Schulte E, Schumacher U, eds. *Thieme Atlas of Anatomy: General Anatomy and Musculoskeletal System*. New York: Thieme; 2006.

2. Cockett FB. Abnormalities of the deep veins of the leg. *Postgrad Med J*. 1954;30(348):512-522.

3. Cohn JD, Caggiati A, Korver KF. Accessory and great saphenous veins as coronary artery bypass conduits. *Interact Cardiovasc Thorac Surg*. 2006;5(5):550-554.

4. Delis KT, Knaggs AL, Khodabakhsh P. Prevalence, anatomic patterns, valvular competence, and clinical significance of the Giacomini vein. *J Vasc Surg*. 2004; 40(6):1174-1183.

5. Quinlan DJ, Alikhan R, Gishen P, Sidhu PS. Variations in lower limb venous anatomy: implications for US diagnosis of deep vein thrombosis. *Radiology*. 2003;228(2): 443-448.

6. Kibbe MR, Ujiki M, Goodwin AL, Eskandari M, Yao J, Matsumura J. Iliac vein compression in an asymptomatic patient population. *J Vasc Surg*. 2004;39(5): 937-943.

7. Bass JE, Redwine MD, Kramer LA, Huynh PT, Harris Jr JH. Spectrum of congenital anomalies of the inferior vena cava: cross-sectional imaging findings. *Radiographics*. 2000;20(3):639-652.

8. Gallego C, Velasco M, Marcuello P, Tejedor D, De Campo L, Friera A. Congenital and acquired anomalies of the portal venous system. *Radiographics*. 2002;22(1): 141-159.

9. Strandness DEJ. *Duplex Scanning in Vascular Disorders*. 3rd ed. Philadelphia: Lippincott Williams & Wilkins; 2002.

10. ICAVL Online: The Intersocietal Commission for the Accreditation of Vascular Laboratories. <http://www. icavl.org/icavl/Standards/2010_ICAVL_Standards. pdf>

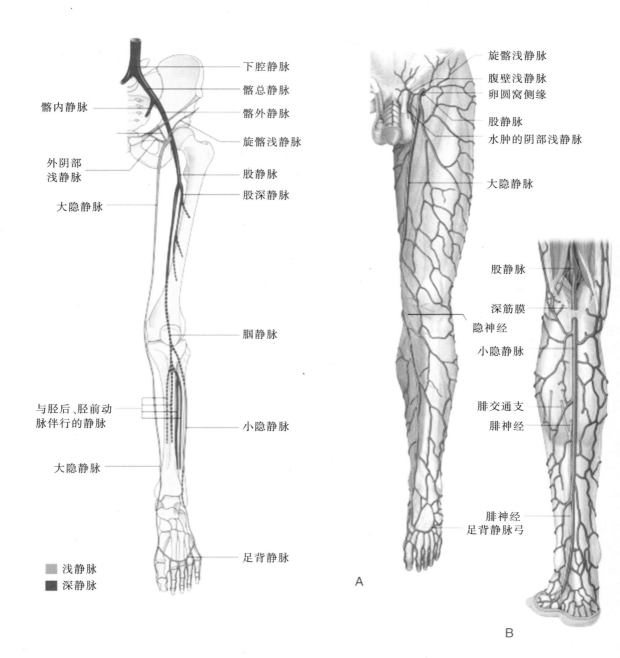

下腔静脉
髂总静脉
髂外静脉
旋髂浅静脉
股静脉
股深静脉

髂内静脉
外阴部浅静脉
大隐静脉

腘静脉

与胫后、胫前动脉伴行的静脉

大隐静脉

小隐静脉

足背静脉

■ 浅静脉
■ 深静脉

旋髂浅静脉
腹壁浅静脉
卵圆窝侧缘
股静脉
水肿的阴部浅静脉

大隐静脉

股静脉

深筋膜
隐神经
小隐静脉

腓交通支
腓神经

腓神经
足背静脉弓

A

B

图 11-1 下肢血管整体观。(From Standring S, *Gray's Anatomy*. 40th ed. Philadelphia: Elsevier; 2009; Fig79-8; used with permission.)

图 11-2 A 图,大隐静脉及其分支。B 图,小隐静脉及其分支。(From Standring S. *Gray's Anatomy*. 40th ed. Philadelphia: Elsevier; 2009; Fig79-8; used with permission.)

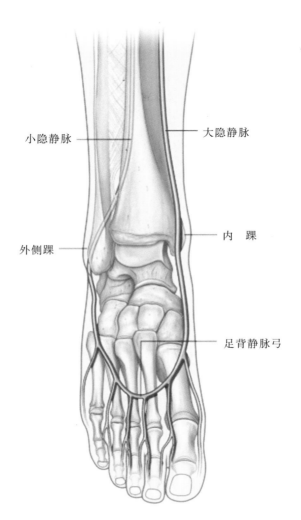

小隐静脉

大隐静脉

内　踝

外侧踝

足背静脉弓

图 11-3 足部的浅静脉。(From Drake R, Vogl AW, Mitchell AWM. *Gray Anatomy for Students*. 2nd ed. Philadelphia：Elsevier；2010；Fig.6-119；used with permission.)

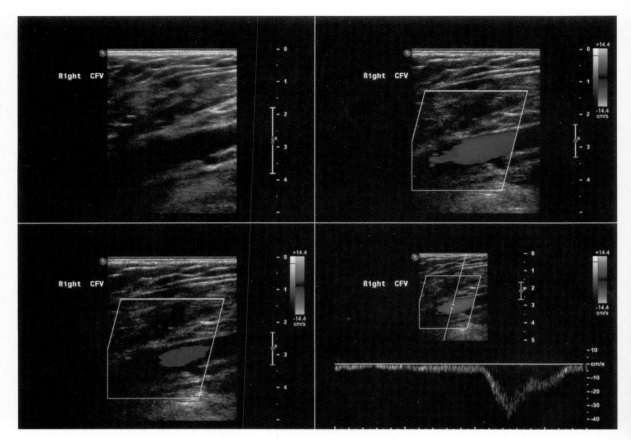

图 11-4 正常静脉多普勒检查,股总静脉。左上图,长轴切面显示管腔内呈无回声。右上图,彩色多普勒血流充满管腔。左下图,彩色血流显像显示呼吸变异。右下图,脉冲多普勒频谱显示挤压远段肢体时血流速度增加。

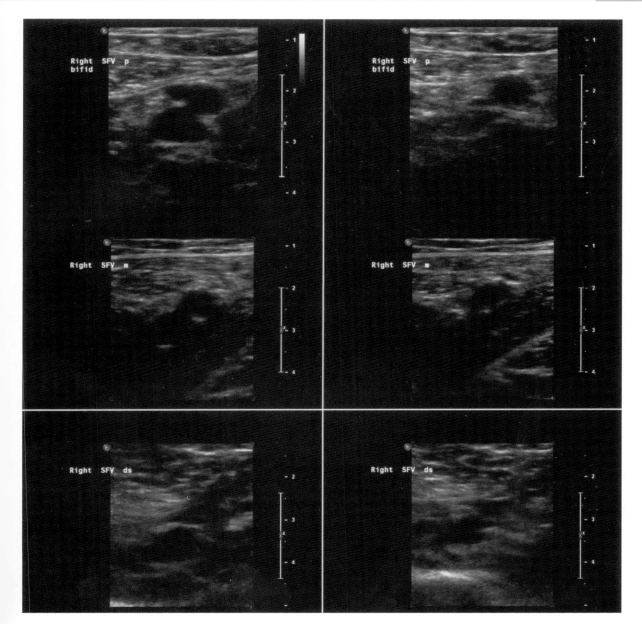

图 11-5 正常静脉多普勒检查,股浅静脉。左上图和右上图(短轴切面),股浅静脉近段。左中图和右中图,股浅静脉中段。左下图和右下图,股浅静脉。左侧图没有加压,右侧图进行了加压。管腔内呈无回声,且在所有节段静脉都是可以挤压变瘪的。

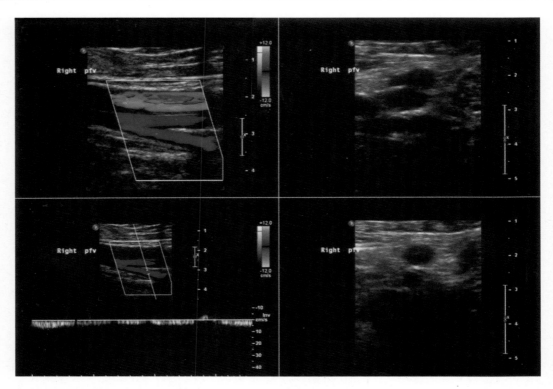

图 11-6　正常静脉多普勒检查,股深静脉。左上图,彩色多普勒显示了股静脉分叉水平血流是正常的。右上图,未加压时的股深静脉和股浅静脉短轴切面。左下图,正常的频谱多普勒血流模式(呼吸变异)。右下图,加压后股深静脉和股浅静脉短轴切面。管腔内呈无回声,具有可压缩性以及正常血流模式。

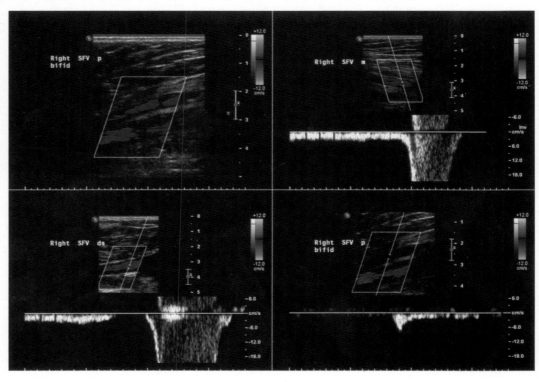

图 11-7　正常静脉多普勒检查,动脉分叉处血流。左上图,彩色多普勒血流图显示了分叉处的模式。右上图、左下图和右下图,频谱显示在股浅静脉主干及分叉处血流加速。

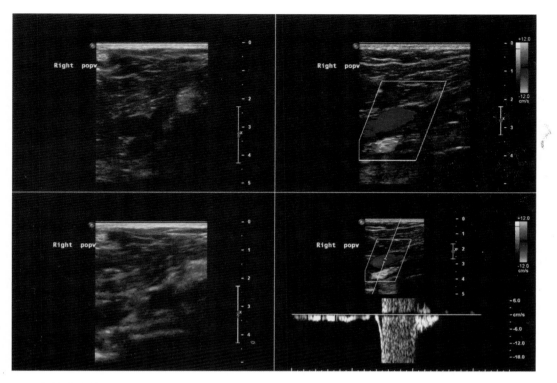

图 11-8　正常静脉多普勒检查,腘静脉。左上图,未加压时短轴切面。右上图,彩色多普勒血流充满管腔。左下图,加压的短轴切面。右下图,频谱多普勒显示加压后远端肢体血流速度增加。

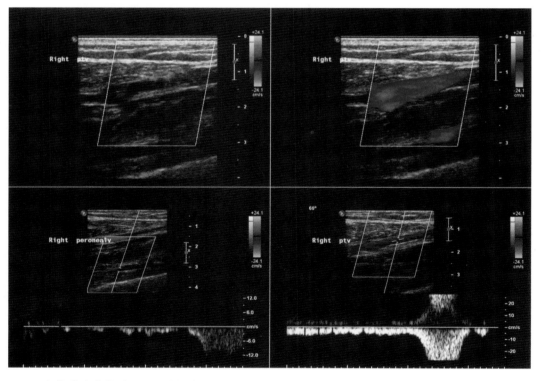

图 11-9　正常静脉多普勒检查,下肢静脉。左上图,长轴切面胫后静脉管腔内呈无回声。右上图,彩色多普勒血流图显示挤压肢体远端过程中一支胫后静脉和一支腓静脉血流速度增加。左下图,腓静脉频谱多普勒显示了血流速度增加。

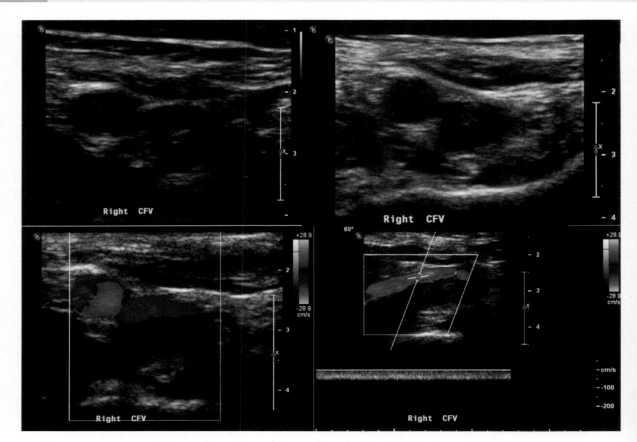

图 11-10 伴有血栓形成股总静脉的多普勒图像。左上图,短轴切面股总静脉和股总动脉的横断面,且没有加压。右上图,加压之后的切面。可以看到股总静脉管腔内充满实性回声,且是不可压瘪的。左下图,股总静脉横切面上的彩色多普勒血流图。股总静脉的近场管腔里仍然有少许血流。右下图,非闭塞性深静脉血栓,脉冲多普勒显示了残腔,残腔内可见血流,但不随呼吸运动而变化。

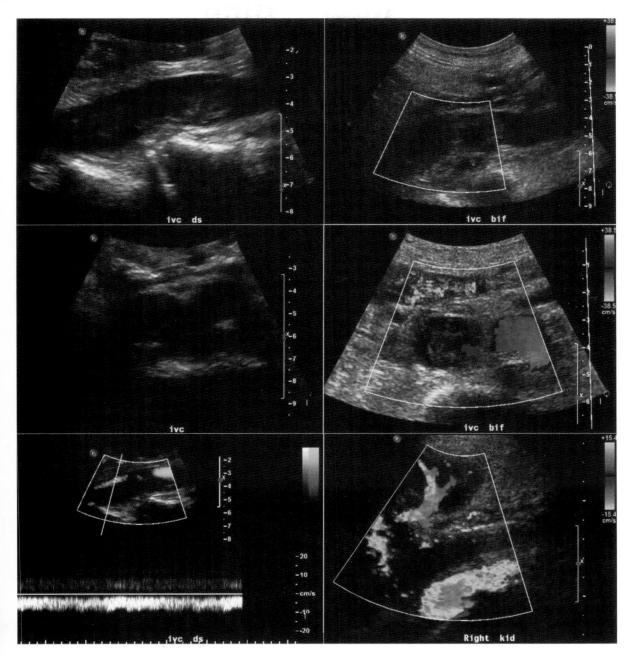

图 11-11 应用和不应用彩色多普勒血流图时,下腔静脉长轴和短轴多普勒图像。下腔静脉扩张,管腔内充满无回声物质。沿下腔静脉管壁仅有少量血流。左下图,血管能量成像模式增强了彩色多普勒成像对彩色的描述。频谱显示中出现的血流变异是极小的。右下图显示肾脏和肾动脉,但是肾静脉显示不清晰,肾静脉管腔内里充满着实性回声物质。肾腺癌会沿着肾静脉向下腔静脉扩散,然后到达心脏。下腔静脉肾静脉水平以下血栓形成,源于下腔静脉近段肿瘤性梗阻。

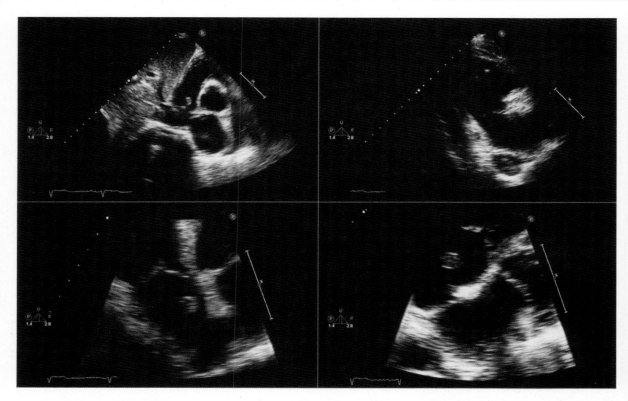

图 11-12　该图像和图 11-11 是同一个患者的图像。超声心动图显示肿瘤沿下腔静脉向右心房内扩散。

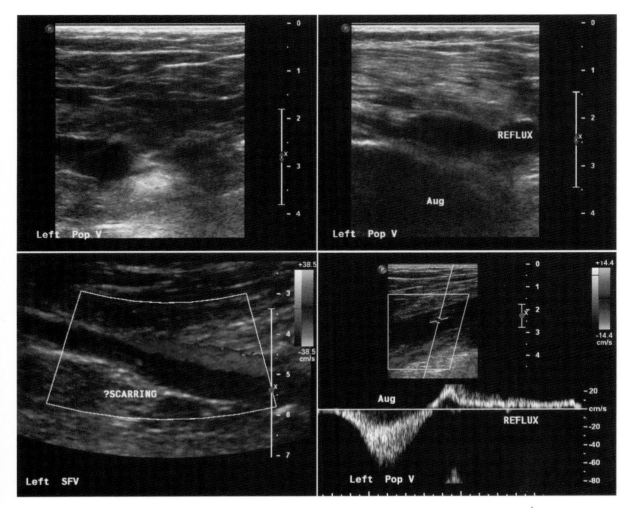

图 11-13 腘静脉和股浅静脉的多普勒图像提示静脉功能不全。左上图,未行瓦氏呼吸时腘静脉横断面图像。右上图,行瓦氏呼吸时腘静脉横断面图。腘静脉在瓦氏呼吸时扩张–这是一种异常表现。左下图,图像显示股浅静脉内软组织回声占了近端 1/2 的管腔,这是因为先前有深静脉血栓存在。右下图,腘静脉的脉冲多普勒频谱图。通过挤压小腿,血流增多。血流增多出现的同时,会出现显著反流,这就证明了静脉功能不全。

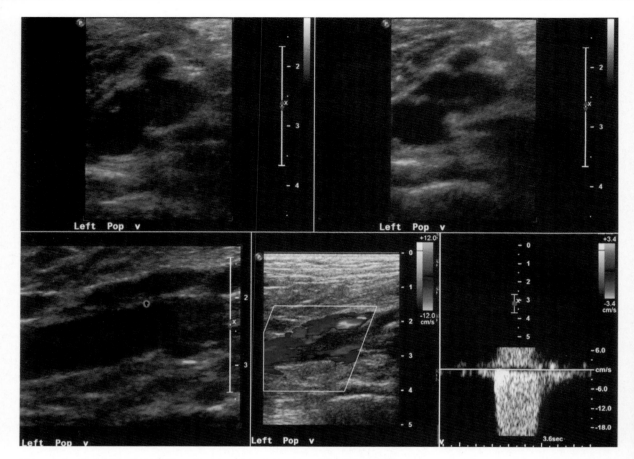

图 11-14 部分栓塞的腘静脉血栓。左上图,未挤压的腘静脉和腘动脉短轴切面图像。右上图,挤压后的腘静脉和腘动脉图像。管腔内见实性回声物质,而且静脉可部分压缩。左下图,腘静脉长轴切面显示管腔内见广泛的实性回声物质。中下图,彩色多普勒血流图显示在有实性回声物质的管腔内血流充盈不良。右下图,频谱图像显示了挤压小腿血流增多,这是由于深静脉血栓未引起完全栓塞。

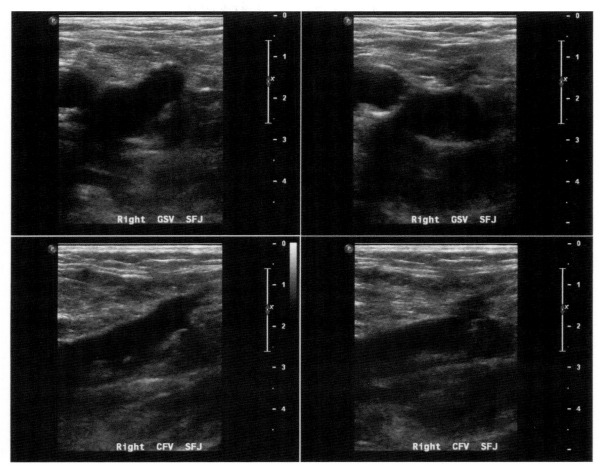

图 11-15 左上图,短轴切面显示隐股交界处管腔内充满实性回声物质。右上图,短轴切面显示可部分压缩。左下图,同一位置的长轴切面显示血栓向股总静脉延伸。右下图,长轴切面挤压后显示可部分压缩,证实了短轴切面的结论。

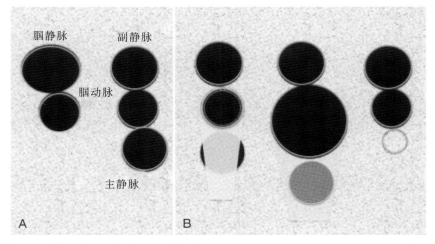

图 11-16 静脉变异及评估股浅、胭静脉系统深静脉血栓问题的图解。图 A:左侧,胭动脉及其下方的相应胭静脉的正常解剖。右侧,双支静脉,包括位于动脉前方的副静脉和位于动脉后方的主静脉。图 B:在双支静脉系统中经病理证实的问题。在这些病例中,位于深面的静脉难以显像。左图,由于动脉钙化,其后方的声影遮挡了主静脉;中图,由于动脉扩张或动脉瘤遮挡了主静脉;右图,位于深面的主静脉完全栓塞,但由于其回声和周围组织难以鉴别而不易被发现。

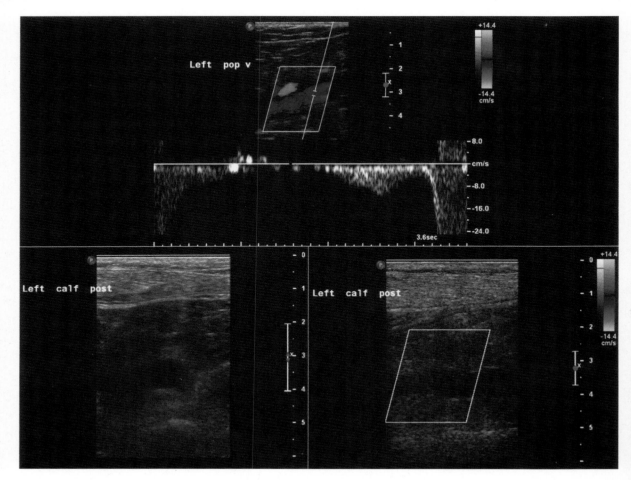

图 11-17 上图,腘静脉长轴彩色和频谱多普勒图像,挤压小腿后血流增多,使检查者误认小腿静脉是开放的。左下图,短轴灰阶图像显示一支增宽的小腿静脉不可被压缩,提示深静脉血栓形成。右下图,长轴彩色多普勒图像显示在挤压时未见血流信号,证实了小腿深静脉血栓的存在。在这个病例中,血栓位于其中一支腓肠肌静脉内,对应的深静脉是开放的,因此腘静脉血流在挤压时还会增多。

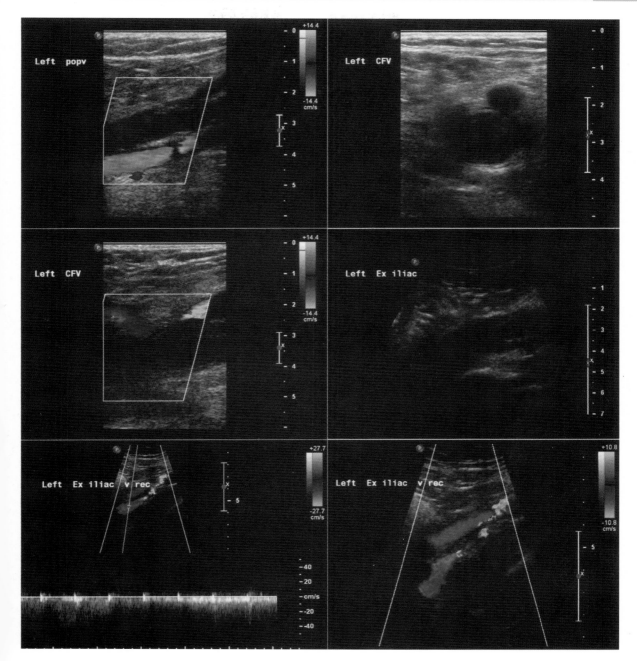

图 11-18　左上图,腘静脉长轴切面显示管腔内见实性回声物质,提示深静脉血栓形成。右上图,短轴切面显示腘静脉血栓形成。左中图,血栓向外延伸,且超过股总静脉水平。右中图,血栓向髂外静脉延伸,纤维帽在管腔中部浮动。左下图,髂外静脉内血管重建处彩色和频谱多普勒显像。右下图,彩色多普勒显示一个大的侧支血管向前跨过髂外动脉。

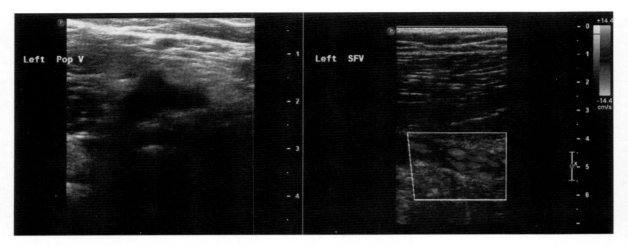

图 11-19 左图,腘静脉可部分压缩。右图,彩色多普勒显示腘静脉和股浅静脉远段管腔内可见明显的血流通道,这是慢性静脉血栓再通形成的。

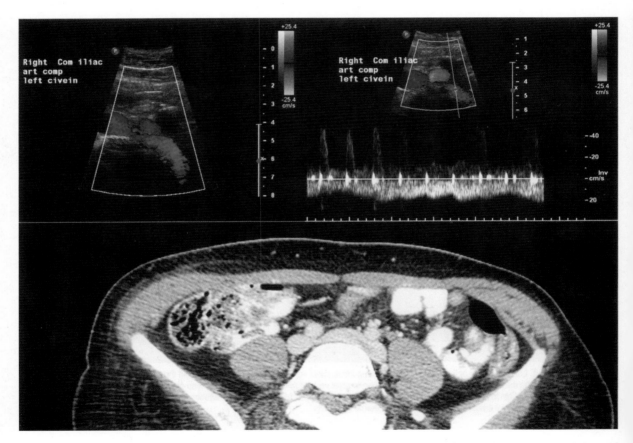

图 11-20 左上图,彩色多普勒短轴切面显示右侧髂总动脉,长轴切面显示左侧髂静脉受压。右上图,彩色和频谱多普勒显示挤压引起的动脉脉搏由动脉向静脉传导,多普勒采样时取到了一些髂动脉血流。下图,CT扫描图像证实了上述结果。

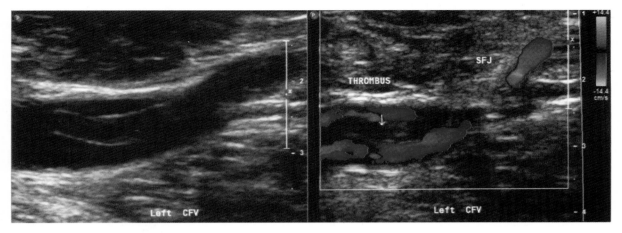

图 11-21 左图,长轴灰阶图像显示深静脉血栓的近心端尾部,该血栓是从大隐静脉隐股交界处向股总静脉延伸。右图,彩色多普勒长轴切面显示血栓周围的血流。

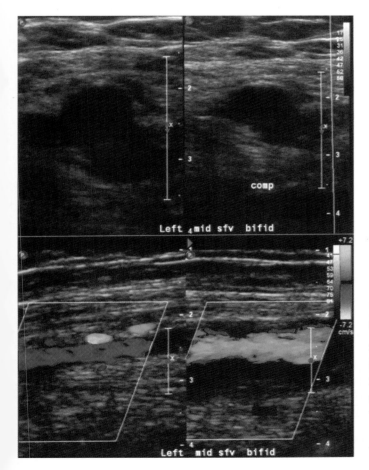

图 11-22 左上图,短轴切面灰阶图像显示股静脉分叉(股浅动脉位于股静脉分叉的浅面)。分叉是由副静脉(对观察者而言,它在居于中间位置的股静脉的左侧)和主静脉组成(位于动脉的偏右侧深面)。右上图,挤压时只有位于浅层的股静脉可以被压缩,深静脉及动脉都不可被压缩。朦胧地看到股深静脉管腔内见实性回声物质。左下图,长轴切面显示未加压情况下副静脉(股浅静脉)内有血流。右下图,未加压情况下,股动脉及位于深层的主静脉(股深静脉)长轴切面。股动脉内有显著的血流信号,而股深静脉内没有血流信号,这证实了股深静脉血栓形成。

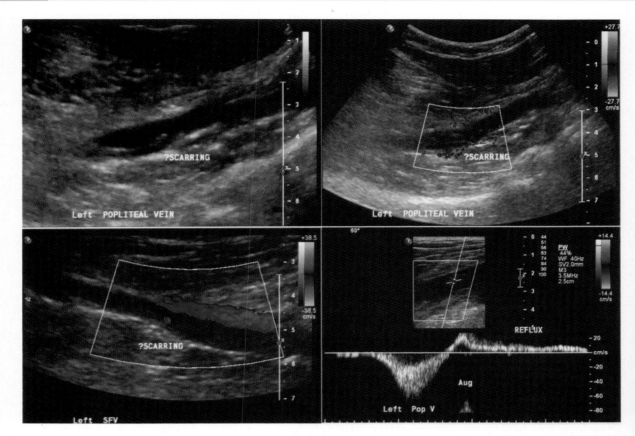

图 11-23 左上图和右上图,左侧腘静脉灰阶图像显示慢性血栓机化–瘢痕。右上图,彩色血流图显示慢性血栓的实性回声物质内未见血流通过。左下图,灰阶/彩色多普勒切面显示慢性血栓、血流束变细,血流仅局限于一个狭窄的管腔内。右下图,腘静脉的血流频谱图显示腘静脉血流在挤压小腿时增多。最初是前向血流,但是前向血流之后出现一个时间<0.5 s 的反向血流(由于瓣膜关闭不全引起的),这就证实了由于先前深静脉血栓形成的瘢痕引起静脉瓣膜的关闭不全。

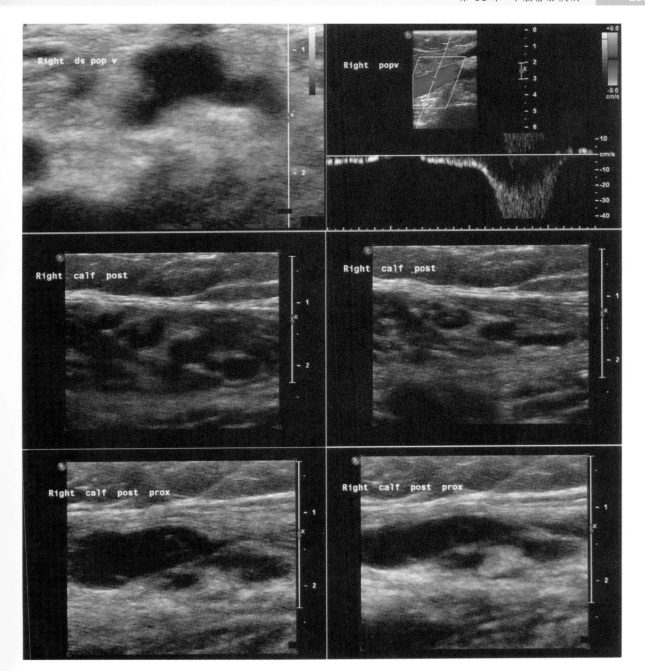

图 11-24 小腿深静脉血栓。左上图,位于中央的是胭静脉,管腔内未见异常回声,从其右侧汇入其内的一个属支内也未见异常回声(动脉在其左下方)。右上图,胭静脉的血流频谱图显示血流增多。左中图,三支小腿静脉的短轴切面。位于左侧的一支静脉左侧缘见实性回声物质。其它两支静脉内未见异常回声。右中图,挤压时动脉是最细的血管。位于左侧的一支静脉不可被压缩,位于中间的一支静脉也不可被压缩。两支静脉都不能被压瘪,这提示血栓形成。只有位于右侧的一支可以被压缩。左下图和右下图,胭静脉的一个很大的属支管腔内充满实性回声物质,而且不可被压缩,这也是由于血栓存在。这个病例强调了一点,尽管胭静脉内可能没有血栓,但血栓可能存在于与其紧密相邻的小腿静脉内。

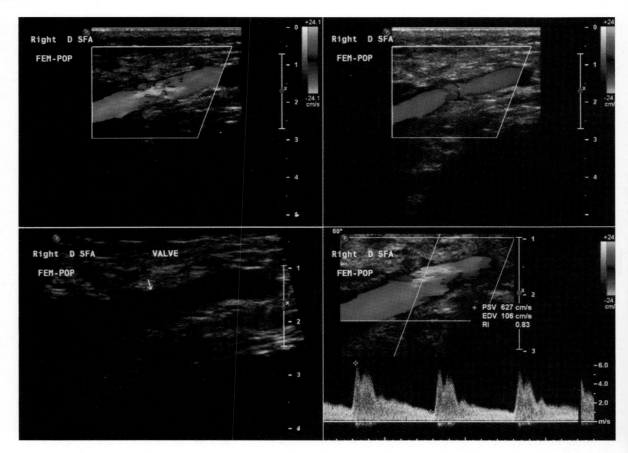

图 11-25 伴有瓣膜狭窄的反转的隐静脉移植物(在这些图像中,很难说清楚狭窄是由一个还是两个尖端引起的)。左上图,长轴切面彩色血流显示隐静脉移植物的大腿远段收缩期呈高速锯齿状血流。右上图,长轴切面彩色血流显示舒张期低阶锯齿状血流。左下图,长轴灰阶图像显示管腔内同样的位置伸出来一个增厚的静脉瓣膜。右下图,彩色和频谱多普勒显示瓣膜处收缩期和舒张期有高速血流通过,证实了该处存在显著狭窄。

第12章

血管内超声

本章要点

- 血管内超声具有高分辨章的优点,可以显示冠状动脉的结构、冠状动脉斑块以及其他病变。
- 血管内超声可以通过评估支架与血管壁的贴合来指导冠脉支架植入。

简介

血管内超声(IVUS)是一种利用二维断层显像方法来观察血管壁的技术。超声可以实时显示出血管的整个横断面。目前用于冠状动脉显像的IVUS采用高频微型探头(20~45 MHz),可获得150 μm的纵向分辨率。IVUS是第一种在冠状动脉内直接观察动脉粥样硬化和其他病理状态的成像形式。如今,在导管室进行经皮冠脉介入治疗(PCI)时,IVUS经常用于评估术前病变和评估术后疗效。

正常图像

冠状动脉管壁由三层结构组成。邻近动脉管腔的称为内膜,它由一层表面呈线性排列的内皮细胞组成,这些内皮细胞直接暴露于血液当中。中膜由许多层平滑肌细胞组成,结缔组织纤维散在分布于其中并被埋在糖蛋白基质内。外弹力层将中膜与外膜分来,外膜本质上是含有高密度胶原的纤维,它给予血管以结构支持。冠状动脉的IVUS图像一般表现为动脉管壁的这三层主要结构:内膜、中膜和外膜(图12-1)。

血管内超声在导管室的应用

在导管室,IVUS的适应证包括PCI前的病变评估和PCI后的预后评估(表12-1)。现在,动脉支架已经成为IVUS在临床上的最主要的应用之一。在IVUS检查时,支架呈边界清晰的强回声,因此很容易观察。IVUS图像能够显示出支架与血管壁贴合情况,这对于获得理想的PCI预后是非常必要的。IVUS可以引导裸金属支架植入,能显著降低支架内血栓的发生风险,使得大多数患者对抗凝治疗的需求逐步减少。

介入治疗前评估

介入治疗前的IVUS可以用于评估冠状动脉狭窄的严重性、形态学表现以及相关血管大小和病变长度测量,尤其适用于血管造影显示不确定或难以解释图像时。根据生理学方法,包括血流储备分数,冠脉血流储备和压力闪烁扫描法,已有报道显示缺血的最小管腔面积阈值在心外膜下冠状动脉主干为 $3\sim4$ mm^2[1,2],而在冠状动脉左主干(LCMA)为 5.9 mm^2[3]。有无钙化、部位及程度能显著影响血管吻合术、动脉剥脱术及支架植入术的效果。精确测量病变长度、血管大小、斑块也有助于获得理想的PCI预后。

非明确性病变的血管造影评估

开口处病变

开口处病变的严重程度,特别是LCMA开口处的病变,仅用传统的血管造影有时很难评估,IVUS对于这类病变的严重程度可以提供更精确的评估。随着PCI在LCMA应用的增多,评估该动脉已成为IVUS的重要适应证。根据先前的一项生理学研究[3],LMCA显著狭窄的临界值为 5.9 mm^2[2]。超声导管深入LCMA的限制阻碍了对LCMA开口处狭窄的评估,操作者有时不得不使导管远离动脉开口处 (图12-2和图12-3)。

钙化性病变

钙化性病变是仅仅通过血管造影难以诊断的又一类病变。在IVUS下,斑块已钙化的部分表现为强回声区,并且在超声导管的外周产生密集的声影。此声影有时伴随着混响伪像,混响会导致主要钙化界面出现以规则的间隔呈放射状

表 12-1　经皮冠脉介入治疗术前和术后血管内超声评估

	PCI 前的评估	PCI 后的评估
定量评估	最小管腔面积 血管大小 病变长度	最小管腔面积(最小支架面积)
定性评估	斑块类型(纤维斑块,纤维脂肪斑块,钙化斑块) 钙化 斑块偏心性 斑块破裂 血栓形成 血管重塑	支架贴壁程度 剥离/边缘撕裂 支架内突出

PCI:经皮介入治疗术

排列的多重叠影。由于钙化产生了声影,这阻碍了对钙化后方的斑块的进一步评估。钙化的位置、严重程度以及管腔大小都可以通过 IVUS 来测定(图 12-4 和图 12-5)。

介入治疗后的效果评估

支架贴壁不良

支架贴壁不良(ISA)是指支架与其下方血管壁之间贴合不紧密,IVUS 能够对其清晰显示。ISA 定义为:在无侧支处,一个或者多个支架与血管壁分离开来[4]。ISA 的原因有很多,其可能的机制包括支架扩张不全、动脉/支架匹配不良,钙化以及急性回缩。术后 ISA 或者支架植入术后 ISA 的发生有一部分是技术原因造成的。术后 ISA 可以通过高压后扩张和/或者应用更大号的球囊来解决(图 12-6 和图 12-7)。

由于 ISA 与支架内血栓形成之间可能存在相关,因此引起了临床关注。尽管目前尚未进行确定性的研究,已经有几例报道证实介入治疗术后 ISA 和支架内血栓(这是支架植入术后严重的不利事件)之间可能存在一定相关[5,6]。支架完全贴壁是经典的 IVUS 引导的一个重要元素[7]。临床实践中,由于传统的血管造影技术不能诊断贴壁情况,IVUS 对于获得支架的充分贴壁是必不可少的。

药物洗脱支架术后的迟发 ISA 也已有频繁报导[4]。迟发 ISA 是 ISA 的一种异常形式,我们将其定义为在导管术后随访期间发生而非支架植入时发生的 ISA。迟发 ISA 也是支架内血栓形成的一种潜在危险因素[8](图 12-8)。

最小支架面积的测量

定量测量支架的扩张度是获得支架植入术良好效果的很重要方面。最小支架面积(MSA)即支架内最小截面的面积,是冠脉内支架植入术后血管造影及临床再狭窄的最强有力的预测指标之一。在裸金属支架中,MSA 每增加 1 mm^2 再狭窄的风险可降低 19%[9]。而在西罗莫司洗脱支架中,MSA 的预测价值甚至更高。MSA 是支架内再狭窄的一项强有力的预测指标[10]。而且已有几项研究表明,较小的 MSA 是支架内血栓形成的一个预测因子[5,11]。对于药物洗脱支架来说,应用 IVUS 确保支架充分扩张显得更为重要(图 12-9)。

参考文献

1. Abizaid AS, Mintz GS, Mehran R, et al. Long-term follow-up after percutaneous transluminal coronary angioplasty was not performed based on intravascular ultrasound findings: importance of lumen dimensions. *Circulation.* 1999;100:256-261.

2. Takagi A, Tsurumi Y, Ishii Y, et al. Clinical potential of intravascular ultrasound for physiological assessment of coronary stenosis: relationship between quantitative ultrasound tomography and pressure-derived fractional flow reserve. *Circulation.* 1999;100:250-255.

3. Jasti V, Ivan E, Yalamanchili V, et al. Correlations between fractional flow reserve and intravascular ultrasound in patients with an ambiguous left main coronary artery stenosis. *Circulation.* 2004;110:2831-2836.

4. Ako J, Morino Y, Honda Y, et al. Late incomplete stent apposition after sirolimus-eluting stent implantation: a

serial intravascular ultrasound analysis. *J Am Coll Cardiol*. 2005;46:1002-1005.

5. Cheneau E, Leborgne L, Mintz GS, et al. Predictors of subacute stent thrombosis: results of a systematic intravascular ultrasound study. *Circulation*. 2003;108:43-47.

6. Uren NG, Schwarzacher SP, Metz JA, et al. Predictors and outcomes of stent thrombosis: an intravascular ultrasound registry. *Eur Heart J*. 2002;23:124-132.

7. de Jaegere P, Mudra H, Figulla H, et al. Intravascular ultrasound-guided optimized stent deployment. Immediate and 6 months clinical and angiographic results from the Multicenter Ultrasound Stenting in Coronaries Study (MUSIC Study). *Eur Heart J*. 1998;19:1214-1223.

8. Cook S, Wenaweser P, Togni M, et al. Incomplete stent apposition and very late stent thrombosis after drug-eluting stent implantation. *Circulation*. 2007;115:2426-2434.

9. Kasaoka S, Tobis JM, Akiyama T, et al. Angiographic and intravascular ultrasound predictors of in-stent restenosis. *J Am Coll Cardiol*. 1998;32:1630-1635.

10. Sonoda S, Morino Y, Ako J, et al. Impact of final stent dimensions on long-term results following sirolimus-eluting stent implantation: serial intravascular ultrasound analysis from the sirius trial. *J Am Coll Cardiol*. 2004;43:1959-1963.

11. Fujii K, Carlier SG, Mintz GS, et al. Stent underexpansion and residual reference segment stenosis are related to stent thrombosis after sirolimus-eluting stent implantation: an intravascular ultrasound study. *J Am Coll Cardiol*. 2005;45:995-998.

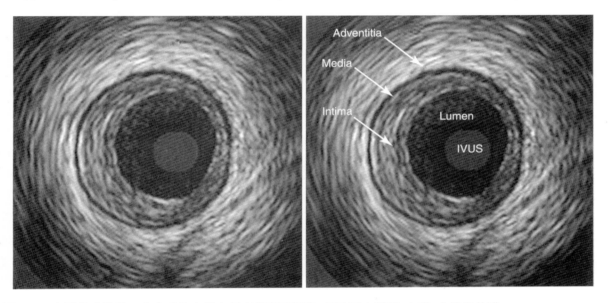

图 12-1 人冠状动脉的一个典型的血管内超声横断面图像,显示了血管腔、内膜、中膜和外膜。

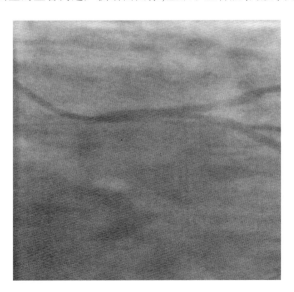

图 12-2 冠状动脉左主干开口处病变。仅通过此血管造影图像很难精确地评估冠脉左主干开口处病变的严重性。

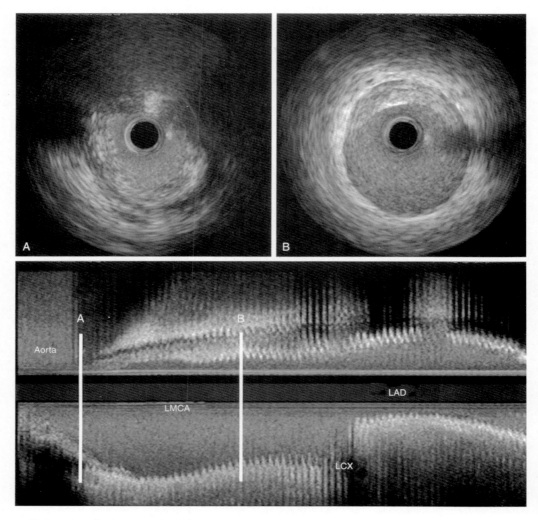

图 12-3 血管内超声图像(与图 12-2 是同一例)。上方的图 A 和图 B 是横断面图像,与下方的纵断面图像上的垂直线相对应。在图 A 中,横断面管腔面积为 4.2 mm²。而在图 B 中,横断面管腔面积(LMCA 中部)为 11.6 mm²。注:LAD,左前降支;LCX,左回旋支;LMCA,冠状动脉左主干。

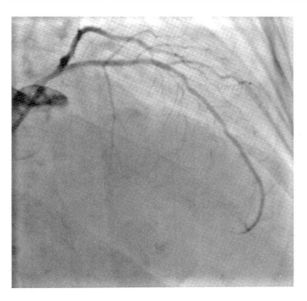

图 12-4 钙化病变。血管造影显示左前降支无明显局灶性狭窄的不明确结果。

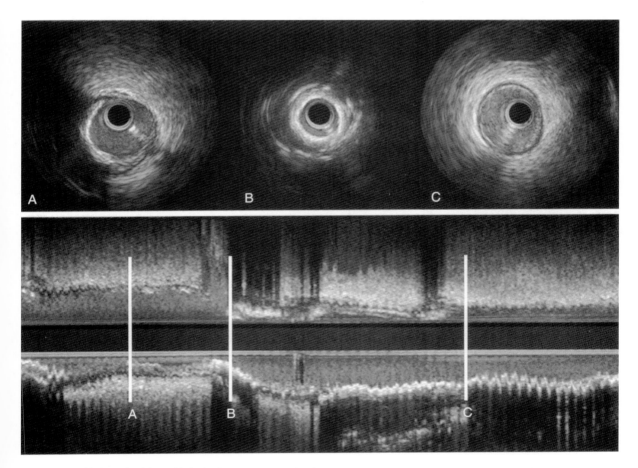

图 12-5 血管内超声分析左前降支(与图 12-4 是同一例)。上方的图 A,图 B 和图 C 为横断图像,与下方的纵断面图像上的垂直线相对应。图 B,回声病变后方伴声影,这是血管内超声上钙化斑块的一个特征性表现。在图 B 的横断面图像上显示了管腔面积为 2.7 mm² 的一处明显狭窄。

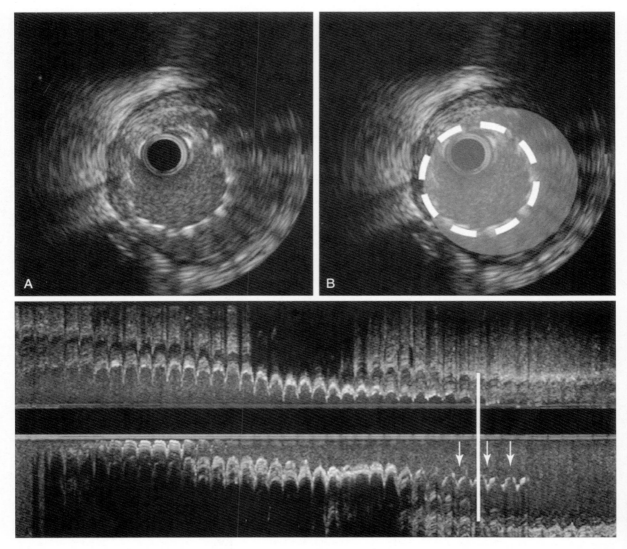

图 12-6 术后支架扩张不完全。上方的图 A 和图 B 为横断图像，与下方的纵断面图像上的垂直线相对应。图 B，支架(虚线)和管腔(灰色区域)。支架与血管壁不能恰好贴附。在纵断面图像上也有显示(箭头处)。

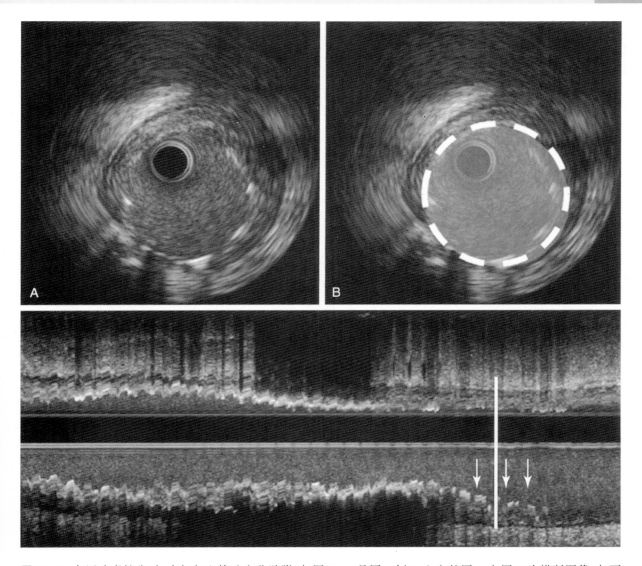

图 12-7　高压球囊扩张后,支架与血管壁充分贴附(与图 12-6 是同一例)。上方的图 A 和图 B 为横断图像,与下方的纵断面图像上的垂直线相对应。图 B,支架(虚线)与血管壁完全贴附。在纵断面图像上(下图)也证实了支架的完全贴壁(箭头处)。

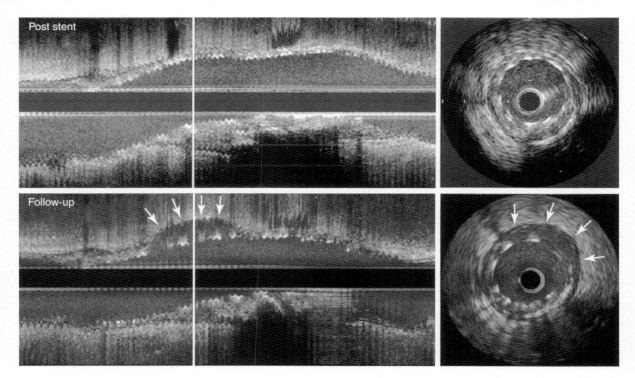

图 12-8 一例药物洗脱支架植入后迟发的支架不完全贴壁。上图,术后图像(左图为纵断面图像,右图为横断面图像)。下图,8 个月后的图像。支架在支架植入的时候完全贴壁,而在 8 个月后的图像上显示支架不完全贴壁并伴有明确的血管重塑。

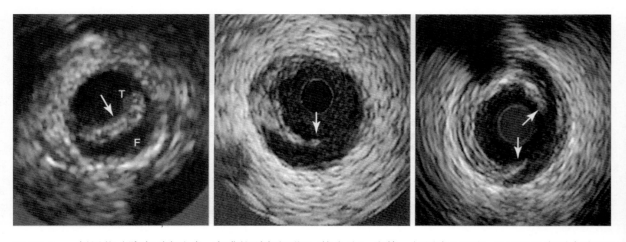

图 12-9 一例冠状动脉内剥离患者。内膜的剥离很明显(箭头处)。在第一幅图中(左图),也可以观察到真腔(T)和假腔(F)。

第13章

降主动脉及髂动脉血管内超声

本章要点

■ 血管内超声具有高分辨率,可显示主动脉结构,特别是主动脉分支血管开口的结构, 可显示主动脉斑块、血栓及内膜片,因而被广为使用。

■ 血管内超声可用于指导胸主、腹主及髂动脉水平的支架植入术。

引言

血管内设备和治疗技术的不断发展使血管疾病的治疗发生了重要变革。这些最初在小血管中成功完成的治疗技术,现已被广泛应用于主动脉及髂动脉等大血管疾病的治疗中。治疗技术的不断成功与进步有赖于成像技术及术前术中准确评估患者解剖结构能力的提高。准确评估患者的解剖特点及病变程度对选择合适的介入治疗设备来说十分重要。此外,介入治疗中还需要精确的成像来证实最初的计算机 X 线体层扫描 (CT)的解剖诊断、评估锚定区或颈部长度,确认设备是否在正确位置并完全展开。血管内超声 (IVUS)可以充分满足介入治疗对实时成像的需求。使用血管内超声可以增加显像的精确性,为血管内介入手术医生提供更多信息。本章目的是:①阐述血管内超声显像技术在胸、腹主动脉及髂动脉介入术中的应用;②指导读者识别各种解剖图像,或作为图谱使用。

血管内超声成像

导管

现有两种外周血管内超声导管可供使用,即多元相控阵导管及机械旋转元型导管。机械型血管内超声导管通过一根可弯曲的高转矩电缆延伸长度并操控导管顶端的小探头旋转(图 13-1)。多元相控阵导管在顶端加了一个 64 个成像晶体的微型集成电路(图 13-2)。这两种导管都能容纳 0.9 mm 英寸导线并可通过 9F 的外鞘。相控阵导管有两个小优点,不需移动部件,不需同轴导丝定位,这使其容易通过弯曲的解剖结构且不产生导丝伪像。使用 IVUS 导管的主要好处是不增加介入治疗时间和额外导丝转换。IVUS 能够为介入设备和/或解剖结构提供快捷的评估。

旋转方向

屏幕的图像方位尽管对诊断并不重要,但对图像识别有帮助。按下 IVUS 仪的一个按钮可以轻易实现图像电控旋转。观察者应避免旋转导管,特别是在一些弯曲解剖结构处。借助一些已知解剖标志是辨认血管方向最好的方法。例如,当导管通过主动脉分叉处时,可以电控旋转血管内超声显示器,定位两边的髂总动脉,使其处于正确的解剖位置。有时,这种解剖排列并不是真实的,特别是在弯曲、扩张的血管,此时需要依靠其他参数来核实校对。准确定位前方内脏血管(比如腹腔干及肠系膜上动脉,肾静脉)对于腹主动脉的检查也是有帮助的。检查髂窝时,可以依靠髂内动脉孔的后中位来调节角度。

纵向灰阶成像

可以在机械回撤导管时控制撤管的速度获得纵向灰阶图像。横切图像通过数据处理单元叠加后旋转 90°产生一个纵向观图像,除能呈现管壁形态细节特点及管径外,纵切图像十分接近 X 线血管造影图像。若使用机械回撤设备还可以进行长度测量。但是,现有的回撤设备因速度太慢而无法用于外周主动脉的操作,因此,无法测得长度。

测量

血管内超声测量正常及微小病变动脉(体内外)的管腔大小及管壁厚度能够精确到 0.05 mm[1-7]。双平面血管造影和血管内超声两种方法测量的体内正常及微小病变外周动脉管腔横截面积具有很好的相关性。严重血管病变致管腔呈椭圆形时,血管造影方法计算的管腔横截面积不如血管内超声精确,往往会低估管壁动脉粥样硬化病变的严重程度[8,9]。研究表明,血管内超声是血管内动脉瘤修补术术中评估主动脉管径的重要工具,在评估血管管径、狭窄及形态学的特点方面亦被证实有效[10-14]。

主动脉弯曲引起的成角也能出现椭圆形管腔图像,尤其在主动脉弓。出现这种情况时,应该测量血管的最小管径。研究证实,在成角图像和/或弯曲结构处测量较小轴是最准确的[15]。另一项研究中,研究人员发现血管内超声的偏中心测量不如CT的中线测量精确[16]。在一项二维及三维CT进行主动脉测量的比较研究中发现,轴位CT扫描最小管径与三维中线测量具有高度相关性[17]。研究者们认为,在大多数情况下,最小管径测量可以取代三维中线测量。作者仍坚持用三维中线CT扫描进行术前评估及测量,但用血管内超声测量最小收缩期管径来选择适宜的腔内设备。

介入治疗

髂动脉疾病

血管内超声可以提供重要的诊断信息,其有可能改变血管内介入治疗的实施方案。这在进行动脉支架置入时尤其有价值[18,19]。适宜的支架尺寸、支架类型及适度展开对提高支架长期通畅至关重要。研究证明支架膨胀不全可以导致早期血栓形成或支架移位,而支架过度膨胀可导致内膜过度增生或血管穿孔[5]。血管内超声用于评估初次介入治疗结果、明确是否需要安放支架及指导支架置入方面均十分有效。研究发现,血管内超声提高了支架长期通畅率[20-24]。另有研究显示,作为评估血管内治疗"金标准"的X线与血管造影术相比较,在评估支架治疗中仍有许多局限性。特别是动脉造影的单平面显像,仅能显示动脉和支架的外缘细节而无法评估支架与血管间的贴合程度。一项研究证实,X线动脉造影用于评估血管大小及管腔内径,可造成62%被低估,40%髂动脉系统支架存在膨胀不全,这可能导致相关治疗失败[21,24]。

血管内超声还能够区分内膜及内膜下导丝的位置,从而指导选择合适的血管内治疗技术。研究表明,遇到术中发生不能重返真腔的情况,血管内超声可以引导穿刺针从内膜下进入真腔,进而成功进行血管成形术及放置支架[25]。图13-3显示在完全闭塞的右髂动脉中,利用血管内超声确定导丝位置和评估治疗范围。图13-3A显示血管内超声前的图像。在血管内超声指导下,患者接受了双侧髂动脉支架置入术和支架球囊扩张成形术。医生使用同样的球囊进一步扩张支架后,患者最终的血管内超声及血管造影图像(见图13-3B)。

血管内超声还适用于X线透视质量差(因机器和/或患者体型因素)或希望减少造影剂用量的情况。一旦医生推进导丝通过病变时,血管内超声导管可以在不用造影剂的情况下全面了解血管形态。将一不透X线的标尺放在患者身后,可借以确定血管内超声导管在一些特殊感兴趣区的位置。应用这一技术时应将标记放在屏幕中心以减少X线视差或将X线锁定在一个位置,图13-4显示了血管内超声的这一用途。

腹主动脉瘤的腔内支架治疗

血管内超声在腹主动脉瘤腔内支架治疗的实施及评估中发挥着重要辅助作用。目前,大部分术前评估靠增强螺旋CT完成。然而,术中血管内超声对确定动脉瘤近端及远端固着点的直径及长度,确保固着点为正常动脉壁方面是很有用的[8,25-27]。X线造影及血管内超声在腔内支架治疗中发挥互补作用。术中使用血管内超声可以明显减少X线照射时间及造影剂用量,使医生和患者的X线曝露时间达到最低。有研究者报道在不用使用造影剂情况下进行胸主动脉和腹主动脉支架置入术[28,29]。

作者通常将不透X线的标尺沿左侧腰肌平行于脊柱放置在患者身后,以标记如主动脉的肾动脉最低点、主动脉分叉及胃上动脉等重要结构。血管内超声导管在每一指定点均应放置在X光屏中心以减少X线视差,并核实之前CT测量的管径(图13-5)。如果主动脉弯曲和/或血管内超声图像呈椭圆形,如前所述,需要测量较小轴确定管径。之后,回撤导管至下一个标记点并重复以上测量。

这项技术使介入医生在最短的X线曝露又不用造影剂的情况下评估整个主髂动脉系统成为可能,同时也可验证CT结果并能进一步检查动脉瘤端点的情况。作者曾经历过几次这样的情况,CT扫描显示主动脉壁正常,但血管内超声显示有动脉瘤或假性动脉瘤。研究者一经标记并测量，可放置血管内超声导管在肾动脉开口远段，以确定肾脏下方固着点到髂动脉分叉处的长度，在退出外鞘时注意抓紧血管内超声导管。术者将导管回撤到髂动脉开口水平，测量外鞘和手指间的距离。将手指放在合适位置，将导管回撤到髂外动脉并测量全部（最短）长度。

有了详尽的解剖轮廓后，作者通常会将腔内支架送入至预计位置，之后沿着支架放入造影导管，注入少量造影剂以确定肾动脉分叉及与腔内支架相邻的肾下方端点，再重复注入少量造影剂直至将支架放置在合适位置并展开。

对于双侧腹主动脉瘤腔内移植系统而言，一旦同侧的支架置入完成后，需要找到通向对侧肢体的入路。找到入路后，可借助血管内超声确定导丝在支架内而非支架外。医生通过简单地旋转猪尾制动装置或膨胀小气囊即可做到。但是如果支架尺寸不合适或者没有完全膨胀，可能发生支架折叠，后者可造成误导。在对侧肢体放置支架后，血管内超声用来判断支架位置是否准确，确认支架和动脉贴合良好并接近肾动脉开口。

胸主动脉及胸主动脉夹层

1994 年，有研究者首次报道了腔内技术治疗胸主动脉夹层[30,31]。从那时开始，腔内支架设计及传输系统被不断改进，使这一技术得以在世界范围推广应用[32,33]。准确的筛选及评估对制定胸主动脉治疗方案十分重要。现已证明，多层螺旋 CT 或磁共振成像在胸主动脉瘤和胸主动脉夹层诊断方面可提供足够详细的信息[33,34]。然而，一旦决定行血管内介入治疗，以上形式的图像在手术中的价值则变得极其有限。

初期研究表明，血管内超声可以鉴别及重新确定一些重要参数，这对于急慢性 B 型胸主动脉夹层腔内治疗的成功很有意义[33,35]。血管内超声可以对以下内容进行实时评估：①夹层近端入口位置及远端范围；②假腔与主动脉主要分支的关系；③测量主动脉内径选择合适尺寸的支架；④确定支架放置在真腔中；⑤确定放置支架时，主动脉主要分支血管的血供没有受影响。与腹主动脉瘤介入治疗一样，利用血管内超声可确定主动脉弓主要分支血管以及内脏血管的位置，并确保在诊断至治疗这段时间内没有发生形态改变。血管内超声同样也可以减少治疗过程中的 X 线

曝露时间及造影剂用量。

血管内超声检查往往可以发现夹层的近远端口及撕裂的内膜片。如果夹层扩展到内脏血管，血管内超声可以明确内脏血供来自真腔还是假腔——这是决定患者是否适合进行腔内修补的关键。某种程度上这也缩短了 CT 检查到实际治疗的时间。如图 13-6 所示，血管内超声可以证实先前的 CT 评估，了解目前主动脉弓和内脏血管与真假腔的关系。多数情况下，支架植入后假腔内血流即刻发生明显变化（图 13-7）。

胸主动脉瘤及溃疡

与主动脉夹层介入治疗相比，胸主动脉瘤及溃疡的治疗要略简单一些，有更高的首次治疗成功率[36]。然而，胸主动脉特有的高速血流，使血管内超声在确定动脉瘤的长度范围，确定瘤体近端和端的正常动脉壁固定点，确定腔内支架放置的位置方面非常有用[37]。图 13-8 显示术前血管内超声确定胸主动脉瘤形态以及支架前方的锚定区。支架置入后，左侧颈部动脉开口处清晰可见通过锁骨下动脉的裸支架。支架外的动脉瘤囊腔内血流停滞清晰可辨。支架远端有明显折叠，需要进行球囊扩张。

图 13-9 显示了评估远近端固定点动脉壁完整性的重要性。该例术前增强 CT 显示锁骨下动脉远端主动脉壁正常，可作为最佳锚定区。血管造影术也证实了此诊断，认为胸主动脉腔内修补术（TEVAR）应达锁骨下动脉远端。然而，血管内超声检查显示有起自锁骨下动脉并延伸到动脉瘤的环状壁内血栓，基于血管内超声的发现，TEVAR 只放置在左侧颈动脉的远端。

有关颈动脉水平支架放置的技术方法以及支架覆盖锁骨下动脉问题的讨论并不在本章范围之内。但当沿主动脉弓放置支架时，其弯曲走行及高速血流特点，有发生支架前移覆盖颈动脉的危险。如果支架是有孔的，或者支架开口没有完全被封住，依然可以看见血流进入颈动脉。血管内超声在确定支架与相邻颈动脉开口关系方面十分有用。图 13-10 显示裸支架横跨颈动脉开口，没有血流。

所有之前描述的临床胸主动脉病例（包括胸主动脉夹层）都是一项单中心研究的一部分，该研究由调查者资助，食品药品监督管理局批准，享受研究设备免费。

术后评估及处理

如前文所述，血管内超声用于评估腔内支架植入后的贴合性是其他方法所不能比拟的。由于支架孔隙间的空气影响，血管内超声很难沿长轴显示支架，但在对支架近、远端的评估中极具有价值，在交界区推进及回撤血管内超声导管即可以完成。支架和动脉管壁间有间隙即说明存在贴合不良，有发生内漏的可能。在检测支架植入术后管腔特点方面，血管内超声也是极有价值的（图 13–11）。

在任何时候，当遇到导丝通过腔内支架受阻（导丝有时会回缩）时，或者在曾经放置的支架内再次行介入治疗时，必须确定导丝在腔内的位置。血管内超声能够有效地确定导丝通过支架并确保导丝不在支架与主动脉之间。

总结

随着现有设备的优化改进，血管内支架将会继续是介入医生手中重要的工具之一。作者相信血管内超声将是优化进程中的重要组成部分，可以使介入治疗的远期效果达到最佳。

参考文献

1. Gussenhoven WJ, Essed CE, Lancee CT. Arterial wall characteristics determined by intravascular ultrasound imaging: an in-vitro study. *J Am Coll Cardiol.* 1989;14:947-952.

2. Gussenhoven WJ, Essed CE, Frietman P, et al. Intravascular echographic assessment of vessel wall characteristics: a correlation with histology. *Int J Cardiac Imaging.* 1989;4:105-116.

3. Tobis JM, Mahon D, Lehmann K, et al. The sensitivity of ultrasound imaging compared to angiography for diagnosing coronary atherosclerosis. *Circulation.* 1990;82(suppl 3):439:[abstract].

4. Kopchok GE, White RA, Guthrie C, et al. Intraluminal vascular ultrasound: preliminary report of dimensional and morphologic accuracy. *Ann Vasc Surg.* 1990;4:291-296.

5. Kopchok GE, White RA, White G. Intravascular ultrasound: a new potential modality for angioplasty guidance. *Angiology.* 1990;41:785-792.

6. Mallery JA, Tobis JM, Griffith J, et al. Assessment of normal and atherosclerotic arterial wall thickness with an intravascular ultrasound imaging catheter. *Am Heart J.* 1990;119:1392-1400.

7. Nissen SE, Grines CL, Gurley JC, et al. Application of new phased-array ultrasound imaging catheter in the assessment of vascular dimensions. *Circulation.* 1990;81:660-666.

8. Nissen SE, Gurley JC, Grines CL, et al. Intravascular ultrasound assessing of lumen size and wall morphology in normal subjects and patients with coronary artery disease. *Circulation.* 1993;84:1087-1099.

9. Tabbara MR, White RA, Cavaye DM, et al. In-vivo human comparison of intravascular ultrasound and angiography. *J Vasc Surg.* 1991;14:496-504.

10. Nolthenius RP, van den Berg LC, Moll FL. The value of intraoperative intravascular ultrasound for determining stent graft size (excluding the abdominal aortic aneurysm) with modular system. *Ann Vasc Surg.* 2000;14:311-317.

11. White RA, Donayre CE, Kopchok G, et al. Intravascular ultrasound: the ultimate tool for abdominal aortic aneurysm assessment and endovascular graft delivery. *J Endovasc Surg.* 1997;4:45-55.

12. van Sambeek MR, Gussenhoven EJ, van Overhagen H, et al. Intravascular ultrasound in endovascular stent-grafts for peripheral aneurysm: a clinical study. *J Endovasc Surg.* 1998;5:106-112.

13. Garret HE, Abdulla AH, Hodgkiss TD, et al. Intravascular ultrasound aids in the performance of endovascular repair of abdominal aortic aneurysm. *J Vasc Surg.* 2003;37:615-618.

14. van Essen JA, van der Lugt A, Gussenhoven EJ, Leertouwer TC, Zondervan P, Sambeek MR. Intravascular ultrasonography allows accurate assessment of abdominal aortic aneurysm: an in vitro validation study. *J Vasc Surg.* 1998;27(2):347-353.

15. Geselschap JH, Heilbron MJ, Hussain FM, et al. The effect of angulation on intravascular ultrasound imaging observed in vascular phantoms. *J Endovasc Surg.* 1998;5:126-133.

16. Fernandez JD, Donovan S, Garrett Jr E, Burgar S. Endovascular thoracic aorta aneurysm repair: evaluating the utility of intravascular ultrasound measurements. *J Endovasc Ther.* 2008;15(1):68-72.

17. Dillavou ED, Buck DG, Muluk SC, Makaroun MS. Two-dimensional versus three-dimensional CT scan for aortic measurement. *J Endovasc Ther.* 2003;10:531-538.

18. Busquet J. The current role of vascular stents. *Int Angiol.* 1993;12(3):206-213.

19. Arko F, McCollough R, Manning L, Buckley CJ. Use of intravascular ultrasound in the endovascular management of atherosclerotic aortoiliac occlusive disease. *Am J Vasc Surg.* 1996;172:546-550.

20. Tobis JM, Mahon DJ, Goldberg SL, et al. Lessons from intravascular ultrasonography: observations during interventional angioplasty procedures. *J Clin Ultrasound.* 1993;21:589-607.

21. Lee SD, Arko FR, Buckley CJ. Impact of intravascular ultrasonography in the endovascular management of aortoiliac occlusive disease. *J Vasc Nurs.* 1998;16(3):57-61.

22. Diethrich EB. Endovascular treatment of abdominal aortic occlusive disease: the impact of stents and intra-

vascular ultrasound imaging. *Eur J Vasc Surg.* 1993; 7:228-236.

23. Cavaye DM, Diethrich EB, Santiago OJ, et al. Intravascular ultrasound imaging: an essential component of angioplasty assessment and vascular stent deployment. *Int Angiol.* 1993;12:212-220.

24. Arko F, Mettauer M, McCollough R, Patterson D, Manning L, Buckley CJ. Use of intravascular ultrasound improves long-term clinical outcome in the management of atherosclerotic aortoiliac occlusive disease. *J Vasc Surg.* 1998;27(4):614-623.

25. van Essen JA, Gussenhoven EJ, Blankensteijn JD, et al. Three dimensional intravascular ultrasound assessment of abdominal aortic aneurysm necks. *J Endovasc Ther.* 2000;7(5):380-388.

26. White RA, Donayre C, Kopchok GE, et al. Utility of intravascular ultrasound in peripheral interventions. *Tex Heart Inst J.* 1997;24:28-34.

27. Nishanian G, Kopchok GE, Donayre CE, White RA. The impact of intravascular ultrasound (IVUS) on endovascular interventions. *Seminars Vasc Surg.* 1999;12(4):285-299.

28. Irshad K, Reid DB, Miller PH, Velu R, Kopchok GE, White RA. Early clinical experience with color three-dimensional ultrasound in peripheral interventions. *J Endovasc Ther.* 2001;8:329-339.

29. Slovut DP, Ofstein LC, Bacharach JM. Endoluminal AAA repair using intravascular ultrasound for graft planning and deployment. *J Endovasc Ther.* 2003;10: 463-475.

30. Dake MD, Miller DC, Semba CP, et al. Transluminal placement of endovascular stent-grafts for the treatment of descending thoracic aortic aneurysms. *N Engl J Med.* 1994;331:1729.

31. Dake MD, Kato N, Mitchell RS, et al. Endovascular stent-graft placement for treatment of acute aortic dissection. *N Engl J Med.* 1999;340:1546-1554.

32. Nienaber CA, Fattori R, Lund G, et al. Nonsurgical reconstruction of thoracic aortic dissection by stent graft placement. *N Engl J Med.* 1999;340:1539-1545.

33. Greenberg RK, Haulon S, Khwaja J, Fulton G, Ouriel K. Contemporary management of acute aortic dissection. *J Endovasc Ther.* 2003;10:476-485.

34. Quint LE, Platt JF, Sonnad SS, Deep GM, Williams DM. Aortic intimal tears: detection with spiral computed tomography. *J Endovasc Ther.* 2003;10:505-510.

35. White RA, Donayre C, Walot I, Lee J, Kopchok GE. Regression of a desending thoracoabdominal aortic dissection following staged deployment of thoracic and abdominal aortic endografts. *J Endovasc Ther.* 2002; 9(suppl 2):84-92.

36. Chabbert V, Otal P, Bouchard L, et al. Midterm outcomes of thoracic aortic stent-grafts: complications and imaging techniques. *J Endovasc Ther.* 2003;10:494-504.

37. Woody JD, Walot I, Donayre CE, Eugene J, Carey JS, White RA. Endovascular exclusion of leaking thoracic aortic aneurysms. *J Endovasc Ther.* 2002;9(suppl 2): 1179-1183.

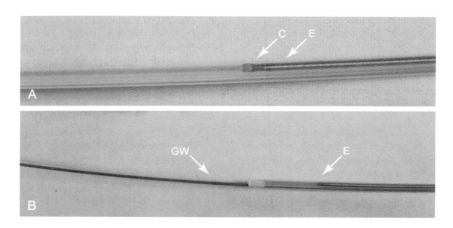

图 13-1 图 A，机械旋转导管（C），导管内携有成像晶体（E）和直径 0.9 mm 的导引导丝。图 B，导管可向前推进越过感兴趣区，且可回撤导丝（GW）以消除伪像。当血管内超声（IVUS）检查完成后，可再次向前推进导丝，撤出 IVUS 导管。（Atlantis SR Pro Imaging Catheter，Boston Scientific，Natick MA）。

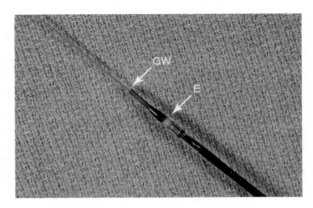

图 13-2　相控阵导管(8.2F)与一条直径 0.035 英寸导丝(GW)同轴。金色带区包含 64 个成像晶体(E),在导管尖端呈环形排列(Visions PV8.2F catheter,Volcano Therapeutics, Rancho Cordova,CA)。

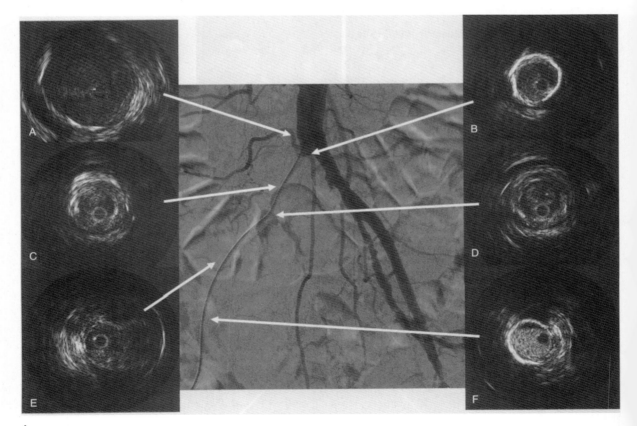

A

图 13-3　图 A,髂动脉完全闭塞者治疗前的血管内超声(IVUS)图像。真腔内均显示有导丝。主动脉(A)和右髂动脉开口处见圆环斑块,约 80% 钙化(B)。软斑块沿血管长轴方向分布,导致局部管腔狭窄(C,D,E)。髂外动脉开放但由于夹紧了远端的动脉(F),显示其内血流停滞(亮点型图像),该处斑块的环形钙化区域也清晰易辨。

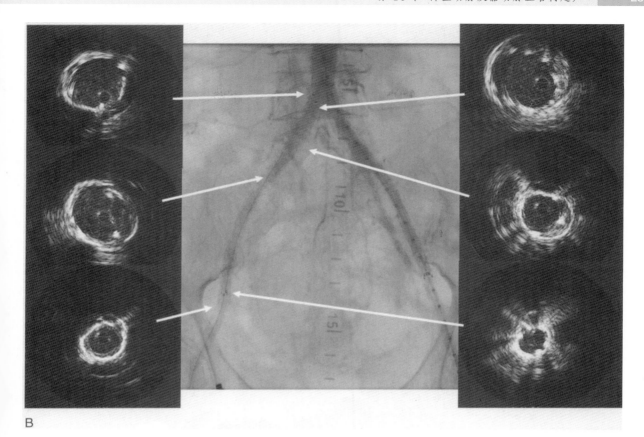

B

图 13-3(续)　图 B，双侧髂动脉球囊扩张成形术(Dorado 球囊扩张导管 10 mm × 8 cm, Bard 外周血管, Tempe, AZ)及支架植入(E-Luminexx 血管支架 10 mm × 10 cm, Bard 外周血管, Tempe, AZ)术后，进行血管造影和血管内超声评估。首先，进行血管内超声评估，显示支架近端及远端充分开放，但中段仍然狭窄，需要进一步行球囊扩张。这例患者检查时注入 42 mL 造影剂，X 线透视检查花费 15 分钟。

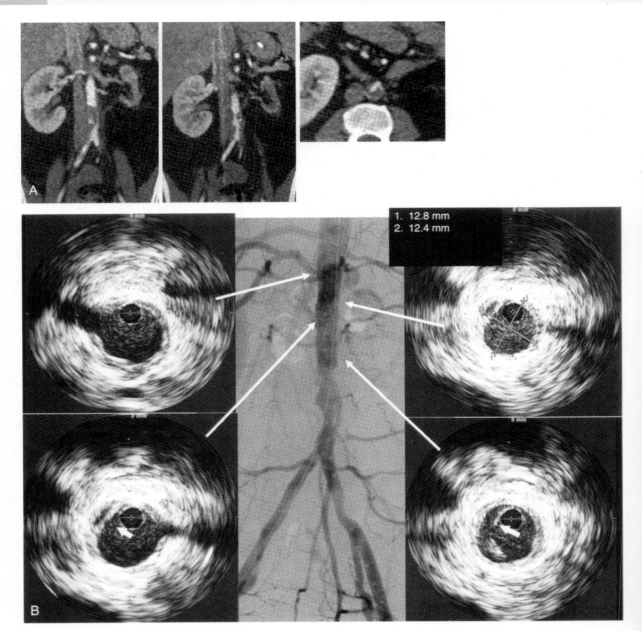

图 13-4　图 A,主动脉狭窄治疗前的计算机断层扫描图像。图 B,沿近端主动脉长轴血管内超声(IVUS)图像及预先的血管造影图像。肠系膜下动脉水平、主动脉狭窄近端的内膜剥离(左下图及右下图的粗箭头)图像。血管内超声测得主动脉狭窄近端的直径为 12.8 mm × 12.4 mm 。

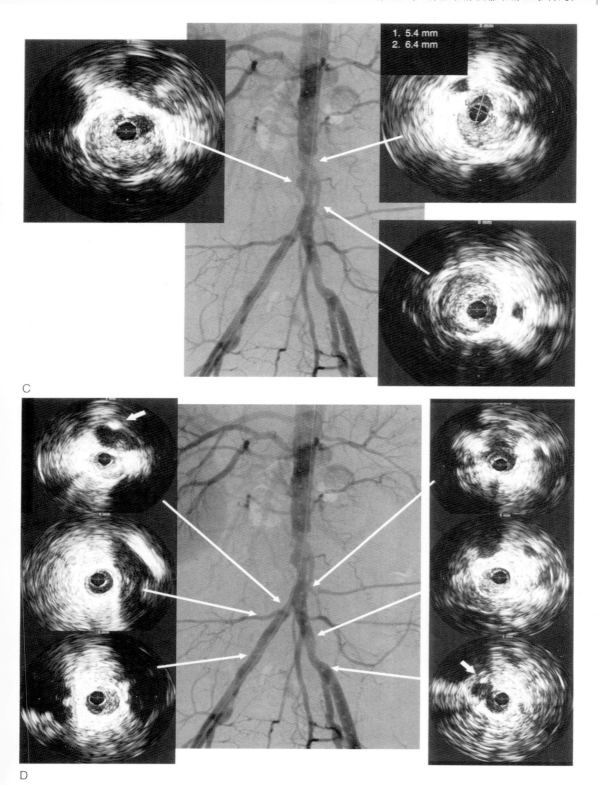

图 13-4(续) 图 C,主动脉狭窄段管腔显示清晰,管径约为 6 mm。图 D,双侧髂动脉在下腹部动脉水平显示有弥漫性病变(粗箭头,右下图)。

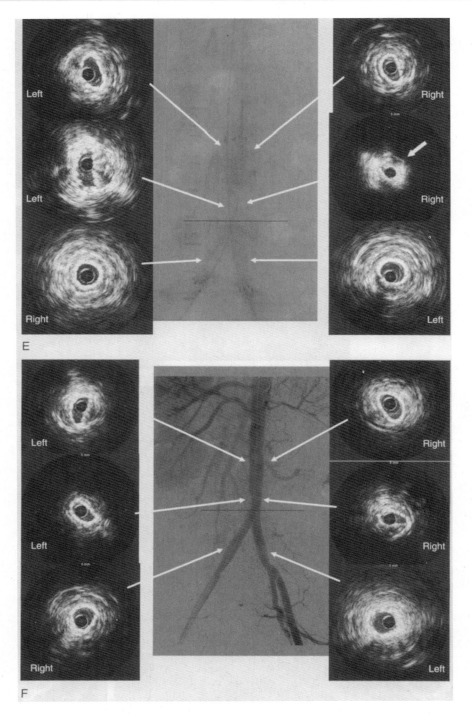

图 13-4(续) 图 E,双侧主髂动脉球囊扩张和支架置入术后图像[两个 Fluency Plus 支架(10 mm × 80 mm),C. R.Bard, Murray Hill, NJ; Dorado 球囊扩张导管 (10 mm × 8 cm),Bard 外周血管,Tempe AZ]。球囊扩张术后行血管内超声检查,经右侧股动脉放置的支架在主动脉分叉处近端显示有狭窄。图中标注了经右侧股动脉置入的支架在主动脉分叉近端狭窄(粗箭头,中右图)。依据血管内超声的评估结果,用同一型号球囊再次扩张双侧支架。血管内超声导管放在下腹部动脉开口水平,并在 X 线屏幕上标记其位置。放置第二个髂动脉支架[E-luminexx 血管支架(10 mm× 40 mm),Bard 外周血管,Tempe,AZ],支架远端止于已标记的下腹部动脉开口水平。对侧进行同样的操作。图 F,血管造影及选择性血管内超声检查证明管腔已充分开放。此例支架前后血管造影共使用 60 mL 造影剂,X 线曝露时间约 9 分钟。

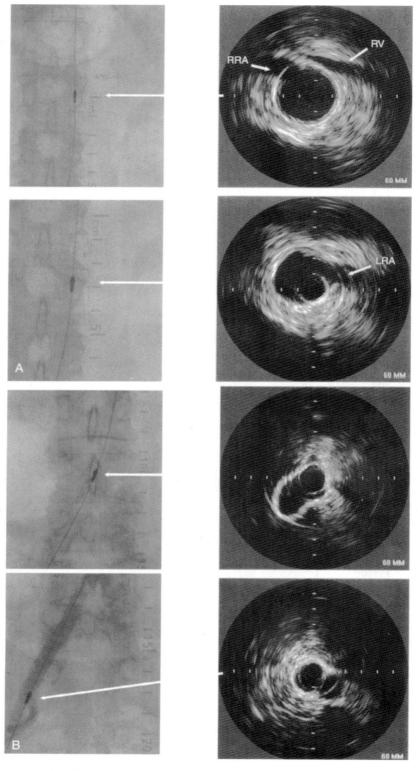

图 13-5 图 A,将一只不透 X 线的标尺放在患者背后,用于定位血管内超声(IVUS)检查显示的主要结构。血管内超声导管顶端最宽处是成像晶体的部位。在标尺 0 cm 处可观察到右肾动脉(RRA)和横跨的右肾静脉(RV),左肾动脉(LRA)在标尺 3 cm 处。图 B,确认主动脉分叉以及下腹部动脉的位置。在每一给定点上,血管内超声导管都应放在 X 线荧光屏的中心以消除视差,测量直径并与先前的 CT 测值核实。

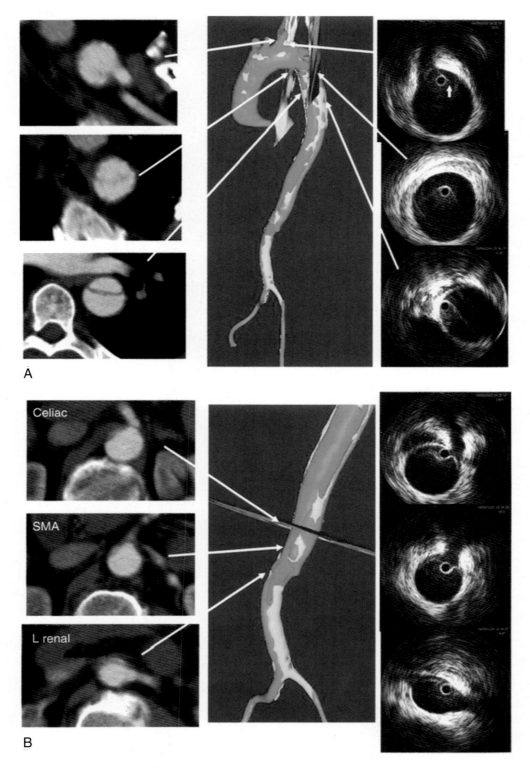

图 13-6　图 A, 术前 CT 及实时血管内超声(IVUS)检查显示主动脉分支血管与剥离内膜片之间的关系。血管内超声图像显示内膜撕裂点起于左锁骨下动脉远端(粗箭头, 右上图)。图 B, 术前 CT 及血管内超声检查显示内脏血管夹层的真假腔。

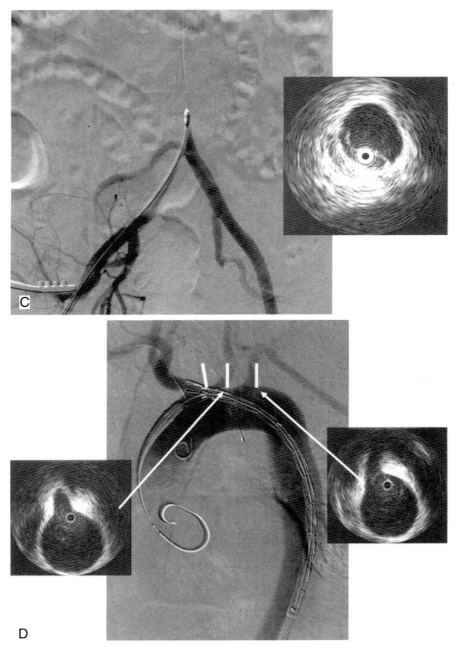

图 13-6(续) 图 C,血管内超声可在髂动脉及主动脉远端水平鉴别夹层的真假腔,这在寻找治疗入路和指导导丝从股动脉入口通过真腔达升主动脉的过程中是很关键的。图 D,根据血管内超声图像在荧光屏幕上标记出主动脉弓血管。然后,回撤血管内超声导管,送入支架达主动脉弓,行第一次血管造影检查。

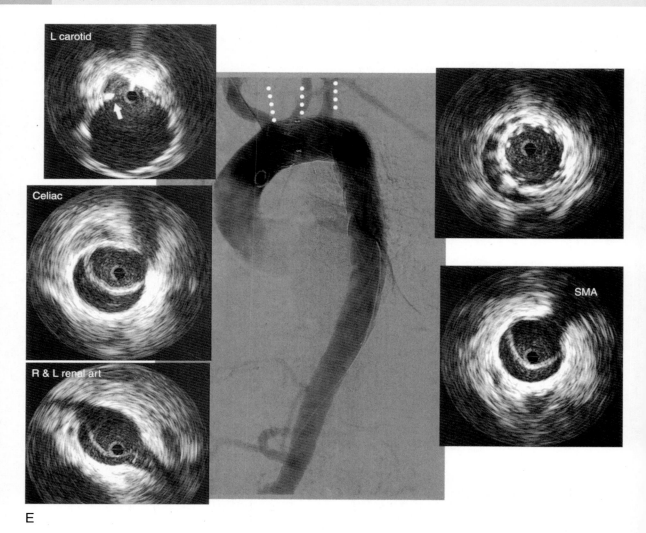

E

图 13-6(续)   图 E，支架植入后，血管内超声用于评估真腔、假腔和脏器血流的变化，并确定是否需要二次放支架来完全封闭假腔。在不用造影剂、仅接受极少量 X 线的情况下，血管内超声即可完成支架置入前后的解剖评估。此例使用了 170 mL 造影剂，X 线曝露时间为 9 分 31 秒。

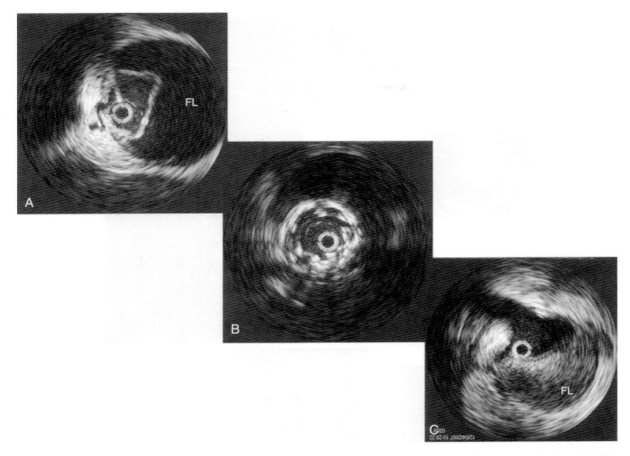

图 13-7 图 A,腹腔干近端的胸主动脉夹层术前血管内超声(IVUS)图像。图像显示真假腔(FL)均有血流信号。图 B,腔内支架远端边缘处血管内超声图像。图 C,腹腔干水平夹层支架植入术后的血管内超声图像,支架植入后即刻,假腔内血流停滞,脏器血供恢复满意。

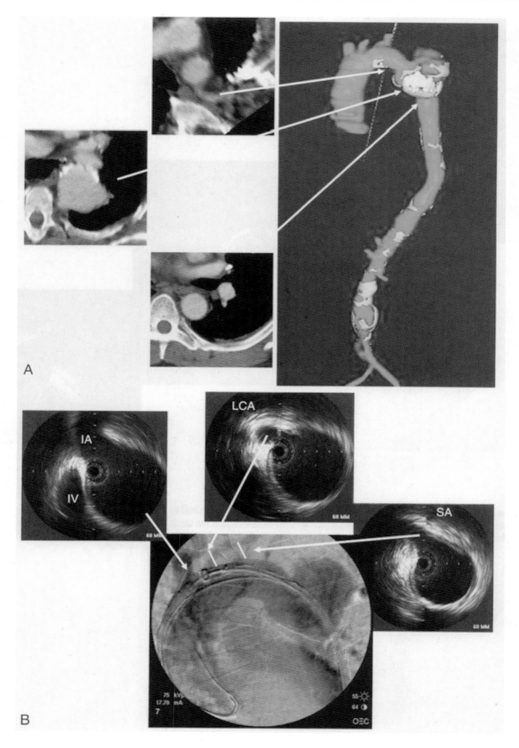

图 13-8 图 A,术前增强 CT 扫描显示降主动脉近端有一小假性动脉瘤。见 M2S 三维重建图像。图 B,血管内超声(IVUS)显示无名动脉(IA)、无名静脉(IV)、左颈动脉(LCA)和锁骨下动脉(SA)。

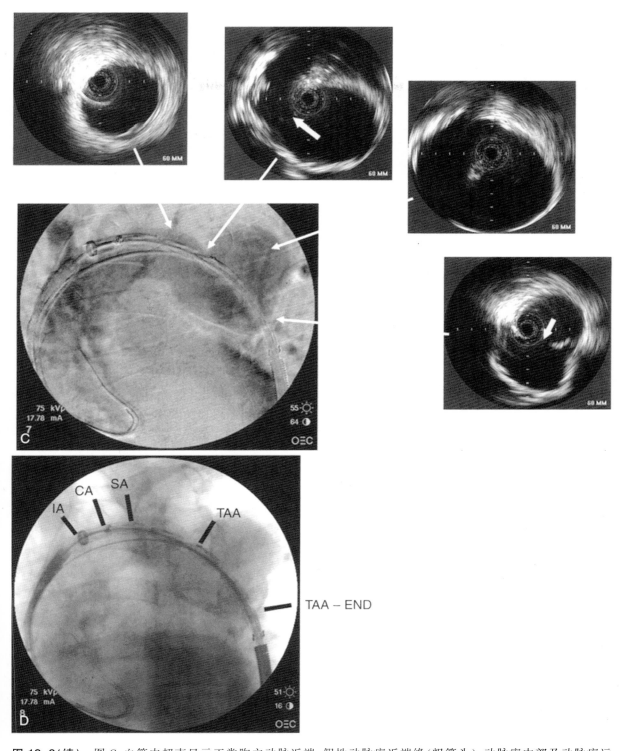

图 13-8(续) 图 C,血管内超声显示正常胸主动脉近端、假性动脉瘤近端缘(粗箭头)、动脉瘤中部及动脉瘤远端缘。粗箭头指示主动脉壁缺失。图 D,支架置入前,血管内超声定位主动脉弓血管及动脉瘤。
TAA-胸主动脉瘤,TAA-END 胸主动脉瘤远端。

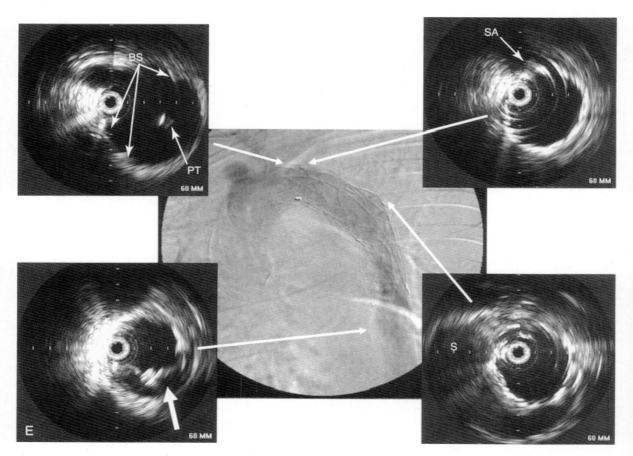

图 13-8(续)   图 E,支架置入后,血管造影及血管内超声图像。左上图显示主动脉水平的裸支架体(BS)以及猪尾导管(PT)。右上图显示被覆盖的锁骨下动脉,腔内高回声支架壁清晰易辨。左下图显示腔内支架的末端折叠,需进行球囊扩张术(粗箭头)。右下图血管内超声显示动脉瘤体内与支架外壁间的血流停滞区(S)。该例使用了120 mL 造影剂,X 线曝露时间为 6 分 10 秒。

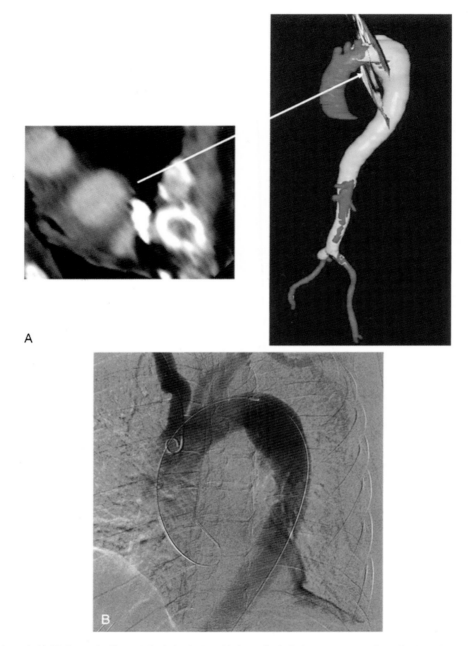

图 13-9 图 A，术前增强 CT 扫描显示在胸主动脉近端有一胸动脉瘤，见 M2S 三维重建图。图 B，血管造影确定胸主动脉近端血管壁正常，此处可用做近端锚定点。

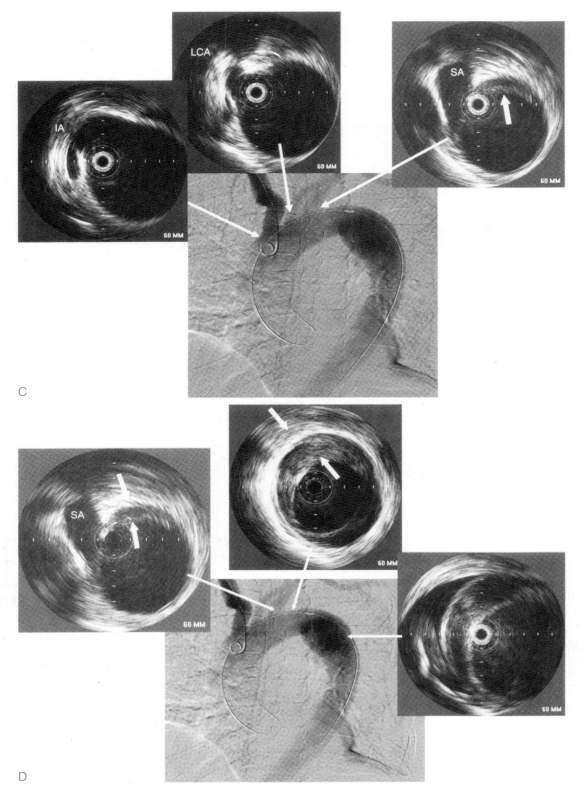

图 13-9(续) 图 C,血管内超声(IVUS)显示无名动脉、左颈总动脉至左锁骨下动脉水平管壁正常。锁骨下动脉远端有环形附壁血栓(粗箭头,右上图)。图 D,血栓沿主动脉达动脉瘤处(粗箭头,下方的 IVUS 图像)。医生依据 IVUS 结果,成功地将支架放在颈动脉水平。该例使用 180 mL 造影剂,X 线曝光时间为 20 分 57 秒。

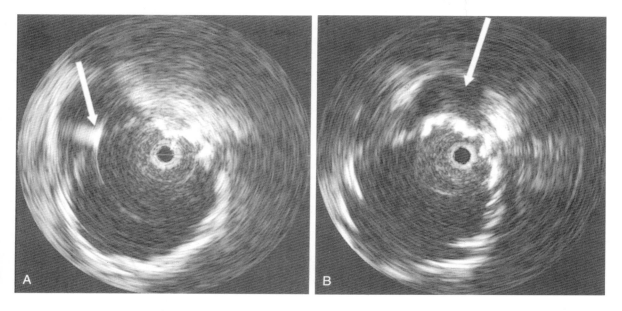

图 13-10 图 A，支架植入后，血管内超声(IVUS)显示裸支架横跨在颈动脉开口。图 B，支架的 IVUS 图像，支架置入后左颈动脉无血液流入。在这两例治疗中，患者均能触及颈动脉搏动。在图 B 中，颈动脉开口处放置了一枚支架用以维持颈动脉管腔。箭头标记的是左颈动脉开口。

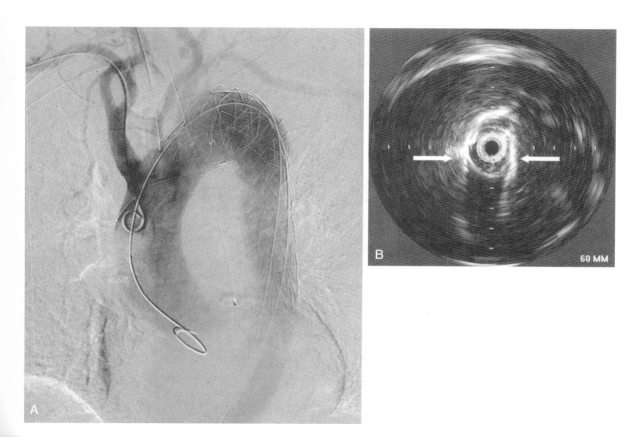

图 13-11 图 A，血管造影看起来完美无缺，支架和主动脉充分开放。图 B，血管内超声(IVUS)图像显示主动脉弓处严重狭窄(箭头处)，需要进一步行球囊扩张术并和二次置入支架。

附　　录

附录中的表格是对第 2 章内容的补充,源自 2011ASA/ACCF/AHA/AANN/AANS/ACR/ASNR/CNS/SAIP/SCAI/SIR/SNIS/SVM/SVS 关于颅外颈动脉和椎动脉疾病患者的管理指南。(J Am Coll Cardiol. 2011;57:16~94.)

表 A-1　美国心脏病协会/美国卒中协会对于非心源性缺血性脑卒中患者的抗血栓治疗指南(二级预防)

指　　南	推荐证据等级分类*
抗血小板药物优于口服抗凝剂	Ⅰ,A
初始治疗,阿司匹林(50~325 mg/d)⁺,联合应用阿司匹林和缓释双嘧达莫,或氯吡格雷	Ⅰ,A
联合应用阿司匹林和缓释双嘧达莫优于单独阿司匹林治疗	Ⅰ,B
认为氯吡格雷可取代单独阿司匹林	Ⅱb,B
氯吡格雷是阿司匹林过敏患者的合理选择	Ⅱa,B
阿司匹林联合氯吡格雷增加出血危险	Ⅲ,A

* 推荐:Ⅰ,治疗是有用的和有效的;Ⅱa,治疗效果尚存在争议或分歧;Ⅱb,还不能很好确定治疗的有效性/有用性;Ⅲ,治疗无效或无意义。证据等级:A,表明资料来自随机临床试验研究;B,资料来自单一的临床随机试验或来自非随机研究。

\+ 除了阿司匹林,没有充分数据推荐其他抗血小板药物。

Reprinted with permission from Sacco RL, Adams R, Albers G, et al. Guidelines for prevention of stroke in patients with ischemic stroke or transient ischemic attack: a statement for healthcare professionals from the American Heart Association/American Stroke Association Council on Stroke: cosponsored by the Council on Cardiovascular Radiology and Intervention. *Stroke*. 2006; 37: 577-617.

表 A-2　颈动脉狭窄患者无血管重建的事件发生率，未行血管重建术的颈动脉狭窄患者事件发生率

研究	入选患者数	症状有无	狭窄程度(%)	随访	药物治疗	终点	研究期间事件发生率(%)
观察研究							
Hertzer 等[1]	290	无症状	≥50	33~38 月	阿司匹林或噻达莫 (n=104) 或华法林抗凝治疗 (n=9) 或无药物治疗 (n=82)	死亡 短暂脑缺血发作 卒中	22.0 或 7.33/年 8.21 或 2.74/年 9.23 或 3.1/年
Spence 等[2]	168	无症状	≥60	≥12 月	多种治疗，包括抗血小板药物、他汀、运动、健康饮食 ACEI 类药物	卒中	3.8 或 1.3/年
Marquardt 等[3]	1153	无症状	≥50	平均 3 年	多种治疗，包括抗血小板、抗凝、他汀类、抗高血压药物	同侧卒中	平均每年发生率 0.34 (95% CI 0.01~1.87)
Abbott 等[4]	202	无症状	60~90	平均 34 月	多种治疗，包括抗血小板、华法林、抗高血压，降脂治疗	同侧脑卒中或短暂脑缺血发作，视网膜缺血发作；同侧颈动脉半球卒中	同侧脑卒中或短暂脑缺血发作或视网膜事件平均每年发病率 3.1(95% CI 0.7~5.5)；同侧颈动脉半球卒中平均每年发病率 1.0(95%CI 0.4~2.4)
Goessens 等[5]	2684	无症状	≥50	平均 3.6 年 (SD2.3)	多种治疗，包括抗血小板，抗高血压药物，降脂，ACEI 类和(或)AIIA	缺血性卒中；死亡	死亡：9.0 或 2.5/年 缺血性卒中：2.0 或 0.54/年
随机试验							
ECST[6]	3024	症状性	≥80	3 年	一年内无手术治疗或延迟手术	严重卒中或死亡	3 年内 26.5 或 8.83/年 *
NASCET[7]	659	症状性	≥70	2 年	阿司匹林	同侧脑卒中	2 年内 26.0 或 13.0/年 +
VA309[8]	189	症状性	≥50	1 年	阿司匹林	同侧脑卒中、TIA 或手术死亡	11.9~12 月内 19.4
NASCET[9]	858	症状性	50~69	5 年	抗血小板 (通常用阿司匹林)	同侧脑卒中	5 年内 22.2 或 4.44/年 #
NASCET[9]	1368	症状性	≤50	5 年	抗血小板 (通常用阿司匹林)	同侧脑卒中	5 年内 18.7 或 3.74/年 #
ACAS[10]	1662	无症状	>60	5 年	阿司匹林	同侧脑卒中、手术死亡	5 年内 11.0 或 2.2/年 &
ACAS[11]	3120	无症状	≥60	5 年	无限期推迟进行颈动脉内膜剥脱术	任何中风	5 年内 11.8 或 2.36/年 %
VA[12]	444	无症状	≥50	4 年	阿司匹林	同侧脑卒中	4 年 9.4 或 2.35/年

* Kaplan-Meier 分析得出频率分布。

+ Kaplan-Meier 分析得出危险事件发生率。

Kaplan-Meier 分析得出无效率。

& Kaplan-Meier 分析得出风险性。

AIIA：血管紧张素Ⅱ拮抗剂；ACAS：无症状颈动脉粥样硬化研究；ACE：血管紧张素转化酶；ACST：无症状颈动脉手术试验；CEA：颈动脉内膜剥脱术；CI：可信区间；ECST：欧洲颈动脉外科试验；N/A 不适用；NASCET：北美症状性颈动脉内膜剥脱试验；SD 标准差；TIA：短暂脑缺血发作；VA309 退伍军人事务部合作研究计划 309；VA：退伍军人事件部合作研究小组。

Modified from Bates ER, Babb JD, Casey DE Jr, et al. ACCF/SCAI/SIR/ASITN 2007 clinical expert consensus document on carotid stenting; a report of the American College of Cardiology Foundation Task Force on Clinical Expert Consensus Documents(ACCF/SCAI/SVMB/SIR/ASITN Clinical Expert Committee on Carotid Stenting). J Am Cardiol. 2007;49:126-170.

研究文献：

[1] Hertzer NR, Flanagan RA Jr, Beven EG, et al.Surgical versus nonoperative treatment of asymptomatic carotid stenosis: 29 patients documented by intravenous angiography. Ann Surg. 1986;204:163-171.

[2] Spence JD, Coates V, Li H, et al. Effects of intensive medical therapy on microemboli and cardiovascular risk in asymptomatic carotid stenosis. Arch Neurol. 2010;67:180-186.

[3] Marquardt L, Geraghty OC, Mehta Z, et al. Low risk of ipsilateral steoke in patients with asymptomatic carotid stensis on best medical treatment:a prospective,population-based study. Stroke. 2010;41:e11-e17.

[4] Abbott AL. Chambers BR, Stork JL, et al. Embolice signals and prediction or ipsilateral stroke or transient ischemic attack in asymptomatic asymptomatic carotid stenosis:a multicenter prospective cohort study. Stroke.2005;36:1128-1133.

[5] Goessens BM, Visseren FL, Kappelle LJ, et al. Asymptomatic carotid artery stenosis and the risk of new vascular wvvnts in patients with manifest arterial disease:the SMART study.Stroke.2007;38:1470-1475.

[6] Randomised trial of endarterectomy for recently symptomatic carotid stenosis: final results of the MRC European Carotid Surgery Trial (ECST). Lancet. 1998;351:1379-1387.

[7] North american Symptomatic Carotid Endarterectomy Trial Collaborators.Beneficial effectof carterectomy in symptomatic patients with high-grade carotid stenosis.N Engl J Med.1991;325:445-453.

[8] Mayberg MR,Wilson SE, Yatsu F, et al. Carotid endarterertomy and prewention of cerebral ischemia in symptomatic carotid carotid stenosis. JAMA. 1991;266;3289-3294.

[9] Barnett HJ,Taylor DW,Eliasziw M,et al.North American Symptomatic Carotid Endarterectomy Trial Collaborators.Benefit of carotid endarterectomy in patients with symptomatic moderate of severe stenosis.N Engl J Med.1998;339:1415-1425.

[10] Executive Committee for the Asymptomatic Carotid Atherosclerosis Study.Endarterectomy for asymptomatic carotid artery stenosis.JAMA.1995;273:1421-1428.

[11] Halliday A, Mansfield A, Marro J, et al. Pervention of disabling and fatal strokes by successful carotid endarterectomy in patients without recent neurological symptoms: randomised trial. Lancet. 2004;363;1491-1502.

[12] Hobson RW, Weiss DG, Fields WS,et al. Efficacy of carotid endarterectomy for asymptomatic carotid stenosis:the Veterans Affairs Cooperative Study Group.N Engl J Med. 1993;328:221-227.

表 A-3　临床试验中颈动脉狭窄患者不同治疗方法的比较

试验(年代)	患者人群	干预措施	对比	患者人数 治疗组	患者人数 对照组	事件发生率(%) 治疗组	事件发生率(%) 对照组	作为 NNT 的事件	ARR(%)	NNT
症状性 CEA										
NASCET (1991)[1]	症状性,70%~90%狭窄	CEA	药物治疗	328	321	9	26	同侧脑中	17.00	12
ECST (2003)[2]	症状性,70%~99%狭窄	CEA	药物治疗	未报道	未报道	未报道	未报道	同侧缺血性脑中手术卒中或死亡;研究中提供ARR	18.70	27
ECST (2003)[2]	症状性,70%~99%狭窄	CEA	药物治疗	429	850	6.80	N/A	卒中或手术死亡,研究中提供ARR	21.20	24
NASCET (1998)[3]	症状性,50%~69%狭窄	CEA	药物治疗	430	428	15.70	22.20	同侧脑卒中	6.50	77
ECST (2003)[2]	症状性,50%~69%狭窄	CEA	药物治疗	未报道	未报道	未报道	未报道	同侧缺血性脑卒中和手术卒中或死亡;研究中提供ARR	2.90	173
ECST (2003)[2]	症状性,50%~69%狭窄	CEA	药物治疗	646	850	10.00	N/A	所有卒中或手术死亡研究中提供ARR	5.70	88
无症状 CEA										
ACAS(1995)[4]	无症状	CEA	药物治疗	825	834	5.10	11	同侧卒中和围术期卒中死亡	6	84
ACAS(1995)[4]	无症状	CEA	药物治疗	825	834	13.40	13.60	卒中或死亡	0.206	1351
ACAS(2004)[5]	无症状	即刻CEA	延迟CEA	1560	1560	3.80	3.97	同侧颈动脉支配区卒中	0.17	2000
ACAS(2004)[5]	无症状	即刻CEA	延迟CEA	1560	1560	3.80	11.0	卒中风险	7.20	70
症状性										
SPACE 2 年资料 (2008)[6]	症状性	CEA	CAS	589	607	8.80	9.50	所有围术期卒中死亡和术后2年同侧卒中	0.70	286
SPACE 2 年资料 (2008)[6]	症状性	CEA	CAS	589	607	1.90	2.20	31天内和2年内同侧卒中	0.30	667
SPACE 2 年资料 (2008)[6]	症状性	CEA	CAS	589	607	10.10	10.90	所有卒中	0.80	250
EVA-3S 4 年资料 (2008)[7]	症状性	CEA	CAS	262	265	1.50	1.50	同侧卒中	0	–
EVA-3S 4 年资料 (2008)[7]	症状性	CEA	CAS	262	265	6.20	11.10	随访4年内围术期卒中,死亡和非进展性同侧卒中	4.90	82
EVA-3S 4 年资料 (2008)[7]	症状性	CEA	CAS	262	265	3.40	9.10	所有卒中	5.70	71

研究	人群	组别	例数	发生率(%)	终点事件	危险差	NNT
SAPPHIRE 1 年资料 (2004)[8]	混合人群：狭窄≥50%的症状性患者；狭窄≥80%的无症状患者	CEA	167	7.90	卒中	1.70	58
		CAS	167	6.20			
SAPPHIRE 1 年资料 (2004)[8]	混合人群：狭窄≥50%的症状性患者；狭窄≥80%的无症状患者	CEA	167	4.80	同侧卒中	0.60	167
		CAS	167	4.20			
SAPPHIRE 1 年资料 (2008) + [8]	混合人群：狭窄≥50%的症状性患者；狭窄≥80%的无症状患者	CEA	167	20.10	术后 30 天内死亡、卒中、心梗或 31 天至 1 年内死亡，同侧卒中的发生率累计	7.90	13
		CAS	167	12.20			
SAPPHIRE 3 年资料 (2008)[9]	混合人群：狭窄≥50%的症状性患者；狭窄≥80%的无症状患者	CEA	167	26.90	术后 30 天内死亡、卒中、心梗或 31 天至 1080 天内死亡，或同侧卒中的发生率累计；计算时将 1080 天转化成 3 年，并计算 NNT	2.30	130
		CAS	167	24.60			
SAPPHIRE 3 年资料 (2008)[9]	混合人群：狭窄≥50%的症状性患者；狭窄≥80%的无症状患者	CEA	167	9.00	卒中	0	–
		CAS	167	9.00			
SAPPHIRE 1 年资料 (2008)[9]	混合人群：狭窄≥50%的症状性患者；狭窄≥80%的无症状患者	CEA	167	5.00	同侧卒中	1.20	250
		CAS	167	6.60			

表A-3 临床试验中颈动脉管狭窄患者不同治疗方法的比较（续）

试验（年代）	患者人群	干预措施	对比	患者人数 治疗组	患者人数 对照组	事件发生率(%) 治疗组	事件发生率(%) 对照组	作为NNT的事件	ARR(%)	NNT
症状性										
ICSS(2010)[10]	症状性	CEA	CAS	858	855	4.10	7.70	随机分组后120天内出现的所有卒中#	3.60	7
ICSS(2010)[10]	症状性	CEA	CAS	858	855	3.30	7.00	随机分组后30天内出现的所有卒中#	3.70	2
CREST 症状性										
CREST4年资料(2010)[11]	症状性	CEA	CAS	653	668	8.40	8.20	围术期所有卒中、心梗、死亡；术后同侧卒中	0.20	2000
CREST4年资料(2010)[11]	症状性	CEA	CAS	653	668	6.40	8.00	围术期所有卒中或死亡或术后同侧卒中#	1.60	250
CREST4年资料(2010)[11]	症状性	CEA	CAS	653	668	6.40	7.60	所有围术期卒中或术后同侧卒中	1.20	333
CREST 无症状										
CREST4年数据(2010)[11]	无症状	CEA	CAS	587	594	4.90	5.60	所有围术期卒中、心梗、死亡；术后同侧卒中	0.70	571
CREST4年资料(2010)[11]	无症状	CEA	CAS	587	594	2.70	4.50	围术期所有卒中或死亡或术后同侧卒中	1.80	223
CREST4年资料(2010)[11]	无症状	CEA	CAS	587	594	2.70	4.50	所有围术期卒中或死亡，或术后同侧卒中	1.80	223
CREST混合人群										
CREST4年资料(2010)[11]	表中患者人群未分类；混合患者人群	CEA	CAS	1240	1262	7.90	10.20	所有卒中	2.30	174

* NNT代表为预防指定事件发生，临床医师在1年时间内应用特定疗法需治疗的患者数；所有的NNT按年未计算。

+SAPPHIRE试验包括初始终点，长期资料用来计算主要继发终点事件发生率。

#每年数据。

一图为ARR为0不能计算。

ACAS：无症状颈动脉粥样硬化研究；ACST：无症状颈动脉手术试验；ARR：绝对危险降低；CAS：颈动脉支架；CEA：颈动脉内膜剥脱术；CREST：颈动脉血管重建、内膜剥脱术和支架置入对比试验；ECST：欧洲颈动脉手术试验；EVA-3S，有症状的严重颈动脉狭窄患者内膜剥离和支架置入对比研究；ICSS，国际颈动脉支架置入研究；NASCET：北美症状性颈动脉内膜剥脱术试验；NNT，需要治疗的人数；N/A 未获得；SAPPHIRE，内膜剥脱术高危人群支架血管成形术；SPACE，保护性支架血管成形术和内膜剥脱术对比。

研究文献

1 North American Symptomatic Carotid Endarterectomy Trial Collaborators.Beneficial effect of carotid endarterectomy in symptomatic patients with high-grade catotid stenosis. N Engl J Med. 1991;325:445-453.

2 Rothwell PM, Gutnikov SA, Warlow CP. Reanalysis of the final results of the European Surgery Trial. Stroke. 2003;34:514-523.

3 Barnett HJ, Taylor DW, eliasziw M, et al. North American Symptomatic Carotid Endarterectomy Trial Collaborators. Benefit of carotid endarterectomy in patients with symptomatic moderate or severe stenosis. N Engl J Med. 1998;339:1415-1425.

4 Execitve Committee for the Asymptomatic Carotid Atherosclerosis Study.Endarterectomy for asymptomatic carotid artery stenosis. JAMA. 1995;273:1421-1428.

5 Halliday A, Mansfield A, Marro J, et al. Oreventio of disabling and fatal strokes by successful carotid endarterecomy in patients without recent neurological symptoms;randomised trial. Lancet. 2004;363:1491-1502.

6 Eckstein HH, Ringleb P, Allenberg JR, et al. Results of the Stent-Protected Angioplasty versus Carotid Endaiterectomy(SPACE) study to treat symptomatic stenoses at 2 years: a multinational, prospective, randomised trial. Lancet Neurol. 2008;7:893-902.

7 Mas JL, Trinquart L, Leys D, et al. Endarterecomy Versus Angioplasty in Patients with Symptomatic Severe Carotid Stenosis (EVA-3S) tral: results up to 4 years from a randomised, multicentre trial. Lancet Neurol. 2008;7:885-892.

8 Yadav JS, Wholey MH, Kuntz RE, et al.Protected carotid-artery stenting versus endarterectomy in high-risk patients. N Engl J Med. 2004;351:1493-1501.

9 Gurm HS, Yadav JS, Fayad P, et al. Long-term results of carotid stenting versus endarterectomy in high-risk patients. N Engl J Med. 2008;358:1572-1579.

10 Bonati LH, Jongen LM, Haller S, et al. New ischaemic brain lesions on MRI after stenting or endarterectomy tor symptomatic carotid stenosis: a.substudy of the International Carotid Stenting Study (ICSS). Lancet Neurol. 2010;9:353-362.

11 Brott TG, Hobson RW, Howard G, et al. Stenting versus Endarterectomy for Treatment of Carotid-Artery Srenosis. N Engl J Med. 2010;363:11-23.

表 A-4　症状性颈动脉狭窄患者血管内膜剥脱术和支架置入术随机对照试验

试验（年）	患者人数	主要特征	死亡或任何卒中	(95%CI)	说明
Leicester(1998)[1]	试验暂停前 17 人	单中心，颈动脉狭窄>70%症状性患者，已接受指定治疗	CEA 0/10(0%)* CAS 5/7(71.4%)*	p=0.0034; 未报道 OR	因为安全问题试验过早终止
CAVATAS-CEA (2001)[2]	504	多中心，所有年龄症状性患者或适合 CEA 或 CAS 治疗的无症状颈动脉狭窄患者	CEA 25/253(9.9%) CAS 25/251(10.0%)	在原始文章中 p=NS; 未报道 OR	随访 3 年，在 CAS 组支架置入相对少 (26%)
Kentucky(2004)[3]	104	单中心，颈动脉狭窄>70%症状性患者（评估 3 个月内事件）	CEA 1/51(2.0%) CAS 0/53(0%)	0.31(0.01~7.90)	
SAPPHIRE (2004)[4]	334	多中心随机试验，颈动脉狭窄≥80%的无症状患者（70%）和颈动脉狭窄≥50%的症状性患者	症状性患者 CEA9.3%*#，症状性患者 CAS 2.1%#	p=0.18+	因随机设计缺陷过早终止
EVA-3S(2006)[5]	527	多中心，适合 CEA 或 CAS 主治疗颈动脉狭窄>60%不足，入组前 120 天有症状患者	CEA 10/259(3.9%) CAS 25/261(9.6%)	RR 2.5(1.2~5.1), p=0.01	因安全和无效过早终止；问题主要关于术者 CAS 腎经验
SPACE(2006)[6]	1183	多中心，年龄>50 岁，颈动脉狭窄>70%，入组前 180 天有症状患者	主要终点灵入组到术后 300 天同侧卒中或死亡： CEA 37/584(6.3%) CAS 41/599(6.8%)	1.19(0.75~1.92)	血栓保护装置应用不统一，无效分析后过早终止；问题主要关于术者 CAS 腎经验不足，血栓保护装置应用不统一
EVA-3S 4 年 随访(2006)[7]	527	多中心，随机，开放，评估者盲法，非劣效性试验；对比颈动脉狭窄至少 60% 以上，最近有症状的 527 例患者 CAS 和 CEA 后效果	主要结果事件为 4 年内所有卒中或围术期死亡： CEA 6.2%; CAS 11.1%	卒中或围术期死亡：HR 1.77(1.03~3.02); P=0.04 卒中或围术期死亡:HR 1.39 (0.96~2.00);P=0.08 CAS 比 CEA:HR 1.97 (1.06~3.67);P=0.33	风险分析表明 CAS 和 CEA 间 4 年累计结果差异很大程度在于，与内膜剥脱术相比，支架置入具有更高的围术期（30 天内）风险；围术期过后，同侧卒中的风险降低，两种治疗组相似

研究	样本量	患者	人群意向性分析	意向性分析	结论
SPACE 2年随访 (2008)[8]	1214	严重颈动脉狭窄（≥70%）症状患者，无预期试验随机队列研究进入 CAS 或 CEA 组	人群意向性分析： 2年内同侧卒中，包括所有围术期卒中或死亡： CEA 56(9.5%) CAS 50(8.8%) 入组两年内任何原因引起死亡： CEA 32(6.3%) CAS 28(5.0%) 入组两年内任何原因引起卒中： CEA 64(10.9%) CAS 57(10.1%) 31天至2年内同侧卒中： CEA 12(2.2%) CAS 10(1.9%) 方案数据分析： 2年内同侧卒中，包括任何围术期卒中和死亡： CEA 53(9.4%) CAS 43(7.8%) 入组两年内任何原因引起死亡： CEA 29(6.2 %) CAS 25(4.9%) 入组两年内任何原因引起卒中： CEA 61(11.5%) CAS 51(9.8%) 31天至2年内同侧卒中： CEA 12(2.3%) CAS 10(2.0%)	意向性分析： 2年内同侧卒中，包括所有围术期卒中或死亡： HR 1.10(0.75~1.61) 入组两年内任何原因引起死亡： HR 1.11(0.67~1.85) 入组两年内任何原因引起卒中： HR 1.10(0.77~1.57) 31天至2年内同侧卒中： HR 1.17(0.51~2.70) 方案分析： 2年内同侧卒中，包括任何围术期卒中和死亡： HR 1.23(0.82~1.83) 入组两年内任何原因引起死亡： HR 1.14(0.67~1.94) 入组两年内任何原因引起卒中： HR 1.19(0.83~1.73) 31天至2年内同侧卒中： HR 1.18(0.51~2.73)	两组意向性分析和方案数据分析均显示 CAS 组再发≥70%狭窄分别显示于 CEA 组，寿命预测分别为 10.7%比 4.6%($p=0.0009$)和 11.1%比 4.6%($p=0.0007$)。

表 A-4 症状性颈动脉狭窄患者血管内膜剥脱术和支架置入术随机对照试验(续)

试验(年)	患者人数	主要特征	死亡或任何卒中	(95%CI)	说明
SAPPHIRE 3 年随访 (2008)[9]	260	260 例患者的长期资料;包括内径狭窄率≥50%的症状性患者或狭窄率≥80%的无症状患者	卒中: CEA 15(9.0%) CAS 15(9.0%) 同侧卒中 CEA 11(7.0%) CAS 9(5.4%) 死亡: CEA 31(18.6%) CAS 35(21%) 注:两组均以 n=167 计算,因为两组并未设定 n=260 分为 CAS 和 CEA 组	卒中: $p=0.99(-6.1\sim6.1)$ 死亡: $p=0.68(-10.9\sim6.1)$	
Wallstent (2005)[10]	219	颈动脉造影显示狭窄>70%症状性患者	CEA 13(12.2%) CAS 5(4.5%)	N/A	因无效分析提前终止
SAPPHIRE(症状性数据)(2008)[11]	96	颈动脉狭窄≥50%	CEA 13(12.2%) CAS 5(4.5%)	N/A	因入组患者减少提前终止
ICSS(2010)[12]	1713	多中心研究,研究中颈动脉狭窄 70%~99%占支架组 89%,占内膜剥脱组 91%。研究对象为依 NASCET 标准狭窄>50%颈动脉狭窄患者	仅获得 120 天随访资料: CEA 72/853(8.5%) CAS 40/857(4.7%)	未获得 OR HR 1.86(1.26~2.74) $p=0.001$	主要结果是 3 年所有致命的或致残的卒中;中期结果包括 120 天内卒中,死亡和新发心肌梗死的发生率
CREST(2010)[13]	2502	该研究包括 1321 症状性患者和 1181 无症状患者。症状性患者颈动脉造影狭窄≥50%,或超声检查狭窄≥70%或 CTA 或 MRA 检查狭窄≥70%;无症状患者(症状外无症状)180 天内发生造影发现狭窄≥60%或超声发现狭窄≥70%或者 CTA 或 MRA 检查发现狭窄≥80%。	任何围术期卒中或术后同侧卒中: 症状组: CAS 37(5.5±0.9 SE) CEA 21(3.2±0.7 SE) 任何围术期卒中或死亡或术后同侧卒中: 症状组: CAS 40(6.0±0.9 SE) CEA 21(3.2±0.7 SE)	任何围术期卒中或术后同侧卒中: 症状组:$p=0.04$ 任何围术期卒中或死亡或术后同侧卒中: 症状组:$p=0.02$	主要结果卒中,心肌梗死死亡和无症状的危险性在 CAS 和 CEA 间无明显差异。

*死亡和同侧卒中。

+症状性和无症状患者相加的死亡，任何卒中。

#死亡，卒中和心肌梗死。

CAS，颈动脉支架；CAVATAS，颈动脉和椎动脉腔内血管成形术研究；CEA，颈动脉内膜剥脱术；CI，可信区间；CREST：颈动脉血管重建，内膜剥脱术和支架置入对比试验；CTA，CT血管造影；EVA-3S，症状性严重颈动脉狭窄患者内膜剥离和支架置入研究；HR，风险系数；ICSS，国际颈动脉支架置入研究；MI，心肌梗死；MRA，核磁共振血管造影；N/A未获得；NASCET：北美症状性颈动脉内膜剥脱术试验；NS，不明显；OR，比值比；RR，降低风险；SAPPHIRE，内膜剥脱术高危人群支架血管成形术；SE，标准误；SPACE，SPACE，保护性支架血管成形术和内膜剥脱术对比。

Modified from Ederle J, Featherstone RL, Brown MM. Percutaneous transluminal angilplasty and stenting for carotid artery stenosis. *Cochrane Database Syst Rev.* 2007;CD000515.

研究文献：

[1]Naylor AR, Bolia A, Abbott RJ, et al. Randomized study of carotid angioplasty and stenting versus carotid endarterectomy: a stopped trial. *J Vasc Surg.* 1998;28:326-334.

[2]Endovascular versus surgical treatment in patients with carotid stenosis in the Carotid and Vertebral Artery Transluminal Angioplasty Study(CAVATAS): a randomised trial. *Lancet.* 2001;1729-1737.

[3]Brooks WH, McClure RR, Jones MR, et al. Carotid angioplasty and stenting versus carotid endarterectomy:randomized trial in a community hospital. *J Am Coll Cardiol.* 2001;38:1589-1595.

[4]Yadav JS, Wholey MH, Kuntz RE,e t al. protected carotid-artery stenting versus endarterectomy in high-risk patients. *N Wngl J Med.* 2004;351:1493-1501.

[5]Mas JL, Chatellier G, Beyssen B, er al. Endarterectomy versus stenting in patients with symptomatic severe carotid stenosis, *N Engl J Med.* 2006;355:1660-1671.

[6]Ringleb PA, Allenberg J, Bruckmann H, et al. 30 day results from the SPACE trial of stent-protected angioplasty versus cartid endarterectomy in symptomatic patients: a randomised non-inferiority trial[published correvyion appears in *Lancet.* 2006;368:1238]. *Lancet.* 2006;368:1239-1247.

[7]Mas JL. Trinquart L, Leys D, et al. Endarterectomy Versus Angioplasty inPatients with Stenosis (EVA-3S) trial: results up to 4 years from a randomised, multicentre trial. *Lancet Neurol.* 2008;7:885-892.

[8]Eckstein HH, Ringleb P, Allenberg JR, et al. Results of the Srent-Pprotecrted Angioplasty versus Carotid Endarterevtomy (SPACE) study to treat symptomatic stenoses at 2 years: a multinational, prospective, randomised trial. *Lancet Neurol.* 2008;7:893-902.

[9]Gurm HS, Yadav JS, Fayad P, et al. Long-term results of carotid stenting versus endarterectomy in high-risk patients. *N Engl J Med.* 2008;358:1572-1579.

[10]Coward LJ, Featherstone RL, Brown MM. Safety and efficacy of endovascular treatrment of carotid artery stenosis compared with carotid endarterectomy: a Cochrane systenatic review or the randomized evidence. *Stroke.* 2005;36:905-911.

[11]Gurm HS, Nallamothu BK, Yadav J. Safety of carotid artery stenting for symptomstic carotid artery disease:a meta: analysis. *Eur Heart J.* 2008;29:113-119.

[12]Ederle J, Dobson J, Featherstone RL, et al. Carotid artery stenting compared with endarterectomy in patients with symptomatic carotid stenosis (International Carotid Stenting Study): an interim analysis of a randomised controlled trial. *Lancet.* 2010;375:985-997.

[13]Brott TG, Hobson RW, Howard G, et al. Srenting versus Endarterectomy for Treatment of Carotid-Artery Stenosis. *N Engl J Med.* 2010;363:11-23.

表 A-5 无症状颈动脉狭窄患者内膜剥脱术和支架置入术对比试验

试验(年)	患者人数	主要特征	死亡或任何卒中	P	说明
SAPPHIRE (2004)[1]	334	多中心随机试验，颈动脉狭窄>50%症状患者(58%)或颈动脉狭窄>80%的无症状患者(42%)有1个或更多并发症标准*(高手术风险组)	无症状患者 CEA10.2%; CAS 5.4%+ 混合人群 CEA9.8%; CAS 4.8%+	0.20 0.09	随机设计存在缺陷而过早终止
SAPPHIRE (2008)[2]	334	多中心随机试验，颈动脉狭窄>80%的无症状患者(70%)和颈动脉狭窄≥50%的症状患者(30%)	SAPPHIRE 3 年资料 卒中: CEA 15/167 CAS 15/197 死亡: CAS 31/167 CEA 35/167	卒中:0.99 死亡:0.68 (或未报道)	应用 EPD 的 CAS 组和 CEA 组长期结果没有明显区别
CREST (2010)[3]	2502	该研究包括1321例症状患者和1181例无症状患者。有症状组血管造影检查颈动脉狭窄≥50%, 超声检查狭窄≥70%或CTA或MRA检查狭窄≥70%; 无症状组(无症状大于180天为无症状)造影狭窄≥60%或超声发现狭窄≥70%或CTA/MRA发现狭窄≥80%	任何围术期卒中或术后同侧卒中: 无症状组: CAS 15(2.5±0.6 SE) CEA 8(1.4±0.5 SE) 任何围术期卒中,死亡或术后同侧卒中: 无症状组: CAS 15(2.5±0.6 SE) CEA 8(1.4±0.5 SE)	任何围术期卒中或术后同侧卒中: 无症状组:0.15 任何围术期卒中,死亡或术后同侧卒中: 无症状组:0.15	主要结果卒中、心肌梗死或死亡的危险在无症状性CAS和CEA间并无明显差异。

* 高危因素标准要求至少一个因素；临床有明显的心脏病(充血性心力衰竭，负荷试验异常或需要开胸心脏手术)；对侧颈动脉闭塞；对侧喉神经瘫痪；有颈部根治性手术史或颈部放疗病史；内膜剥脱术后再狭窄；年龄≥80岁，心功能Ⅲ~Ⅳ级心力衰竭，慢性阻塞性肺病，对侧颈动脉狭窄≥50%或以上，或有冠状动脉搭桥术史。

+ 死亡、卒中和心肌梗死。

CAS, 颈动脉支架；CEA, 颈动脉内膜剥脱术；CREST, 颈动脉内膜剥脱术和支架置入对比试验；CTA, CT 血管造影；EPD, 血栓保护装置；MI, 心肌梗死；MRA, 接磁共振血管造影；OR, 比值比；SAPPHIRE, 内膜剥脱术高危人群支架和血管成形术；SE, 标准误。

研究文献:

1Yadav JS, Wholey MH, Kuntz RE, et al. Protected carotid–artery stenting versus endarterectomy in high–risk patients. N Engl J Med. 2004;351:1493–1501.
2Gurm HS, Yadav JS, Fayad P, et al. Long–term results of carotid stenting versus endarterectomy in high–risk patients. N Engl J Med. 2008;358:1572–1579.
3Brott TG, Hobson RW, Howard G, et al. Stenting versus Endarterectomy for Treatment of Carotid–Artery Stensis. N Engl J Med. 2010;363:11–23.

表 A-6　CaRESS 试验中事件发生率的 Kaplan-Meier 评估

事件	≤ 30 天（%）		≤ 365 天（%）	
	CEA	CAS	CEA	CAS
死亡	0.40	0.00	6.60	6.30
卒中	3.60	2.10	9.80	5.50
心梗	0.80	0.00	2.40	1.70
死亡/卒中	3.60	2.10	13.60	10.00
死亡/卒中/心梗	4.40	2.10	14.30	10.90
再狭窄	N/A	N/A	3.60	6.30
颈动脉血管重建	N/A	N/A	1.00	1.80

CaRESS，应用内膜剥脱或支架置入颈动脉血管重建系统；CAS，颈动脉支架置入；CEA，颈动脉内膜剥脱，MI，心肌梗死；N/A，未获得。

Modified from CARESS Steering Committee.Carotid Revascularization Using Endarterectomy or Stenting Systems (CaRESS) phase l clinical trial: 1-year results. *J Vsac Surg.* 2005;42:213-219.

表 A-7　颈动脉狭窄患者血管重建术方法选择建议一览表

事件	症状性患者		70%~90% 狭窄的无症状患者
	50%~69%狭窄	70%~99%狭窄	
内膜剥脱术	I 级	I 级	II a
	LOE：B	LOE:A	LOE:A
支架置入术	I 级	I 级	II b
	LOE：B	LOE:B	LOE:B

狭窄程度根据 NASCET1 中应用血管造影方法确定，但是通常也根据超声或其他可接受的测量方法测量确定。

研究引自：

[1]North American Symptomatic Carotid Endarterectomy Trial (NASCET) Investigators. Clinical alert:benefit of carotid endarterectomy for patients with high-grade stenosis of the internal artery. National Institute of Neurological Disorders and Stroke Stroke and trauma Division. *Stroke.* 1991;22:816-817.

[2]Grant EG, Benson CB, Moneta GL, et al. Carotid artery stenosis: gray-scale and Doppler US diagnosis-Society of Radiologists in Ultrasound Consensus Conference. *Radiology.* 2003;229:340-346.

表 A-8 多普勒超声诊断颈动脉狭窄程度的敏感性和特异性

试验(年)	狭窄程度	颈动脉数(n)	敏感性 (%)	特异性(%)
Serfaty 等(2000)[1]	闭塞	46	100	90
Hood 等(1996)[2]	闭塞	457	100	99
White 等(1994)[3]	闭塞	120	80	100
Turnipseed 等(1993)[4]	闭塞	34	100	100
Riles 等(1992)[5]	闭塞	75	100	100
Riles 等(1992)[5]	狭窄 ≥ 80%	75	85	80
Johnson 等(2000)[6]	狭窄 ≥ 70%	76	65	95
Serfaty 等(2000)[1]	狭窄 ≥ 70%	46	64	97
Huston 等(1998)[7]	狭窄 ≥ 70%	100	97	75
Link 等(1997)[8]	狭窄 ≥ 70%	56	87	98
Hood 等(1996)[2]	狭窄 ≥ 70%	457	86	97
Bray 等(1995)[9]	狭窄 ≥ 70%	128	85	96~97
Patel 等(1995)[10]	狭窄 ≥ 70%	171	94	83
Turnipseed 等(1993)[4]	狭窄 ≥ 70%	34	94	89
Bluth 等(2000)[11]	狭窄 ≥ 60%	40	62	100
Jack 等(1998)[12]	狭窄 ≥ 60%	99	89	92
White 等(1994)[3]	狭窄 ≥ 60%	120	73	88
Walters 等 (1993)[13]	狭窄 ≥ 60%	102	88	88
Serfate 等(2000)[1]	狭窄 ≥ 50%	46	94	83
Hood 等 (1996)[2]	狭窄 ≥ 50%	457	99.5	89
Bray 等 (1995)[9]	狭窄 ≥ 50%	128	87~89	96
Riles 等 (1992)[5]	狭窄 ≥ 50%	75	98	69

Modified from Long A, Lepoutre A, Corbillon E, et al. Criercal review of non- or minimally invasive merhods (duplex ultrasonography, MR-and CT-angiography) for evaluating of the proximal internal carotid artery. Eur J Vasc Endovasc Surg. 2002;24:43-52.

研究文献：

[1]Serfaty JM, Chirossel P, Chevallier JM, et al. Accuracy of threedimensional gadolinium-enhanced MRangiography in the assessment of exteacranial carorid artery disease. AJR Am J Roentgenol. 2000;175:455-463.

[2]Hood DB, Mattos MA, Mansour A, et al. Prospective evaluation of new duplex criteria to identify 70% internal carotid artery stenosis, J Vasc Surg. 1996;23:254-264.

[3]White JE,Russell WL,GreerMS,er al.Efficacy of screening MR angiography and Doppler ultrasonography in evaluation of carotid artery stenosis. Am Surg. 1994;60:340-348.

[4]Turnipseed WD, Kennell TW, Turski PA, er al. Combined use ofduplex imaging and magnetic resonance angiography for evaluation of patients with symptomatic ipsilateral high-grade carotid stenosis, J Vasc Surg. 1993;17:832-839.

[5]Riles TS, Eidelman EM, Litt AW, et al. Comparison of magnetic resonance angiography, conventional angiography, and duplex scanning. Stroke. 1992;23:341-346.

[6]Johnson MB, Wilkinson ID, Wattam J, et al. Comparison of Doppler ultrasound, magnetic resonance angiographic techniques and catheter angiography in evaluation of carotid stenosis. Clin Radiol. 2000;55:912-920.

[7]Huston J, Nichols DA, Luetmer PH, et al. MR angiographic and sonographic indications for endarterectomy. AJNR Am J Neuroradiol. 1998;19:309-315.

[8]Link J, Brossmann J, Penselin V, et al. Common carotid artery bifurcation: preliminary results of CT angiography and color-coded duplex sonography compared with digital subtraction angiography. AJR Am J Roentgenol. 1997;168:361-365.

[9]Bray JM, Galland F, Lhoste P, et al. Colour Doppler and duplex sonography and angiography of the carotid artery bifurcations: prospective, double-blind study. Neuroradiology. 1995;37:219-224.

[10]Patel MR, Kuntz KM, Klufas RA, et al. Preoperative assessment of the carotid bifurcation. Can magnetic resonance angiography and duplex ultrasonograpohy replace contrast arteriography? 1995;26:1753-1758.

[11]Bluth EI, Sunshine JH, et al. Power Doppler imaging:initial eveluation as a screeing examinatio for carotid artery stenosis. Radiology. 2000;215:791-800.

[12]Jackson MR, Chang AS, Robles HA, et al. Determination of 60% or greater carotid stenosis:a prospective comparison of magneric resonance angiography and duplex ulerasound with conventional angiography. Ann Vasc Surg. 1998;12:236-243.

[13]Walters GK, Jones CE, Meyd CJ, et al. The role of carotid duplex ultrasonography in the therapeutic algorithm of extracrsnisl carotid disease. J Vasc Technol. 1993;17:177-182.

表 A-9　CT 造影检查诊断颈动脉狭窄程度的敏感性和特异性

试验(年)	狭窄程度	颈动脉数(n)	敏感性(%)	特异性(%)
Anderson 等(2000)[1]	闭塞	80	69~100	98
Leclerc 等(1999)[2]	闭塞	44	100	100
Marcus 等(1999)[3]	闭塞	46	100	100
Verhoek 等(1999)[4]	闭塞	38	66~75	87~100
Magarelli 等(1998)[5]	闭塞	40	100	100
Link 等(1997)[6]	闭塞	56	100	100
Leclerc 等(1995)[7]	闭塞	39	100	100
Dillon 等(1993)[8]	闭塞	50	81~82	94~95
Schwartz 等(1992)[9]	闭塞	40	100	100
	狭窄 ≥ 80%	NA	NA	NA
Anderson 等(200)[1]	狭窄 ≥ 70%	80	67~77	84~92
Leclerc 等(1999)[2]	狭窄 ≥ 70%	44	67~100	94~97
Marcus 等(1999)[3]	狭窄 ≥ 70%	46	85~93	93~97
Verhoek 等(1999)[4]	狭窄 ≥ 70%	38	80~100	95~100
Magarelli 等(1998)[5]	狭窄 ≥ 70%	40	92	98.5
Link 等(1997)[6]	狭窄 ≥ 70%	56	100	100
Leclerc 等(1995)[7]	狭窄 ≥ 70%	39	87.5~100	96~100
Dillon 等(1993)[8]	狭窄 ≥ 70%	50	81~82	94~95
Schwartz 等(1992)[9]	狭窄 ≥ 70%	40	100	100
	狭窄 ≥ 60%	NA	NA	NA
Anderson 等(2000)[1]	狭窄 ≥ 50%	80	85~90	82~91

NA 未获得。

Modified from Long A, Lepoutre A, Corbillon E, et al. Cfitical review of non-or minimally invasive methods (duplex ultrasonography. MR-and CT-angiography) for evaluating stenosis of the proximal internal carotid artery. *Eur J Vasc Endovasc Surg.* 2002;24:43-52.

研究文献:

[1] Anderson GB, Ashforth R, Steinke DE, et al. CT angiography for the detection and characterzation of carotid artery bifurcation disease. *Stroke.* 2000;31:2168-2174.

[2] Leclerc X, Godefroy O, Lucas C, et al. Internal carotid arterial stenosis: CT angiography with volume rendering. *Radiology.* 199;210:673-682.

[3] Marcus CD, Ladam-Marcus VJ, Bigot JL, et al. Carotid arterial stenosis:evaluation at CT angiography with the volume-rendring technique. *Radiology.* 1999;211:775-780.

[4] Verhoek G, Costello P, Khoo EW, et al. Carotid bifurfation CT angiography: assessment of interactivw volume rendering. *J Comput Assist Tomogr.* 1999;23:590-596.

[5] Magarelli N, Scarabino T, Simeone AL, et al. Carotid stenosis: a comparison between MR and spiral CT angiography. *Neuroradiology.* 1998;40:367-373.

[6] Link J, Brossmann J, Penselin V, et al. Common carotid artery bifurcation: preliminary results of CT angiography and color-coded duplex sonogrphy compared with digital subtraction angiography. AJR Am J Roentgenol. 1997;168: 361-365.

[7] Leclerc X, Godefroy O, Pruvo JP, et al. Computed tomographic angiography for the evaluation of carotid artery stenosis. *Stroke.* 1995;26:1577-1581.

[8] Dillon EH, van Leeuwen MS, Fernandez MA, et al. CT angiography: application to the evaluation of carotid artery stenosis. Radiology. 1993;189:211-219.

[9] Schwartz RB, Jones KM, LeClercq GT, et al. The value of cerebral angiography in predicting cerebral ischemia during carotid endarterectomy. *AJR Am J Roentgenol.* 1992;159:1057-1061.

索　引